麻酔科医として必ず知っておきたい 周術期の呼吸管理

解剖生理から気道評価・管理、抜管トラブル、呼吸器系合併症の対策まで

編/磯野史朗
（千葉大学大学院医学研究院 麻酔科学研究領域）

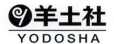

謹告

　本書に記載されている診断法・治療法に関しては，発行時点における最新の情報に基づき，正確を期するよう，著者ならびに出版社はそれぞれ最善の努力を払っております．しかし，医学，医療の進歩により，記載された内容が正確かつ完全ではなくなる場合もございます．

　したがって，実際の診断法・治療法で，熟知していない，あるいは汎用されていない新薬をはじめとする医薬品の使用，検査の実施および判読にあたっては，まず医薬品添付文書や機器および試薬の説明書で確認され，また診療技術に関しては十分考慮されたうえで，常に細心の注意を払われるようお願いいたします．

　本書記載の診断法・治療法・医薬品・検査法・疾患への適応などが，その後の医学研究ならびに医療の進歩により本書発行後に変更された場合，その診断法・治療法・医薬品・検査法・疾患への適応などによる不測の事故に対して，著者ならびに出版社はその責を負いかねますのでご了承ください．

序

　「教科書は間違いばかりなんだよね」――『Smith's anesthesia for infant and children』の編集者であるピッツバーグ大学の本山悦朗教授から，こんな話を伺ったことがある．ちょうど本山先生が，この教科書の編集を前任者から引き継いだころであり，間違いだらけなのはその名著であった．私の留学中のメンターであるJohn E Remmers教授からは，『査読されない教科書は業績ではないから』と，彼が依頼された教科書の睡眠時無呼吸の病態生理の章を書くように言われた．教科書は，全体の流れをつくるために著者の個人的な経験や意見，古くからの言い伝えに基づく記述が多くなりがちである．素直に真実と信じ込んでいると，後の臨床研究で誤りであったことが証明されることもしばしばである．本山先生がおっしゃるように教科書に書かれていることは，研究が進めば間違いであることもしばしばであり，われわれの臨床も変化すべきなのである．

　この教科書は，通常の麻酔管理はすでに十分できる麻酔科医が，例えば"なぜ麻酔導入時には酸素を吸入する必要があるのだろうか""なぜ気管チューブを抜去する前に覚醒するほうが安全なのか"など，自分の行っている周術期呼吸管理の一つひとつのステップを考え直してほしいと願いつつ企画した．企画に賛同していただいた執筆者の皆さんは，麻酔科医師として知っておいてほしいと考える最新の知見を盛り込んでくださった．にもかかわらず，この教科書にも今後の臨床研究の進展に伴い誤りとなる内容があるはずである．読者である麻酔科医には，この教科書に記載された内容の矛盾や誤りに気づき，ぜひ真実を見つけていただきたい．その積み重ねが，麻酔科医の周術期管理能力を高め，周術期医療をより安全かつ質の高いものにしていくものと信じております．

2017年1月

磯野史朗

麻酔科医として必ず知っておきたい
周術期の呼吸管理

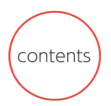
contents

解剖生理から気道評価・管理、抜管トラブル、
呼吸器系合併症の対策まで

序 .... 磯野史朗

巻頭カラー

略語一覧

第1章　呼吸器系の機能解剖と臨床麻酔

1 呼吸調節 .... 大島　勉　14
❶呼吸調節の全体像　❷呼吸調節のメカニズム　❸麻酔（全身麻酔薬，麻薬など）の呼吸調節系への影響

2 上気道：気道維持 .... 磯野史朗　22
❶咽頭気道維持のメカニズムと全身麻酔の影響　❷喉頭気道維持のメカニズムと麻酔や手術の影響　❸気管気道病変

3 下気道，肺胞，呼吸筋：酸素化と換気 .... 内田篤治郎　32
❶下気道の構造と気道維持のメカニズム：換気における重要性　❷肺胞の構造と虚脱防止のメカニズム：酸素化における重要性　❸呼吸筋（横隔膜，肋間筋）の役割　❹麻酔薬の呼吸筋，末梢気道，機能的残気量への影響

4 酸素運搬 .... 北村祐司　41
❶酸素運搬の目的と因子　❷大気から肺胞までの酸素運搬：呼吸活動による能動的運搬　❸肺胞から血液への酸素運搬　❹血液による酸素運搬　❺末梢組織での酸素運搬

5 気道防御 .... 石川輝彦　47
❶鼻・鼻腔での防御　❷咽頭での防御　❸喉頭での防御　❹気管・気管支での防御　❺食道機能における気道防御

第2章　術前管理

1 麻酔前の気道評価 .... 山下　博　56
❶さまざまな気道確保困難　❷マスク換気困難と直視型喉頭鏡を用いた喉頭展開困難が同時に起こる場合　❸覚醒時気道確保の適応

contents

2 呼吸機能評価 　　倉橋清泰　65
❶術前に呼吸機能評価が必要なわけ　❷呼吸機能評価法　❸評価結果の解釈と対策

3 画像診断 　　青山和義　72
❶胸部単純X線写真　❷頸部側面単純X線写真（特に関節リウマチ患者の術前評価について）　❸麻酔科医におけるCT検査の有用性　❹術前上気道内視鏡検査

4 睡眠検査 　　北村祐司　79
❶周術期管理における睡眠検査の目的　❷睡眠検査適応患者のスクリーニング：STOP-BANG問診法　❸理学所見によるOSAのスクリーニング　❹周術期睡眠検査の方法　❺小児の術前睡眠検査：MOS分類　❻周術期における睡眠検査実施体制の整備

5 禁煙 　　甲斐哲也　86
❶周術期禁煙ガイドライン　❷喫煙と周術期合併症の関係　❸術前禁煙の効果　❹禁煙期間の問題　❺禁煙の方法　❻禁煙補助薬　❼周術期に禁煙を推進する意義

6 周術期リハビリテーション 　　黒澤　一　93
❶リハビリテーションの目的・対象　❷リハビリテーションの実際　❸インセンティブスパイロメトリーなどの方法，効果　❹リハビリテーションの効果

7 周術期の口腔管理 　　梅田正博　100
❶挿管時の歯の損傷と予防法　❷手術部位感染（SSI）　❸術後肺炎と口腔ケア　❹口腔ケアの実際

第3章　導入時

1 日本麻酔科学会 気道管理ガイドライン2014 　　車　武丸　104
❶本ガイドラインの基本理念　❷"JSA気道管理アルゴリズム"の要点

2 グリーンゾーン 　　鈴木昭広　110
❶概説　グリーンゾーンの重要性　❷導入前の準備　❸頭位も事前準備の1つ！　❹マスク換気を確実に行うテクニック　❺器具を用いた気道確保法　❻声門上器具を介した挿管　❼気管支ファイバーによる挿管

3 意識下気管挿管方法 　　内田寛治　119
❶意識下気管挿管の適応患者　❷意識下気管挿管で用いる方法　❸意識下ファイバースコープの適応　❹準備（器具，体位など）　❺意識下気管挿管時の実際　❻実際の挿管手順　❼意識下気管挿管時の合併症とその対応

4 フルストマック 　　増田孝広，中澤弘一　129
❶全身麻酔とフルストマック　❷フルストマックを考慮すべき症例　❸フルストマック症例の気道確保戦略　❹迅速導入について　❺誤嚥の診断と治療

5 イエローゾーンとレッドゾーンでの対応 .... 水本一弘 134
❶イエローゾーンの判断　❷覚醒と呼吸再開の方法　❸イエローゾーンでの声門上器具の使用方法　❹イエローゾーンでのV1，V2達成後の対応　❺レッドゾーンの判断　❻輪状甲状膜周囲の解剖　❼輪状甲状膜アプローチの方法と酸素化維持確立後の対応　❽気管切開の判断，PCPSの判断

6 小児の全身麻酔導入 .... 鈴木康之 143
❶小児と成人との違い　❷「日本麻酔科学会 気道管理ガイドライン2014」に準拠した全身麻酔導入方法について　❸小児の困難気道のマーカーは何か？　❹導入時気道確保困難予測小児への対応　❺イエローゾーンでの対処　❻レッドゾーンでの対応

第4章　手術中

1 人工呼吸管理 .... 花崎元彦 149
❶全身麻酔中の人工呼吸の特徴　❷換気モードと設定

2 麻酔中のモニタリングと血液ガス分析 .... 小倉玲美，大塚将秀 154
❶換気様式ごとに正常波形（呼吸流量・気道内圧波形）を理解する　❷呼吸流量・気道内圧波形の異常　❸カプノグラムから換気状態を把握する　❹麻酔中の血液ガス分析

3 肺保護戦略 .... 中里桂子，池崎弘之，竹田晋浩 167
❶PPCs（postoperative pulmonary complications）とは　❷肺保護戦略の目的・効果　❸術中肺保護戦略の適応患者　❹肺保護戦略の方法

4 片肺換気 .... 石川晴士 173
❶片肺換気の目的と適応　❷片肺換気の呼吸生理　❸片肺換気の方法　❹片肺換気中の異常の発見と対処

5 声門上器具による呼吸管理 .... 金 史信 182
❶SGDの利点と欠点　❷SGDの種類　❸SGDの適応　❹SGDの留置方法　❺自発呼吸か陽圧換気か　❻SGDによる呼吸管理中のトラブルとその対処

6 小児の術中呼吸管理 191
❶小児でカフ付き気管チューブを用いることの有用性と問題点　❷人工呼吸モードの選択について .... 小原崇一郎
❸人工呼吸中の呼吸に関するモニター　❹よくあるトラブルとその対処 .... 古賀洋安，蔵谷紀文

第5章　覚醒・抜管

1 覚醒・抜管の方法 .... 菅沼絵美理 197
❶覚醒・抜管の評価〜深麻酔期〜　❷抜管準備・覚醒〜浅麻酔期〜　❸抜管・抜管後の評価

2 抜管前後の上気道機能評価 .... 田垣内祐吾 204
❶"直死につながる病態"～抜管後の上気道機能低下とその臨床的意義 ❷抜管前に上気道機能を評価する方法 ❸抜管後上気道閉塞の症候 ❹抜管後上気道閉塞の原因 ❺陰圧性肺水腫

3 抜管後の呼吸トラブルとその対処方法 .... 中川雅史 210
❶覚醒抜管（通常の抜管） ❷深麻酔（覚醒前）抜管の適応 ❸麻酔覚醒に関連したトラブル，覚醒時興奮 ❹抜管後再挿管の判断基準 ❺抜管後再挿管の方法 ❻AEC留置後抜管対応アルゴリズム

4 小児の覚醒・抜管 .... 堀木としみ 219
❶抜管のガイドライン ❷小児の全身麻酔後の抜管手順 ❸日常の抜管時に考慮するべき因子

第6章 術後呼吸管理

1 呼吸管理方法（抜管しない場合） .... 平林 剛 224
❶術後人工呼吸管理の適応 ❷国際標準化機構ISOによる呼吸モードの標準化 ❸呼吸モードの選択 ❹鎮静 ❺ウィーニング

2 術後呼吸管理（抜管患者） .... 花崎元彦 229
❶術後低酸素血症 ❷酸素療法 ❸その他 ❹術後酸素投与はいつまで行うか ❺呼吸のモニタリング

3 小児の術後人工呼吸管理 .... 稲田 雄，橘 一也，竹内宗之 236
❶術後人工呼吸管理の適応 ❷人工呼吸中の小児特有の問題点 ❸人工呼吸中の鎮静 ❹抜管と抜管後の注意点

第7章 鎮静中の気道・呼吸管理

1 歯科鎮静：適応，方法，呼吸モニタリング .... 飯島毅彦，幸塚裕也 241
❶局所麻酔補助としての鎮静の適応，禁忌と方法 ❷目的とする鎮静レベルと評価 ❸鎮静薬の種類と目的，投与方法 ❹鎮静中の呼吸モニタリングの種類と方法～精度と限界 ❺術後の管理

2 鎮静の原則，方法，呼吸モニタリング .... 磯野史朗 248
❶鎮静，鎮痛のどちらが必要なのか？ ❷鎮静のリスク評価と施行前チェックリスト ❸鎮静薬，鎮痛薬の投与方法 ❹鎮静中のバイタルサインチェック ❺鎮静中の呼吸状態変化とその対応 ❻鎮静後の患者管理

3 小児の鎮静 .... 三浦由紀子，香川哲郎 253
❶鎮静レベル ❷患者評価 ❸術前準備 ❹鎮静中の気道管理 ❺鎮静の実際

第8章　術前呼吸器系合併症とその対策

1　閉塞性睡眠時無呼吸：小児 .... 北村祐司　259
❶小児OSAの特徴　❷術前評価　❸術中・術後管理

2　閉塞性睡眠時無呼吸：成人 .... 田垣内祐吾　264
❶OSAの病態生理　❷OSA患者はどの程度存在するのか？　❸麻酔上の対策　❹術後のOSA治療方法

3　病的肥満患者の周術期呼吸管理 .... 菅沼絵美理　270
❶肥満のタイプと解剖学的・生理学的変化　❷術前気道評価　❸麻酔導入　❹麻酔からの覚醒・抜管

4　COPD .... 五藤恵次　276
❶病態生理の特徴　❷周術期のリスク：「何が」「なぜ」怖いのか？　❸術前の呼吸管理　❹全身麻酔中の呼吸管理　❺術後の呼吸管理

5　喘息 .... 内田篤治郎　283
❶病態生理　❷管理の基本　❸気管支喘息患者の麻酔管理

6　特発性肺線維症/特発性間質性肺炎 .... 五藤恵次　290
❶病態生理の特徴　❷周術期のリスク：「何が」「なぜ」怖いのか？　❸術前管理　❹術中の呼吸管理　❺術後管理

7　頭頸部腫瘍 .... 飯島毅彦，嶋根俊和　295
❶頭頸部腫瘍に伴う呼吸器系合併症の特徴　❷一次治療の場合　❸救済手術，あるいは二期的手術の場合　❹化学療法，放射線治療後の手術　❺進行した気道狭窄により，局所麻酔下での気管切開もリスクが高い症例

8　縦隔腫瘍 .... 内田寛治　299
❶縦隔腫瘍の分類　❷縦隔腫瘍症候群とは？　❸MMSのリスク評価　❹縦隔腫瘍患者の麻酔管理　❺術後

9　ARDS .... 川村　篤，橘　一也，竹内宗之　304
❶ARDSの定義と病態　❷呼吸管理の実際

10　顎顔面奇形 .... 鈴木康之　309
❶頭蓋骨早期癒合症　❷術前の呼吸の評価　❸頭蓋顔面奇形に伴う睡眠時無呼吸　❹鰓弓異常に伴う症候群　❺唇裂，口蓋裂

索引 314

巻頭カラー

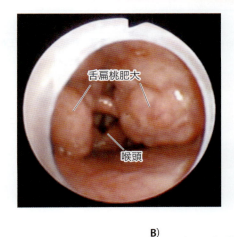

1 高度の舌扁桃肥大を示す経鼻ファイバースコープ画像

マスク換気困難，挿管困難が予測され，意識下挿管が施行された（本文78ページ参照）

(舌扁桃肥大／喉頭)

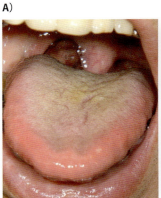 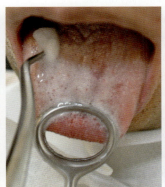 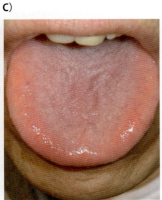

A) B) C)

2 オキシドールによる舌苔清掃

A）清掃前，B）オキシドール綿球による清掃，C）1分間の清掃後
（本文103ページ参照）

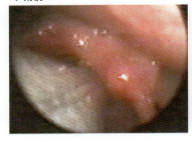 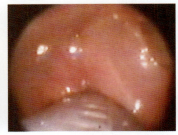

A) 術前　　B) 術後

3 頭頸部手術後の喉頭浮腫
（本文207ページ参照）

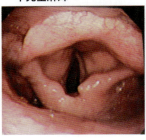 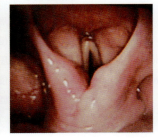

A) 左甲状腺術後左反回神経不完全麻痺　　B) 右甲状腺術後右反回神経不完全麻痺

4 頭頸部手術後の反回神経不完全麻痺

A）右声帯による吸気時代償が良好で，呼吸障害なし
B）吸気時に左声帯内転，呼吸障害あり
（本文208ページ参照）

略語一覧

略語	英語	日本語
A-aDO$_2$	alveolar-arterial partial pressure oxygen difference	肺胞気-動脈血酸素分圧較差
A/CV	assist/control ventilation	アシストコントロール
ACAP	assured continuous airway pressure	
AHI	apnea hypopnea index	無呼吸低呼吸指数
AMG	acceleromyography	加速度感知型筋弛緩モニター
APRV	airway pressure release ventilation	
ARDS	acute respiratory distress syndrome	急性呼吸窮迫症候群
ASV	adaptive servo-ventilation	
BiPAP	bilevel positive airway pressure	二相性陽圧換気
CMV	continuous mandatory ventilation	持続強制換気
COPD	chronic obstructive pulmonary disease	慢性閉塞性肺疾患
CPAP	continuous positive airway pressure	持続気道内陽圧
CSV	continuous spontaneous ventilation	持続自発呼吸
CVCI	cannot ventilate cannot intubate	
DBS	double burst stimulation	ダブルバースト刺激
DLT	double lumen tube	ダブルルーメンチューブ
DO$_2$	oxygen delivery	酸素運搬量
ECMO	extracorporeal membrane oxygenation	体外膜型人工肺
EIP	end-inspiratory plateau	吸気ポーズ
ERV	expiratory reserve volume	呼気予備量
FEV	forced expiratory volume	最大呼吸量
FEV$_1$	forced expiratory volume in one second	1秒量
FRC	functional residual capacity	機能的残気量
GERD	gastroesophageal reflux disease	胃食道逆流症
HFNC	high-flow nasal cannula therapy	
HPV	hypoxic pulmonary vasoconstriction	低酸素性肺血管収縮
IIPs	idiopathic interstitial pneumonias	特発性間質性肺炎
IMV	intermittent mandatory ventilation	間欠的強制換気
IPAP	intermittent positive airway pressure	
IPF	idiopathic pulmonary fibrosis	特発性肺線維症
IV-PCA	intravenous patient-controlled analgesia	自己調節鎮痛法
MAC	monitored anesthesia care	
MOS	McGill oximetory score	
MMG	mechanomyography	力感知型筋弛緩モニター
MMS	mediastinum mass syndrome	縦隔腫瘍症候群
NIV	non-invasive ventilation	非侵襲的換気
NPPE	negative pressure pulmonary edema	陰圧性肺水腫
NPPV	non-invasive positive pressure ventilation	非侵襲的陽圧換気
nSAT	nadir saturation	最低酸素飽和度

略語一覧

略語	英語	日本語
ODI	oxygen desaturation index	酸素飽和度低下指数
OHS	obesity hypoventilation syndrome	肥満肺胞低換気症候群
OSA	obstructive sleep apnea	閉塞性睡眠時無呼吸症
$PaCO_2$	partial pressure of arterial carbon dioxide	動脈血二酸化炭素分圧
$PACO_2$	alveolar carbon dioxide pressure	肺胞気二酸化炭素分圧
PaO_2	partial pressure of arterial oxygen	動脈血酸素分圧
PAO_2	alveolar oxygen pressure	肺胞気酸素分圧
PC	pressure control	
PCPS	percutaneous cardiopulmonary support	経皮的心肺サポート
PCV	pressure control ventilation	従圧式換気
PCV-VG	pressure control ventilation-volume guaranteed ventilation	従圧式換気−換気量保証
PEEP	positive end-expiratory pressure	呼気終末陽圧
$PEtCO_2$	end-tidal PCO_2	呼気終末二酸化炭素分圧
PRIS	propofol infusion syndrome	プロポフォール注入症候群
PS	pressure support	
PSG	polysomnography	睡眠ポリグラフ検査
PSV	pressure support ventilation	圧補助換気
$PvCO_2$	mixed venous carbon dioxide pressure	混合静脈血二酸化炭素分圧
PvO_2	mixed venous oxygen pressure	混合静脈血酸素分圧
RASS	Richmond agitation-sedation scale	リッチモンド興奮・鎮静スケール
RRa	acoustic respiration rate	アコースティック呼吸数モニタリング
RSS	Ramsay sedation scale	Ramsay 鎮静スコア
SaO_2	arterial oxygen saturation	動脈血酸素飽和度
SDB	sleep disordered breathing	睡眠呼吸障害
SGD	supraglottic airway devices	声門上器具
SIMV	synchronized intermittent mandatory ventilation	同期性間欠的強制換気
SIRS	systemic inflammatory response syndrome	全身性炎症反応症候群
SVCS	superior vena cava syndrome	上大静脈症候群
$S\bar{v}O_2$	mixed venous oxygen saturation	混合静脈血酸素飽和度
T&A	tonsillectomy and adenoidectomy	扁桃摘出およびアデノイド切除
TCI	target concentration infusion	
TOF	train of four	四連刺激
VAP	ventilator associated pneumonia	人工呼吸器関連肺炎
VC	vital capacity	肺容量
VCV	volume control ventilation	従量式換気
VILI	ventilator induced lung injury	人工呼吸起因肺損傷
VT	tidal volume	1回換気量
vtPC	volume-targeted PC	

執筆者一覧

■ 編　集

磯野史朗	千葉大学大学院 医学研究院 麻酔科学研究領域

■ 執　筆 (掲載順)

大島　勉	社会医療法人北斗 北斗病院 麻酔科
内田篤治郎	東京医科歯科大学大学院 医歯学総合研究科 心肺統御麻酔学分野
北村祐司	千葉大学医学部附属病院 麻酔・疼痛・緩和医療科
石川輝彦	千葉大学大学院 医学研究院 麻酔科学研究領域
山下　博	神戸市立医療センター中央市民病院 麻酔科
倉橋清泰	横浜市立大学附属市民総合医療センター 麻酔科
青山和義	北九州総合病院 麻酔科
甲斐哲也	国立病院機構九州医療センター 麻酔科
黒澤　一	東北大学大学院 医学系研究科 産業医学分野
梅田正博	長崎大学大学院 医歯薬学総合研究科 口腔腫瘍治療学分野
車　武丸	済生会松阪総合病院 麻酔科
鈴木昭広	東京慈恵会医科大学 麻酔科学講座
内田寛治	東京大学医学部附属病院 麻酔科・痛みセンター
増田孝広	東京医科歯科大学医学部附属病院 集中治療部
中澤弘一	東京医科大学麻酔科学分野／社会医療法人中山会宇都宮記念病院麻酔科
水本一弘	和歌山県立医科大学附属病院 医療安全推進部・麻酔科
鈴木康之	国立成育医療研究センター 手術・集中治療部
花崎元彦	国際医療福祉大学病院 麻酔科
小倉玲美	横浜市立大学附属市民総合医療センター 集中治療部
大塚将秀	横浜市立大学附属市民総合医療センター 集中治療部
中里桂子	かわぐち心臓呼吸器病院 麻酔科
池崎弘之	かわぐち心臓呼吸器病院
竹田晋浩	かわぐち心臓呼吸器病院
石川晴士	順天堂大学 医学部 麻酔科学・ペインクリニック講座
金　史信	市立池田病院 麻酔科
小原崇一郎	埼玉県立小児医療センター 麻酔科
古賀洋安	埼玉県立小児医療センター 麻酔科
蔵谷紀文	埼玉県立小児医療センター 麻酔科
菅沼絵美理	千葉大学医学部附属病院 麻酔・疼痛・緩和医療科
田垣内祐吾	帝京大学ちば総合医療センター 麻酔科
中川雅史	奈良県立医科大学 麻酔科
堀木としみ	神奈川県立こども医療センター 麻酔科
平林　剛	帝京大学医学部附属溝口病院 麻酔科
稲田　雄	大阪府立母子保健総合医療センター 集中治療科
橘　一也	大阪府立母子保健総合医療センター 麻酔科
竹内宗之	大阪府立母子保健総合医療センター 集中治療科
飯島毅彦	昭和大学 歯学部 全身管理歯科学講座 歯科麻酔科学部門
幸塚裕也	昭和大学 歯学部 全身管理歯科学講座 歯科麻酔科学部門
三浦由紀子	兵庫県立こども病院 麻酔科
香川哲郎	兵庫県立こども病院 麻酔科
五藤恵次	岡山東部脳神経外科病院 麻酔科
嶋根俊和	昭和大学 歯学部 口腔外科学講座 口腔腫瘍外科学部門
川村　篤	大阪府立母子保健総合医療センター 麻酔科

麻酔科医として必ず知っておきたい
周術期の呼吸管理
解剖生理から気道評価・管理、抜管トラブル、
呼吸器系合併症の対策まで

第1章 呼吸器系の機能解剖と臨床麻酔 ……… 14
第2章 術前管理 ……… 56
第3章 導入時 ……… 104
第4章 手術中 ……… 149
第5章 覚醒・抜管 ……… 197
第6章 術後呼吸管理 ……… 224
第7章 鎮静中の気道・呼吸管理 ……… 241
第8章 術前呼吸器系合併症とその対策 ……… 259

第1章 呼吸器系の機能解剖と臨床麻酔

1 呼吸調節

大島　勉

- 呼吸中枢とは機能的側面から考えられる対象であり，強く明白な呼吸リズムをもつ呼吸性ニューロン群が密に存在している場所を中心とする延髄の領域とされる
- 呼吸調節のメカニズムは，「反射性」「化学性」「行動性」の3つに分類される
- 化学性呼吸調節は，中枢性・末梢性の化学受容器によって，それぞれ主に$PaCO_2$とpH，PaO_2の変化が仲介される
- 麻酔は呼吸調節系に大きな影響を与える．麻酔薬による呼吸抑制作用は，呼吸ポンプ筋より上気道開大筋に強く作用するため，とりわけ麻酔薬の影響下では気道確保が重要となる

1 呼吸調節の全体像

　呼吸中枢とは，機能的側面から考えられた対象であり，厳密な解剖学的実体を指すものではない．強く明白な呼吸リズムをもつ呼吸性ニューロン群が密に存在している場所を中心とする延髄の領域と考えればよい[1]．

　呼吸中枢の基本的な役割は，呼吸の自律的なリズムを生成し，呼吸筋を駆動し肺内外間のガス交換を行わせることにある．そして，たくさんの構成要素が複雑に制御し合いながら，このガス交換すなわち換気という一見単純な動作を出力としているシステムが呼吸調節系である（図1）．ガス交換により適切な酸素化と換気が達成できているかを反射性・化学性にモニターし，ネガティブフィードバックによる呼吸調節の中心的役割を担う．呼吸調節と言えば，「反射性」「化学性」といった古典的な要素がこれまで重要視されてきたが，最近では「行動性」の要素も注目されるところである．

2 呼吸調節のメカニズム

1）反射性呼吸調節

　肺，循環系，筋・腱，皮膚，そして内臓にあるさまざまな感覚器にある刺激が加わると

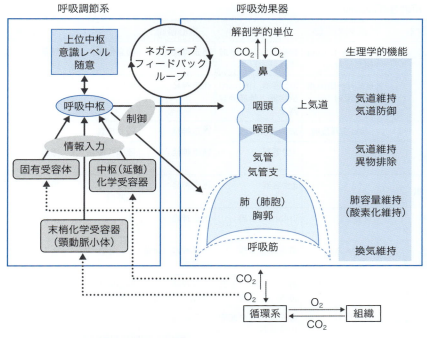

図1 ● 呼吸器系の構造と機能の概略
(文献2, p7より引用)

反射性の呼吸変化を引き起こす.主なものを表1にまとめた[3)〜5)].このなかには臨床の現場で遭遇する種々の状況が誘因となる呼吸反射も含まれている.

a) 肺容量変化による反射（Hering-Breuer吸息・呼息反射）

吸息反射は肺容量が増えると大小気道壁の平滑筋にある伸展受容器が伸展されて刺激となり，迷走神経を介して延髄背側部の呼吸中枢へ信号が送られて吸息が止まる反射である.呼息反射では機能的残気量以下の肺虚脱が起こるとこれも迷走神経を経路として反射性に頻呼吸が起こる.

b) 肺間質周囲の変化による反射

肺塞栓や肺うっ血時には肺毛細血管周囲の間質圧が上昇してJ受容器（肺毛細血管近傍の肺実質内のC線維終末）を刺激した後，求心路は迷走神経を経由する.反射のパターンとしては，気管支は収縮して頻呼吸もしくは逆に無呼吸あるいは呼吸困難感，呼気時の声門狭窄を引き起こす.このように全く逆の反応を起こしうるのはこれらの受容器がポリモーダル（刺激強度に応じて多様な反応を示す）であるためと思われる.

c) 上気道刺激による反射

上気道への機械的・化学的刺激による反射は後述の項（1-2, p23）を参照のこと.気道内陰圧刺激によって誘発される反射は上気道陰圧反射もしくは咽頭開大反射ともよばれ，鼻腔，口腔ほか上気道に散在する圧受容器を刺激し，求心路は三叉神経，迷走神経，舌咽神経，遠心路としては舌下神経を介してオトガイ舌筋などの咽頭開大筋を収縮させて上気道の開通性を保持する.

表1 ● 反射性呼吸調節

刺激	反射の名称	受容器	求心経路	呼吸	循環	気管支
肺拡張	Hering-Breuer吸息反射	伸展受容器（気道平滑筋内）	迷走神経	吸息性停止	頻脈，血管収縮？	拡張
肺虚脱	Hering-Breuer呼息反射	J受容器, irritant受容器／伸展受容器？	迷走神経	頻呼吸		
肺拡張	head奇異反射	肺伸展受容器	迷走神経	吸息持続		
肺塞栓		J受容器	迷走神経	呼吸性停止／頻呼吸	徐脈，血圧下降	収縮？
肺うっ血		J受容器	迷走神経	呼吸性停止／頻呼吸	徐脈，血圧下降	
機械的／化学的刺激	せき	irritant受容器（上・下気道）	迷走神経	咳	徐脈	収縮，喉頭痙攣
機械的／化学的刺激	くしゃみ	鼻粘膜受容器	三叉神経，嗅覚受容器	くしゃみ	血圧上昇	収縮
上気道内陰圧	咽頭開大反射	鼻腔，口腔，上気道内の受容器	三叉神経，喉頭神経，舌咽神経	喉頭開大筋の収縮		
顔を水に浸す	潜水反射	鼻粘膜および顔面の受容器	三叉神経	呼吸停止	徐脈，血管収縮	
血圧上昇	圧受容体反射	伸展受容器（頸動脈洞，大動脈弓）	舌咽神経，迷走神経	呼吸停止	徐脈，血管拡張	拡張
骨格筋・腱の伸展，関節運動		筋紡錘，腱内器官，固有受容器	脊髄路	呼吸促進，頻呼吸		
体性痛		痛覚受容器	脊髄路	頻呼吸	徐脈，血管拡張	

肺の機械刺激受容器には同じものを指す異なった語が使われることが多い．次に対照して示す
肺伸展受容器 pulmonary stretch receptors = slowly adapting receptors
irritant受容器 =rapidly adapting receptors　J受容器= pulmonary C-fibers
（文献3，4を参考に作成．文献5，p37より引用）

d）血圧上昇による反射（圧受容器反射）

血圧上昇は頸動脈洞や大動脈弓の伸展受容器を刺激した後，求心路は舌咽神経，迷走神経を経由する．反射形式としては呼吸を停止させ，気管支は拡張するが，循環系においても徐脈，血管拡張をもたらす．

2）化学性呼吸調節

図2に示すように，高二酸化炭素血症，アシドーシス，低酸素血症は中枢・末梢の化学受容器を刺激して呼吸中枢に信号を送り，換気を亢進させる．換気亢進は$PaCO_2$，PaO_2，pHを正常化させるように働く．

a）中枢化学受容器

中枢化学受容器は延髄腹外側野[7]を中心に分布していて，脳脊髄液（CSF）の水素イオンによって刺激される．血液中のCO_2は容易に血液脳関門を通過し，CSF内で水と反応してH^+とCO_3^-に分解される．このH^+が中枢化学受容器としてのCO_2感受性ニューロンを

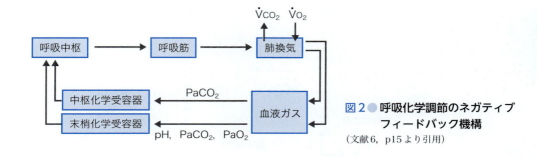

図2 ● 呼吸化学調節のネガティブフィードバック機構
（文献6，p15より引用）

刺激する．すなわち，延髄腹外側野にはCO_2/H^+感受性ニューロンが分布していて，それが呼吸の化学性調節機構において中心的な役割を果たしている[7]．

b）末梢化学受容器

末梢化学受容器には総頸動脈分岐部にある頸動脈体と大動脈弓部にある大動脈体とがあり，それぞれ舌咽神経と迷走神経を介して呼吸中枢へ信号を送っている．これらはPaO_2とpHの低下，$PaCO_2$の上昇で刺激される（頸動脈体でもCO_2換気応答全体の20〜30％を司っているに過ぎない）が，なかでもPaO_2の低下が主な刺激であり，化学調節の寄与度は頸動脈体の方が大きい[5]．

3）行動性呼吸調節

呼吸も循環も自動的に無意識下で調節されているが，両者の最大の相違といえば呼吸は随意的に調節できるということである．意識的に呼吸を止めることさえできる．このように呼吸は上位中枢の調節を受けている．これを行動性調節という[8]．

このように呼吸の営みは意識下では上位中枢の影響を受けるので，呼吸中枢から肺までの下位の部分に異常があっても代償されて異常が現れにくい．そして，麻酔，鎮静，睡眠など意識レベルの低下によってこうした上位中枢の代償機序が機能しなくなると覚醒時にみられなかった呼吸の異常がときとして出現するのである．

4）呼吸代償作用：呼吸仕事量と呼吸パターン

a）二酸化炭素または低酸素に対する換気応答

図3A，Bに示すように，低酸素刺激のない健常人において，$PaCO_2$と分時換気量との間にはほぼ直線関係が得られる．すなわち，$PaCO_2$に対する化学受容器の反応性はCO_2換気応答で評価され，直線の傾きが大きいほど，また$PaCO_2$軸に延ばして得られた切片（無呼吸閾値）が小さいほど反応性が高いことになる．しかしながら，無呼吸閾値ひとつとっても自発呼吸の停止と再開では異なることに留意せねばならない[9]．

他方，PaO_2が60 Torrを下回ると頸動脈体への刺激は急激かつ直線的に増加する（図3C，D）．しかしながら，換気はPaO_2の低下から想像されるほどに亢進することはない．過換気で$PaCO_2$が低下することによって中枢および末梢の化学受容器への刺激が減少するからである．

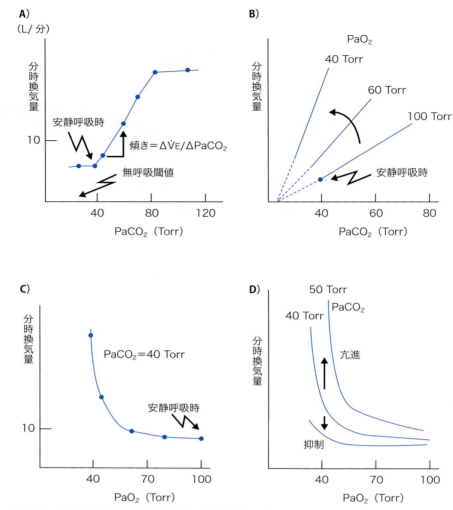

図3 ● 二酸化炭素換気応答曲線および低酸素換気応答曲線
A) 二酸化炭素換気応答曲線の傾きは感受性を表す
B) 低酸素状態が併発すると曲線の傾きは上昇する
C) $PaCO_2$ を一定にした場合，低酸素換気応答曲線は双曲線状となる
D) 二酸化炭素負荷により低酸素曲線は上方に移動する
（文献6，p16より引用）

b）呼吸仕事量

　普段からわれわれは自発呼吸中に吸気・呼気のそれぞれに肺を膨張させたり虚脱させたりして仕事をしている．このときの仕事量を呼吸仕事量と考えればよい．呼吸仕事量は主に肺のコンプライアンス（広がりやすさ）と気道抵抗の2つで決定される（図4）．コンプライアンスが低下する疾患としては，うっ血性心不全，重症肺炎，ARDS，無気肺などの拘束性肺疾患があり，呼吸仕事量は増大する．この場合，1回換気量は減少するが呼吸数を増加させて代償する．気道抵抗が上昇する疾患としてはCOPDなどの閉塞性肺疾患がある．この場合は呼吸仕事量の増加に対し呼吸数は減少するが1回換気量を増加させる呼吸パターンで代償する．

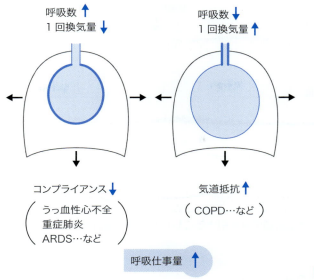

図4 ● 呼吸仕事量増大

c) 呼吸代償作用が破綻した肺疾患患者の呼吸パターン

重症閉塞性肺疾患を有する患者の場合は，気道抵抗の増加する部分は胸郭内に位置することから呼気時間の延長を伴う呼吸パターンとなり，$PaCO_2$は慢性に高値の傾向があり，代償性に代謝性アルカローシスが進行する．拘束性肺疾患を有する患者の場合，肺の拡張障害のために代償性に浅く頻回な呼吸パターンとなる．これらの肺疾患患者では換気予備能が低下しているために健常人と比較して代償する余力が減少する．代償不全の場合はCO_2ナルコーシスなどの重篤な事態に陥る．

d) 閉塞型睡眠時無呼吸症候群患者の睡眠時の呼吸パターン

閉塞型睡眠時無呼吸症候群（OSAS）患者の睡眠時の呼吸パターンをみると，この場合気道抵抗の増大する部分は胸郭外（上気道）に位置することから，吸気時間の延長を伴う呼吸パターンとなる．重症となれば吸気時に閉塞パターンがみられる．閉塞の解除には患者の覚醒が必要であり，このため患者の睡眠は断片化する．

これらの分類はあくまで教科書的であり，実際の臨床では症例ごとにさまざまなパターンをとりうる．

❸ 麻酔（全身麻酔薬，麻薬など）の呼吸調節系への影響

図5に全身麻酔下に完全気道閉塞を起こしたときの呼吸循環反応を示す[10]．この動物は気道閉塞が解除されなければ心停止に至る．この場合，事態を重篤化させる最大の要因は**全身麻酔薬によって覚醒反応が抑制されること**である．日々の臨床においても全身麻酔後抜管時に患者の意識を出すことで安全性は確保される．術後の病棟では患者が入眠すると

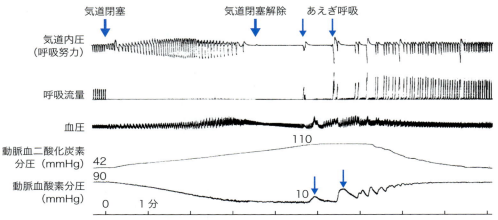

図5 ● 全身麻酔下に完全気道閉塞を引き起こしたときの呼吸循環反応
（文献10より引用）

表2 ● 呼吸器系への麻酔の影響

呼吸中枢出力に影響する入力	上気道陰圧反射	低酸素応答	高二酸化炭素応答	上位中枢
気道の局所麻酔	◎	●	●	●
吸入麻酔薬（深麻酔）	◎	◎	◯	◎
残存吸入麻酔薬	?	◎	●	◯
プロポフォール	◎	◯	◎	◎
麻薬	?	◎	◎	◯
残存筋弛緩薬	?	◯	●	●

◎：強く抑制する，◯：抑制する，●：影響なし，?：不明

（文献2, p11より引用）

無呼吸や低酸素血症のリスクが上昇する．これらは覚醒反応による気道維持の重要性によって裏付けられる．

麻酔は一般的に呼吸調節系に大きく影響を与える（表2）[2]．**麻酔薬による呼吸抑制作用は，呼吸ポンプ筋より上気道開大筋に強く作用するため，とりわけ麻酔薬の影響下では気道確保が重要となる**．上気道筋活動の抑制は麻酔薬の用量に依存するが，ケタミンは比較的この抑制が小さいのに対して，吸入麻酔薬，ジアゼパム，チオペンタールなどは抑制が大きい[11]．

残存吸入麻酔薬は特異的に頸動脈小体の機能を抑制し，低酸素換気応答を低下させる．この抑制は覚醒刺激や痛み刺激でも改善しない[12]．頸動脈小体からの入力は上気道閉塞時の覚醒反応を引き起こすために重要である．鎮静レベルのプロポフォールでも低酸素換気応答が低下する．残存筋弛緩薬は呼吸ポンプ筋より上気道筋の収縮力を優位に抑制する[13]ばかりでなく，頸動脈小体の機能を低下させる[14]．

文献

1) 江連和久：延髄呼吸性ニューロン群の分類．神経進歩 33：353-364, 1994
2) 磯野史朗：気道・呼吸管理に必要な機能解剖と生理．『麻酔科医のための気道・呼吸管理』(廣田和美 編), pp2-14, 中山書店, 2013
3) Levitzky MG. Pulmonary physiology, 4th ed. McGraw-Hill, New York, 1995
4) Kubin L, Davies RO. Central pathway of pulmonary and airway vagal afferents. In : Dempsy JA, Pack AI. Regulaion of breathing. 2nd ed. pp219-284, Marcel Dekker, New York, 1995
5) 佐藤二郎：呼吸調節：統合制御システムとしての呼吸調節系-古典編-『呼吸のバイオロジーなぜ呼吸は止められるか<LiSA>増刊』(佐藤二郎監修), pp36-41, MEDSi, 2004
6) 西野 卓：化学調節．『周術期の呼吸管理』(西野 卓 編), pp15-17, 克誠堂, 2007
7) Arita H, et al : Location of medullary neurons with non-phasic discharges excited by stimulation of central and/or peripheral chemoreceptors and by activation of nociceptors in cats. Brain Res 442：1-10, 1988
8) 大島 勉：呼吸調節：行動性呼吸調節『呼吸のバイオロジーなぜ呼吸は止められるか<LiSA>増刊』(佐藤二郎監修), pp64-69, MEDSi, 2004
9) Nishino T, Kochi T : Effects of surgical stimulation on the apnoeic thresholds for carbon dioxide during anaesthesia with sevoflurane. Br J Anaesth 78：583-586, 1994
10) Guntheroth WG, Kawabori I : Hypoxic apnea and gasping. J Clin Invest 56：1371-1377, 1975
11) Nishino T, et al : Comparison of changes in the hypoglossal and the phrenic nerve activity in response to increasing depth of anesthesia in cats. Anesthesiology 60：19-24, 1984
12) Pandit JJ : The variable effect of low-dose volatile anaesthetics on the acute ventilatory response to hypoxia in humans: a quantitative review. Anaesthesia 57：632-643, 2002
13) Isono S, Kochi T, Ide T, et al : Differential effects of vecuronium on diaphragm and geniohyoid muscle in anesthetized dogs. Br J Anaesth 68：239-243, 1992
14) Jonsson M, Wyon N, Lindahl SG, et al : Neuromuscular blocking agents block carotid body neuronal nicotinic acetylcholine receptors. Eur J Pharmacol 497：173-180, 2004

第1章 呼吸器系の機能解剖と臨床麻酔

2 上気道：気道維持

磯野史朗

- 上気道閉塞は，周術期の呼吸合併症のなかで最も頻度が高く，致死的な合併症である
- 咽頭気道の開通性は，咽頭周囲の解剖学的バランスと神経性調節の相互作用で決まる
- 肥満や小顎は，解剖学的アンバランスの原因となる
- 覚醒の維持・回復が，神経性調節機能を維持するポイントである
- 全身麻酔薬は，上気道維持の神経性調節メカニズムを抑制する
- 解剖学的バランスを改善する頭位や顎位で，咽頭閉塞性が改善する
- 不全反回神経麻痺では，声門狭窄が生ずる
- 胸腔内気道狭窄の評価に，呼吸機能検査が有用である

はじめに

　上気道には，鼻気道，口腔，咽頭，喉頭，そして胸郭外気管が含まれるが，このうち，気道維持で特に問題となるのは，「咽頭」と「喉頭」である．全身麻酔や鎮静中，さらにはその回復期に気管チューブが留置されていない場合には，麻酔科医は，常に上気道閉塞や誤嚥の可能性を念頭に置き，適切な上気道管理を行う必要がある．上気道閉塞は，周術期の呼吸合併症のなかで最も頻度が高く，致死的な合併症である．上気道閉塞の診断，閉塞部位の推定とその対応を適切に行うためには，特に咽頭と喉頭の気道維持のメカニズムと麻酔薬・筋弛緩薬などの影響について正しい知識を有する必要がある[1]．

1 咽頭気道維持のメカニズムと全身麻酔の影響

1）咽頭気道の開通性は，解剖と神経性調節の相互作用で決まる[2][3]

　咽頭は単なる気道ではなく，発声や食物の通過管としての役割も果たしている．気道として内腔を維持しなければならないが，嚥下時に食物を食道に送り出すためには内腔を

完全に閉鎖しなければならない．この相反する生理学的機能を遂行するために，咽頭はそれ自身は虚脱する一本の管（collapsible tube）であり，このcollapsible tubeの開通・閉鎖は咽頭周囲の筋活動によって調節されている．つまり，**咽頭気道の大きさや硬さなどは，患者ごとに異なる咽頭固有の構造的特性（解剖学的メカニズム）とそれを調節できる咽頭筋活動（神経性調節メカニズム）の相互作用で決定される．**

2）咽頭気道の神経性調節は，意識レベル，陰圧反射，化学的刺激の相互作用

咽頭周囲には左右20対以上の筋肉が存在する．この咽頭筋群の活動は，覚醒刺激，気道内の陰圧による反射刺激（上気道陰圧反射），低酸素血症や高二酸化炭素血症などの化学的刺激による神経性の調節を受ける（図1）．この調節系は，呼吸状態を監視する受容器，情報の求心路となる末梢神経，情報が集まる中枢，統合された情報を送る遠心路となる末梢神経，そして効果器である咽頭拡大筋で形成され，相互に影響し合うネガティブフィードバックによる調節が行われる．

このなかでは，**覚醒刺激**が最も重要であり，咽頭拡大筋の活動は，麻酔や睡眠などによる意識喪失とともに急速に低下する．他の神経性調節は主として咽頭閉塞から回復するための代償作用である．咽頭気道粘膜内に存在する圧受容器は気道閉塞時に強くなった咽頭内の陰圧（呼吸努力）を反射的に検知し上気道中枢を刺激する．気道内に発生した陰圧そのものは気道を閉塞させる力となるが，その陰圧は反射的に咽頭拡大筋も同時に高めることになる．気道閉塞が持続すると高二酸化炭素血症や低酸素血症へと進展し，それぞれ中枢，末梢の化学受容器を刺激する．気道内陰圧刺激，化学的刺激は，それぞれ一定の閾値に達すると覚醒反応を引き起こす．この覚醒反応は，それぞれの反応そのものに賦活的に作用し咽頭筋の活動は急激に増加する．睡眠あるいは麻酔からの覚醒とともに，気道閉塞が解除するメカニズムである．

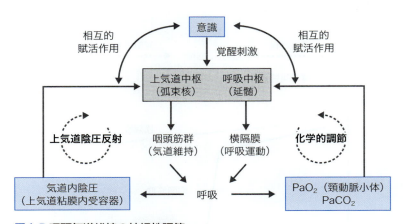

図1 ● 咽頭気道維持の神経性調節
意識レベル，上気道陰圧反射，化学的調節の相互作用が重要である

3）咽頭気道の神経性調節への全身麻酔の影響（図2）[4) 5)]

咽頭気道維持のための神経性調節はすべて，意識レベルの低下により抑制される．吸入麻酔薬や静脈麻酔薬は横隔膜などの呼吸筋よりも咽頭気道拡大筋の活動を選択的に容量依存的に抑制するが，この影響は，意識レベルの変化に比較すると非常に小さい．徐々に麻酔深度を深めた場合，咽頭筋の活動は意識消失とともに急激に活動が低下し，呼吸運動は存在しても咽頭が閉塞する．逆に全身麻酔覚醒過程においては，意識レベルの回復とともに抑制されていた咽頭筋群の活動が急激に高まり，咽頭閉塞が生じにくくなる．鎮静薬により覚醒可能な鎮静レベルに維持されている場合，咽頭閉塞が生じても覚醒を促すことで咽頭閉塞は容易に解除できる．

麻酔薬によって上気道陰圧反射も抑制され，もちろん，麻酔薬は覚醒反応を抑制するので，咽頭閉塞に対する神経性代償機能は大きく低下する．術後に非脱分極性の筋弛緩薬が部分的に残存している場合，麻酔薬同様に咽頭筋群がより選択的に抑制される．さらに術後に残存する鎮静レベルの吸入麻酔薬によりこの選択性が増強されることも示されており，術後においても神経性調節が抑制されていることが示唆されている．術後の鎮痛目的で投与する麻薬は，呼吸中枢に作用し呼吸数を低下させるばかりでなく，上気道中枢にもより強く作用し，咽頭筋群の活動を低下させることも報告されている．

以上のように麻酔薬は上気道を維持するための神経性調節を抑制するが，臨床医として最も留意すべきは，覚醒刺激が咽頭気道を維持する最も大きな刺激となることである．つまり，**気道を維持するためには患者を覚醒状態に維持することが重要**である．しかし，これは上気道陰圧反射や化学的調節が重要でないということではない．患者は麻酔薬が残存している状態で常に覚醒しているわけではなく，むしろ病室に帰室しバイタルチェック後には多くの場合入眠するのである．**重要なのは，その意識レベルが低下したときには神経性調節が全く機能しない可能性があることを十分認識することである．**特に，咽頭気道を維持するため，神経性調節に大きく依存している閉塞性睡眠時無呼吸（OSA）患者や新生児，乳児の麻酔覚醒や術後の気道管理を適切に行うためには非常に重要なポイントである．

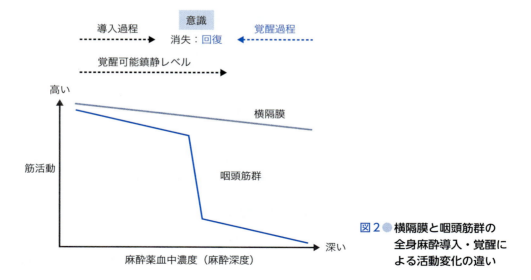

図2 ● 横隔膜と咽頭筋群の全身麻酔導入・覚醒による活動変化の違い

4）咽頭気道の解剖学的メカニズム[6) 7)]

　全身麻酔導入など意識レベル低下に伴って神経性調節が大きく抑制された状態での咽頭気道の開通性は，咽頭気道周囲の解剖学的構造により決まる．咽頭気道はその周囲を，舌や軟口蓋，口蓋扁桃などの軟部組織で囲まれさらにその外側は上顎や下顎で囲まれている（図3）．咽頭気道は，喩えれば，骨構造物で内容積の制限された"容器"のなかに軟部組織"肉"を詰め込んで，余った空間なのである．つまり，咽頭気道の大きさは，"容器"と"肉"のバランス（咽頭の解剖学的バランス）で決定されるのである．肥満，巨舌，口蓋扁桃肥大，アデノイド増殖，気道の浮腫など過剰な"肉"は，この余剰空間を狭くする原因となり，一方，小顎（上顎，下顎）など小さな"容器"も，この空間を狭くする．肥満が存在しても，上顎・下顎が大きければアンバランスとならないこともある．肥満あるいは小顎イコール咽頭閉塞ではなく，**解剖学的アンバランスが重要なのである**．全身麻酔導入後のマスク換気において患者により気道確保の難易度が異なる1つの理由は，この解剖学的バランスの違いにあると考えられる．OSA患者は，肥満や小顎をその身体的特徴とし解剖学的アンバランスが存在する（p266）．新生児や乳児も小顎かつ肥満であるが，睡眠時の呼吸異常は非常に少ない．これは，新生児や乳児では睡眠中であっても神経性調節メカニズムが非常によく機能しているからである．

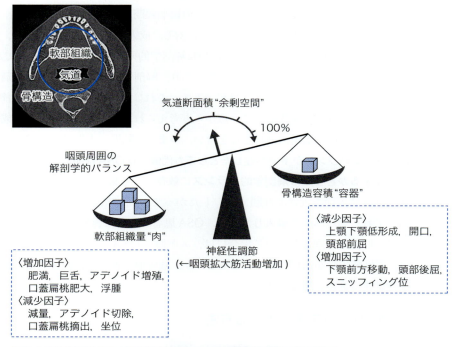

図3● 咽頭気道周囲の解剖学的バランスと神経性調節の相互作用

5）成長・老化に伴う神経性調節，解剖学的メカニズムの変化[2) 4)]

　咽頭気道の神経性調節も解剖学的バランスを決定する"肉"や"容器"も，生涯一定で

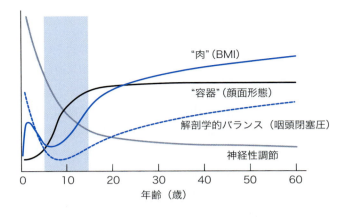

図4 ● 咽頭閉塞性に影響する因子の成長，老化に伴う変化

はない（図4）．"肉"の指標であるBMIは，出生直後の新生児で最も小さく，数カ月でいったん高くなるがその後徐々に減少し5～6歳を過ぎたころから増加に転じその後は増加し続ける．一方，新生児は小顎であるが成長に伴いこの"容器"である顎顔面は成長し，20歳ころまでにはその成長は止まる．つまり，解剖学的バランスは出生時には決してよいとは言えないが，10歳前後で大きく改善し，その後は徐々にバランスが崩れる方向に向かう．実際，咽頭の解剖学的閉塞性は新生児・乳児期には高いが，解剖学的バランスの改善に一致して閉塞性も改善する．しかしその後咽頭閉塞性は増加してしまう．小児での睡眠時呼吸異常の定義は1回/時間であるのに対し，成人では5回/時間であり，また成人の方がOSA患者の頻度が高いのは，おおむね解剖学的要素の変化で説明可能である．

しかし，乳児は比較的肥満かつ小顎であり，解剖学的バランスが崩れ解剖学的咽頭閉塞性も高いにもかかわらず，OSAは稀である．これは，神経性調節がよく機能しており，解剖学的アンバランスを代償しているからと考えられる．この神経性調節は成長に伴い抑制され，成人での代償能力はほとんどない．つまり，**乳児・小児期では神経性調節により解剖学的アンバランスが多少存在したとしても代償されOSAは発症しにくく，成人ではOSAが発症するかどうかは解剖学的バランスに依存してしまうのである**．前述のように，麻酔薬は神経性調節を大きく抑制する．したがって，特に気道に異常のない新生児や乳児であっても，全身麻酔を導入した場合，OSA患者のように容易に咽頭閉塞が生ずる．また，術後に麻酔薬が残存している場合には，入眠時にOSAが生じやすくなる．乳児や小児では，深麻酔抜管が選択されることも多いが，**抜管直後あるいは術後病室での咽頭閉塞の可能性は常に念頭に置くべきである**．

6）解剖学的バランスを評価する方法

咽頭気道閉塞のリスク患者を術前にスクリーニングするには，咽頭周囲の軟部組織量と骨構造の大きさをそれぞれ評価するのではなく，両者の相対的バランスの結果を評価することが臨床上有用である．気管挿管困難の指標として用いるマランパチ分類は，舌の下顎に対する相対的な大きさを評価するので，**マランパチ分類3度あるいは4度の患者は咽頭閉塞性が高い可能性を疑うことができる**．また，解剖学的なアンバランスが生じた場合，

咽頭気道が狭くなるばかりでなく，相対的に過剰な軟部組織は顎下部からはみ出ることになる．つまり，患者の側面顔・頸部を観察し，**いわゆる二重あごを認めた場合には解剖学的アンバランスの存在が疑われる**（p81，図1参照）．

7）頭位・顎位・体位の変化による咽頭気道閉塞性の変化[8]

前述の咽頭における解剖学的バランスは，同じ個体であっても，頭位・顎位などの変化で変わり得るものである（図5）．

a）顎位

下顎が前方移動すると下顎と頸椎で形成される骨構造容積は拡大することになるので，解剖学的バランスは改善し咽頭断面積は増加する．同様に頭部後屈により咽頭周囲の骨構造物は拡大し解剖学的バランスが改善する．逆に頭部前屈によりこの骨構造物は小さくなり解剖学的バランスは崩れ，咽頭は狭くなる．開口によっても下顎は後方に移動するため骨構造物の大きさが小さくなり咽頭気道は狭くなる．マスク換気時に行う気道確保の基本は，triple airway maneuverと言われ，「下顎前方移動」「頭部後屈」「開口」の3つの手技を含む．注意すべきは，前者2つは咽頭気道を拡大する手技であるが，後者の開口は決して咽頭気道を拡大する方向には作用しないことである．

> **ワンポイント**
>
> **OSA患者の咽頭閉塞部位**
>
> OSA患者の咽頭閉塞部位は，ほとんどすべての患者で軟口蓋後壁に存在し，いわゆる舌根部にも存在する患者は約半数である．つまり，**鼻気道に位置する軟口蓋後壁部が最も閉塞しやすい部位である**．下顎前方移動や頭部後屈はこの軟口蓋後壁部閉塞も改善するが，その効果には個体差が存在し，特に肥満者では舌根部閉塞性が改善するものの軟口蓋後壁部閉塞性は改善しない．このような肥満患者であっても，開口による経口的人工呼吸を行えば，最も閉塞性が高く気道確保の困難な鼻気道を避け，人工呼吸が可能となるのである．**開口は，より気道維持の容易な呼吸経路を選択するために重要な気道確保手技なのである．**蘇生時の人工呼吸法としてmouth to noseよりmouth to mouthがより有効であるのはこのためと考えられる．

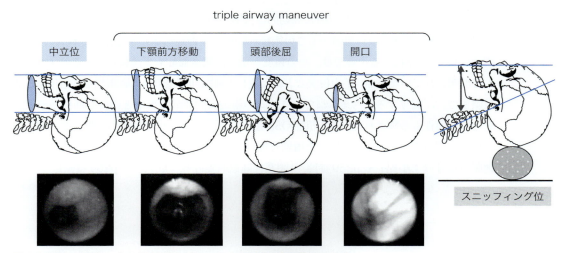

図5 頭位，顎位による解剖学的バランスと咽頭気道開通性の変化

b) 頭位

全身麻酔導入時の標準的頭位である**スニッフィング位**では，下顎は頸椎からさらに前方に移動することになり，咽頭周囲の骨構造物は拡大し解剖学的バランスが改善する．喉頭展開による気管挿管が容易となるばかりでなく，マスク換気や術後の上気道閉塞予防にも有利な頭位である．

c) 体位

仰臥位に比較して，**坐位や側臥位は咽頭開通性を改善する**ことが知られている．これは，咽頭気道の前方に軟部組織が最も多く存在し重力の影響を仰臥位が最も強く受けるためである．麻酔導入時や気管チューブ抜去時，術後の気道維持には有利な体位である．この点では，腹臥位はさらに気道維持に有利と類推されるが，麻酔下の成人での実験結果も，われわれが行った乳幼児での実験結果でも気道維持にはむしろ不利である．

8）覚醒時呼吸困難の意義[9]

頸部膿瘍で切開排膿が予定された患者や上気道の腫瘍性病変が急速に進行した患者などでは，覚醒時でも気道狭窄症状（気道狭窄音や呼吸困難感）が存在する場合がある．このような患者は，覚醒時に神経性調節を最大限に働かせているにもかかわらずその代償が不十分であることを意味する．術前の画像診断で咽頭は狭いもののその内腔が維持できている場合であっても，このような患者を麻酔導入すると，確実に気道閉塞をきたすばかりでなく，両手気道確保や経口エアウェイ挿入などでもマスク換気を行うことが不可能である場合が多い．**原則的に，意識下に呼吸困難症状が存在する患者は，覚醒時の気管挿管あるいは気管切開の絶対適応である**．決して気道確保前に全身麻酔を導入してはならない患者である．このような患者に対する鎮静薬の使用は論外であるが，患者によっては上気道への局所麻酔の使用は，上気道陰圧反射の受容器の機能を消失させ，気道閉塞のきっかけになる場合もある．

9）術後夜間低酸素血症

術後第2病日以降の夜間睡眠時に周期的な低酸素血症をくり返す病態が注目されている．術前にOSAが存在しない患者でもこの術後夜間低酸素血症をきたすと報告されているが，術前にOSAが存在する患者では，その頻度が増し低酸素血症も重篤になる．そのメカニズムは解明されていないが，手術侵襲などによるレム睡眠抑制後のレム睡眠増加（術後第5病日頃まで）が関与すると考えられている．この術後夜間低酸素血症と術後心筋梗塞や突然死との関連性も示唆されている．重症OSA患者には，高血圧や虚血性心疾患などの循環系合併症を伴うことが多く，適切な周術期管理が合併症予防のためには重要である（「閉塞性睡眠時無呼吸：小児」→p259参照，「閉塞性睡眠時無呼吸：成人」→p264参照）．

❷ 喉頭気道維持のメカニズムと麻酔や手術の影響

1) 喉頭の機能解剖と気道維持のメカニズム

　　声門部の気道開通性は，声門を開大する喉頭外転筋（laryngeal abductor：後輪状披裂筋のみ）と声門を閉鎖する喉頭内転筋（laryngeal adductor：甲状披裂筋など）の筋活動のバランスで決定される．前者は吸気時，後者は呼気時に活動が増加し，それぞれ吸気時の呼吸抵抗を低下させ，呼気時には呼気流量を制限し肺の虚脱を防いでいる．これらの内喉頭筋は，反回神経の枝である下喉頭神経支配である（図6）．左側の反回神経は大動脈弓を反回し，気管近傍を長く走行するため，気管チューブカフによる圧迫や左開胸手術時の損傷を受けやすい．上喉頭神経は，喉頭の知覚を伝達し，咳や喉頭閉鎖などの喉頭反射の求心路である．覚醒時気管挿管を行う際，上喉頭神経ブロックにより喉頭反射を抑制し，気管チューブの声門下挿入を容易にすることができる．

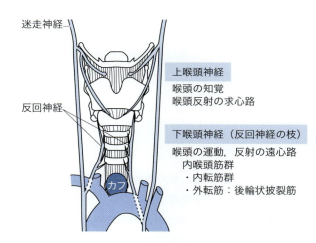

図6 ● 喉頭気道開通性に重要な神経支配

2) 反回神経麻痺の多様性

　　反回神経には，内転筋群と外転筋を支配する神経線維が含まれるので，神経障害の程度によりさまざまな病態を引き起こすこととなる（図7）．完全に反回神経が切断あるいは損傷を受けた場合には，支配される側の声帯は，中間位（死体位）とよばれる開大位で固定する．麻酔科医にとっては，全身麻酔導入後筋弛緩状態での気管挿管時に観察している声帯が，両側死体位固定の声帯とイメージすれば理解しやすい．つまり，両側あるいは片側完全反回神経麻痺では，通常気道閉塞は生じない．声門を閉鎖できないため，誤嚥，発語不能，嗄声が主たる症状であり，特に両側に生じた場合は，嚥下時でも声帯が閉じないため誤嚥性肺炎の原因となる．この場合，気管切開などによる気道と食道の分離が必要である．

　　呼吸状態に最も大きな影響を与えるのは，**両側不全反回神経麻痺**の場合である．声門気道を拡大する外転筋は後輪状披裂筋のみであり，反回神経が部分的に損傷を受けた場合には最も影響を受けやすい．つまり，反回神経の不全麻痺の場合には内転筋のみ収縮し，

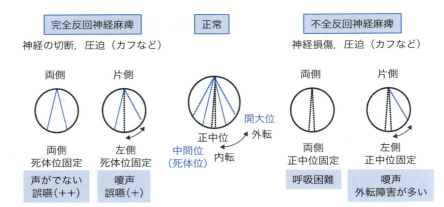

図7 ● 反回神経麻痺の分類

声帯は正中位で固定し声門気道狭窄が生ずる．片側不全反回神経麻痺であれば対側が代償性に外転し，嗄声程度の症状で経過することも多い．しかし，両側，あるいは片側であっても喉頭浮腫による喉頭狭窄が病態に加わった場合には，いわゆる**喉頭喘鳴音（ストライダー）**が発生し，低酸素血症や高二酸化炭素血症の原因となる．これらの病態は，特に**甲状腺手術，頸部リンパ節廓清術など頭頸部手術後の抜管直後に発生する**ことが多く，麻酔科医はこの病態と対処方法を熟知すべきである（p208参照）．

❸ 気管気道病変[10]

　気管は，胸郭外から胸郭内へと続き，その前面は軟骨で支持されているため気道閉塞は生じにくい気道である．しかし，麻酔管理上，さまざまな疾患や病態で気管閉塞が問題となることも多く，麻酔科医はその基本的な考え方を理解しておくべきである．まず，第1のポイントは，**胸郭の内外で呼吸相での病態が異なる点**である．胸郭外の気道は吸気時の気道内陰圧が気道閉塞を助長することになる．一方，胸郭内の気道は吸気時の胸腔内陰圧により気道が拡大し，呼気時の胸腔内陽圧により気道は狭くなる．したがって，気道維持の観点からは，胸腔外気道に対しては吸気時陰圧への対応が重要となり，胸腔内気道に対しては，咳など呼気性の胸腔内陽圧発生予防がポイントとなる．

　第2のポイントは，**気道狭窄の重症度と気道閉塞性が悪化するかの判断**である．気道狭窄病変の存在はCTやMRIなどの画像診断で容易に認識は可能であるが，その狭窄がどの程度呼吸状態に影響するか，特に手術中の陽圧人工呼吸管理が可能かどうかの判断は容易ではない．画像診断では狭窄病変の位置，長さと最小気道断面積を評価すべきである．特に最狭部気道断面積が気道抵抗には大きく影響する．横長の気道の場合には，最狭部の気道径は気道抵抗を反映しない点には特に注意すべきである．**気道狭窄の重症度評価には，古典的な呼吸機能検査が有用である**（図8）．努力肺活量測定時の1秒量（mL）÷最大呼気流量（L/分）は，機能的な気道抵抗を反映することが古くより知られており，臨床上問題となる上気道狭窄病変を有する患者は10以上であり，15以上の場合には内径4 mmの

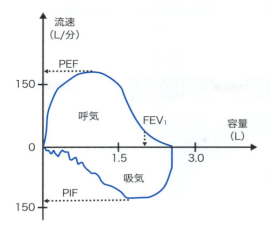

図8 ● 上気道閉塞評価のための呼吸機能検査
PEF：最大呼気流量
PIF：最大吸気流量

気道狭窄に相当し，陽圧人工呼吸管理は困難と考えるべきである．一方，気道閉塞性の動的変化を評価することは非常に困難であり，体位による呼吸困難感や呼吸機能，画像所見の変化など臨床的な総合的判断となる場合が多い．特に，呼吸機能検査での最大呼気流量の体位による変化や最大呼気流量÷最大吸気流量の低値（1以下）などの患者では，画像所見以上の気道閉塞が生ずる可能性が高いと考えるべきである（p299参照）．

文献

1）磯野史朗，石川輝彦，田垣内祐吾：気道確保に難渋する患者の呼吸管理．『周術期の呼吸管理』（西野卓編），pp143-164，克誠堂出版，2007
2）Isono S：Interaction between upper airway muscles and structures during sleep. In Sleep and breathing in children：A developmental approach, 2nd ed：Developmental changes in breathing during sleep（Loughlin GM, Marcus CL, Carroll JL eds），pp131-156, Informa Healthcare USA Inc, New York, 2008
3）Isono S, Remmers JE：Anatomy and physiology of upper airway obstruction. In Principles and practice of sleep medicine, 2nd ed（Kryger MH, Roth T, Dement WC, eds），pp642-656, WB Saunders Inc, Philadelphia, 1994
4）Isono S：Developmental changes of pharyngeal airway patency：implications for pediatric anesthesia. Paediatr Anaesth 16：109-122, 2006
5）Isono S：Obstructive sleep apnea of obese adults: pathophysiology and perioperative airway management. Anesthesiology 110：908-921, 2009
6）Isono S：Obesity and obstructive sleep apnoea：mechanisms for increased collapsibility of the passive pharyngeal airway. Respirology 17：32-42, 2012
7）Isono S：Physiology and dynamics of the pharyngeal airway. In Encyclopedia of sleep（Kushida CA ed），pp533-544, Langford Lane, Oxford：Elsevier Ltd, 2013
8）Isono S：Optimal combination of head, mandible and body positions for pharyngeal airway maintenance during perioperative period：lesson from pharyngeal closing pressures. Seminars in Anesthesia 26：83-93, 2007
9）Isono S, Rosenberg J：Recovery from anesthesia. In Pharmacology and pathophysiology of the control of breathing（Ward DS, Dahan A, Teppema L, eds），pp739-780, Marcel Dekker Inc, New York, 2005
10）Isono S, Kitamura Y, Asai T, Cook TM：Case scenario：perioperative airway management of a patient with tracheal stenosis. Anesthesiology 112：970-978, 2010

第1章 呼吸器系の機能解剖と臨床麻酔

3 下気道，肺胞，呼吸筋：酸素化と換気

内田篤治郎

- 下気道は気管から肺胞に至るまでの末梢の気道をいう．気管から23回の分岐の末，肺胞に到達する
- 第11分岐の細気管支から末梢では，軟骨組織による支持がなくなるため，気道径は肺容量に依存するようになる
- 肺胞は上皮細胞で覆われ，経肺圧により開存が維持される．肺胞Ⅱ型上皮細胞からは肺サーファクタントが分泌され，肺胞腔の表面張力が低下しているほか，肺胞内の水分は上皮細胞によって吸収されるなどの機構により，肺胞はガスで満たされている
- 呼吸筋には，吸気筋，呼気筋，吸気補助筋があり，横隔膜は吸気筋のなかでも代表的なものとして，自発呼吸時の肺容量の決定に大きく関係している
- 麻酔薬には呼吸筋を弛緩させる作用を有するものが多く，肺容量の低下や末梢気道の閉塞，無気肺形成などにつながる

1 下気道の構造と気道維持のメカニズム：換気における重要性

声門下からはじまる下気道は気管から通常23回の分岐の末，肺胞に到達する（図1）[1〜3]．気管は第1分岐で左右の主気管支に分岐した後，葉気管支，区域気管支，亜区域気管支へと分岐する．気管ではU字型の形状の気管軟骨輪が気管の前方側方を補強し，それより末梢に行くにつれてらせん状の軟骨組織が内腔を確保する支持構造となっている．断面積の総和は，第3分岐で最も小さく，強制的に呼気が行われた際の呼気流速の制限部位となりうる．

第5分岐以降，第16分岐までは，気管支壁に肺胞を有さない構造が続き，小気管支，細気管支，終末細気管支と細分化されていく．第10分岐までは，断片的な軟骨組織が存在し，粘膜固有層の弾性線維および気道内圧によって内腔は維持されるが，**第11分岐以降の細気管支は軟骨組織が消失し，気道径が肺容量に依存する形となる**．また，細気管支は気道平滑筋組織がらせん状に覆う構造となっていて，この平滑筋が収縮すると，断面積および長さの両方が短縮する（p283参照）．この第16分岐までの構造は，気管支動脈の灌流を受けている．

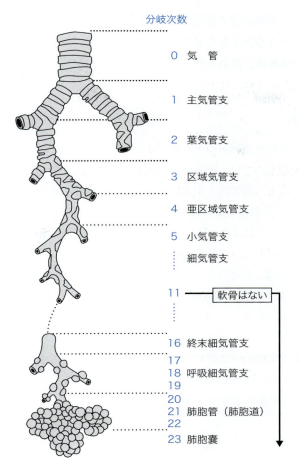

図1● 気管支樹の分岐次数と形態の変化
（文献3より作成）

　第17分岐から第19分岐までは細気管支の壁に肺胞が開存する構造をとるようになり，これを呼吸細気管支という．呼吸細気管支は，肺胞が開存している以外は細気管支と共通であり，気道平滑筋線維に覆われているなど，細気管支としての性質を保っている．さらに末梢では，肺胞組織に覆われた管状構造をとるようになり，これを肺胞管とよび，最終的に，肺胞に到達する．

❷ 肺胞の構造と虚脱防止のメカニズム：酸素化における重要性

1）解剖

　肺胞は，肺胞腔を肺胞上皮が覆い，それに接する形で毛細血管が網目状に覆う構造をとっている．健常肺組織においては，間質はきわめて薄い構造であり，肺胞腔側のガスと毛細血管内の血液の間でのガス交換が効率よく行われる構造となっている．
　肺胞上皮は扁平な形状をした肺胞Ⅰ型上皮と立方上皮である肺胞Ⅱ型上皮から構成される（図2）．肺胞上皮はタイトジャンクションをはじめとする強固な結合構造を有し，細菌

をはじめとする外敵の侵入から組織を守る構造となっている．また，肺胞Ⅱ型上皮は，リン脂質を豊富に含んだ**サーファクタント**を分泌することにより，表面張力を低下させているほか，サーファクタントの構成成分であるサーファクタント蛋白が自然免疫にも寄与している．

2）肺胞虚脱防止のメカニズム

　肺胞には支持構造がなく，肺胞を広げる力として，気道内圧と胸腔内圧の差，すなわち経肺圧が作用する．自発呼吸においては，呼気終末の気道内圧は大気圧であり，横隔膜をはじめとする呼吸筋の働きにより，胸腔内圧が陰圧となることにより，肺胞の開存が維持される．一方，全身麻酔下や，筋弛緩薬投与時には，呼吸筋が弛緩した状態となるため，気道側から十分な陽圧をかけることにより，肺胞の開存を維持する必要が出てくる．また，肺胞を虚脱させる方向に働く力として，肺胞表面を覆う液の表面張力と，肺組織の弾性が作用すると理解できる．肺胞では，前述のように，肺胞Ⅱ型上皮細胞からサーファクタントが分泌され，表面張力が低下するが，ARDSなどでは，肺胞Ⅱ型上皮細胞が傷害され，サーファクタントの分泌が抑制されたり，サーファクタントの質の低下がみられるため，肺胞の開存の維持が難しくなる．

　また，肺胞上皮には，Ⅰ型上皮細胞，Ⅱ型上皮細胞ともに，肺胞腔内の水分を能動的に吸収する機能があり（図2），肺胞腔内をドライな環境として維持することに役立っている[4]．こうした水分吸収機構を**肺胞水分クリアランス**とよぶが，肺胞水分クリアランスは

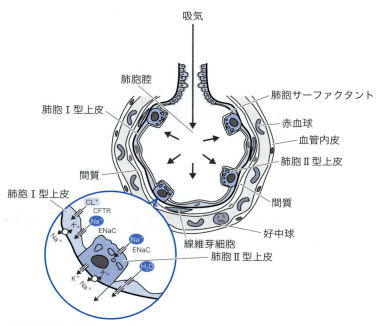

図2　肺胞の構造
肺胞腔は肺胞Ⅰ型上皮と肺胞Ⅱ型上皮で覆われ，間質を挟んで肺毛細血管にとり囲まれている（〇内）．肺胞Ⅰ型および Ⅱ型上皮には，上皮性Naチャンネル（ENaC）とNa・K-ATPaseにより，Naイオンが間質方向に輸送され，水分が並行して吸収される機構があり，肺胞内のドライな環境を維持している（文献4より引用）

β_2作動薬をはじめとするカテコラミンにより亢進し，低酸素状態で低下することがわかっている．

3) 肺胞におけるガス交換

肺胞腔の表面積は100 m²前後とされ，これを網目状の毛細血管が覆う形となり，しかも，肺胞上皮I型細胞や毛細血管内皮細胞は非常に菲薄な構造であるため，毛細血管中の二酸化炭素と肺胞腔の吸気ガス中の酸素の効率的な交換が可能となっている．気道を通って肺胞に到達する吸入気は水蒸気で飽和されているため，肺胞気における酸素分圧P_{AO_2}は，大気圧760 Torrの環境で飽和水蒸気圧を47 Torrとすると，以下のように計算される．

$$P_{AO_2} = (760 - 47) \times 酸素濃度(\%)/100 - P_{aCO_2}/R \,[Torr] \quad (R：呼吸商 \fallingdotseq 0.8)$$

この式は，肺胞気の酸素分圧が，吸気の酸素濃度のみならず，換気量によっても変化することを示している．換気量が減少すると，肺胞気中の二酸化炭素分圧が上昇し，P_{aCO_2}/Rの成分が増加するため，肺胞気の酸素分圧が低下することが理解できる（図3）．

肺におけるガス交換には，肺胞における酸素・二酸化炭素の拡散能と，換気と血流のマッチングが影響する．肺胞レベルで考えると，酸素と二酸化炭素の上皮・内皮および間質における拡散能は，ガス交換の重要な決定因子である．二酸化炭素の拡散能は非常に高く，酸素の20倍といわれている．**酸素の拡散能は肺線維症，間質性肺炎などの病態で低下する．**

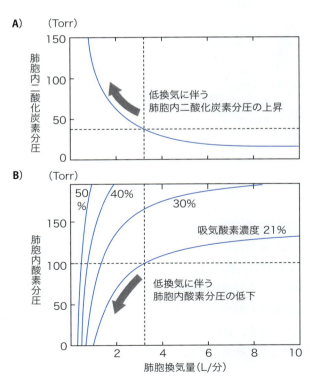

図3● 肺胞レベルでの換気量が肺胞内の二酸化炭素（A）・酸素分圧（B）に及ぼす影響

肺胞レベルでの換気量が減少すると，二酸化炭素分圧が上昇する（A）．これにより，P_{aCO_2}/呼吸商が増大するため，肺胞気における酸素分圧は低下する（文献1より作成）

さらに，肺全体で考えた場合には，換気と血流の供給がともにある肺胞に加えて，無気肺に代表されるように，血流のみがある肺胞が存在するため，肺静脈血と肺胞気の酸素分圧には格差が生じることになる．このような状態を換気と血流の不均等分布といい，周術期におけるガス交換効率を変化させる重要な要因の1つである．

肺胞気と動脈血の酸素分圧の格差を A–aDO_2 といい，肺における血液の酸素化の効率を評価する1つの指標となっている．A–aDO_2 は，$P_AO_2 - P_aO_2$ であらわされ，正常値は 10 Torr 以下とされている．

❸ 呼吸筋（横隔膜，肋間筋）の役割

これまで述べてきたように，自発呼吸の際に肺胞に吸気を送り込んだり呼気を呼出するうえで，胸郭の容積や，胸腔内圧を変化させることが重要であり，その役目を担っているのが呼吸筋である．呼吸筋には，吸気筋，呼気筋，吸気補助筋があり，吸気相・呼気相，あるいは呼吸の状態によって動員される筋肉は異なっている（図4）[5]．

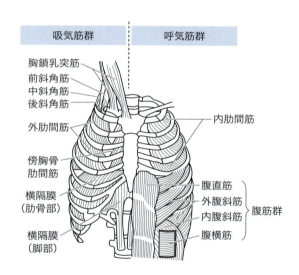

図4 ● 呼吸に関係する主な筋
吸気筋群および呼気筋群（文献5より作成）

1）吸気筋

吸気筋には，横隔膜，外肋間筋，傍胸骨肋間筋，胸鎖乳突筋，斜角筋などがある．
このうち，横隔膜は吸気筋として重要な位置を占めるもので，肋骨部と脚部に分けられる．肋骨部は第7〜12肋骨・肋軟骨の内側に付着し，ドーム状の形状をしている．収縮により，ドーム状の形状が平坦化すると同時に尾側に変位し，下部胸郭を外側に広げながら挙上する．一方，横隔膜脚部は胸郭に対する直接作用はないが，筋収縮によって腹部臓器を尾側に移動させる働きを有し，また，食道裂孔部では胃食道の逆流制御にもかかわっている．吸気時の横隔膜の収縮により，胸郭は拡大し，これによって胸腔内圧が陰圧とな

り，経肺圧が正の値となることにより，吸気が肺胞に送り込まれる．横隔膜が等尺性の収縮をした場合に，横隔膜を挟んで発生する圧差〔**経横隔膜圧差（Pdi）**〕は，ドーム状の形態を円周に近似した際の半径に反比例する．したがって，**肺気量が増加して横隔膜が平坦化してくると，rが大きくなるために，Pdiは低下する**（図5）[6]．慢性肺気腫などで，Pdiが低下し$PaCO_2$が増加する理由はここにある．

また，外肋間筋，胸鎖乳突筋，斜角筋などは肋骨を頭側・外側に引き上げ，胸骨は前方にシフトする形で胸郭の容積を増加させる．吸気時の"胸のあがり"がこれに相当する．

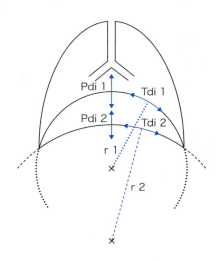

図5● 横隔膜の位置と経横隔膜圧差（Pdi）の関係
横隔膜はドーム状の形状をしており，等尺性の収縮（Tdi）をさせた場合に，横隔膜を挟んで発生する圧差（Pdi）は，ドーム状の形態を円周に近似した際の半径（r）に反比例する（Tdi＝Pdi・r）．例えばrの大きな肺気腫患者では，たとえ呼吸中枢のドライブを増加させ，横隔膜自体は強く収縮させたとしても，Pdiの増加による換気量増加には結びつかず，$PaCO_2$増加の一因となる（文献6より引用）

2）呼気筋

安静呼吸時には，呼気は通常胸部の弾性力で行われるが，呼吸困難や深呼吸時などの努力性呼吸時には呼気筋群が機能する．呼気筋群には腹筋群と内肋間筋があげられる．腹筋群には，腹直筋，外・内腹斜筋，腹横筋の4つが含まれ，これらの筋群の収縮によって，腹壁が内方にシフトし，腹腔内圧が上昇することで，横隔膜を頭側に押し上げ，呼気を促す．また，下部肋骨や胸骨を尾側に引き下げ，呼気が促される．内肋間筋は外肋間筋と逆の作用で，呼気を助ける働きがある．

3）吸気補助筋群

吸気補助筋群は，安静呼吸では動員されないが，努力性呼吸時の吸気相で動員される筋肉が相当し，胸鎖乳突筋，僧帽筋，大胸筋，小胸筋，腰方形筋があげられる．これらの筋の収縮を認めた場合は，呼吸状態の悪化を考えなければならない．

4 麻酔薬の呼吸筋，末梢気道，機能的残気量への影響

麻酔薬は筋の種類によりその強度は異なるが，通常呼吸筋を弛緩させる作用を有する．

1）吸気筋への影響

全身麻酔薬を投与した場合，吸気筋への影響としては，**肋間筋の感受性が高く，収縮が抑制されるため，呼吸のパターンが横隔膜優位になる**．この肋間筋の収縮抑制は，1回換気量の減少につながるため，全身麻酔薬を作用させたときの$PaCO_2$に対する換気応答の抑制にも関係しているといわれている．また，横隔膜は，通常呼気終末においても一定のトーヌス（筋緊張）が維持されているが，麻酔薬の影響によって，呼気終末のトーヌスが下がるため，仰臥位においては，腹部臓器が頭側にシフトし，特に，下葉背側の肺の無気肺を発生しやすくなる（図6）[7]．後述のように，この影響で麻酔中は機能的残気量が減少する．

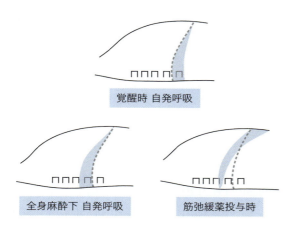

図6 ● 全身麻酔薬および筋弛緩薬投与時の仰臥位での横隔膜の位置変化
全身麻酔薬や筋弛緩薬投与時には，横隔膜の背側部分が，頭側にシフトし，肺容量を減少させる．点線は覚醒時の機能的残気量に相当する肺容量のときの横隔膜の位置で，網掛けの部分が呼吸時の横隔膜の移動位置を示す
（文献7より作成）

2）呼気筋への影響

全身麻酔薬の投与下では，呼気相での腹筋群の収縮が顕著にみられるようになる．このことが，腹部の手術を自発呼吸下に行うことを難しくする要因の1つであり，通常は筋弛緩薬の使用が選択される．

3）機能的残気量（FRC）への影響

仰臥位の患者に全身麻酔薬を投与すると，投与後数分の間に機能的残気量（FRC）は約20％減少する．また，筋弛緩薬を投与した状態で，人工呼吸を行って全身麻酔管理を行った場合にも，FRCは，同程度の減少が認められるとされる．坐位の患者においては全身麻酔薬を投与してもFRCは変化しないとされ，前述のように，仰臥位患者における全身麻酔薬によるFRCの減少（図6）は，吸気筋のトーヌス低下に伴う影響であると考えられている（全身麻酔薬の呼気筋への作用は，FRCへの影響とは無関係であるとされている）．

筋弛緩薬を投与した状態では，胸郭の前後径が減少し，左右径が若干増加し，横隔膜が頭側に変位するため，特に下葉背側で無気肺を生じやすく，肺のコンプライアンスは減少する．

　Hedenstiernaらが6名の患者で行ったCTによる検討[8]では，全身麻酔薬の作用による横隔膜の頭側の変位によって，胸腔の容積は平均で約500 mL減少し，胸郭径の減少による胸郭容積の減少の250 mLとあわせて約750 mLに及ぶが，全身麻酔薬による血管拡張作用により，胸腔から腹部臓器へ血流が300 mL再分布するため，FRCには差し引き約450 mLの減少が認められることになる．また，Damiaらが，30名の病的肥満患者を対象に，全身麻酔の導入前後にFRCを計測した結果では，麻酔導入前が平均2.2±0.8Lであったのに対して，麻酔導入直後には1.0±0.3Lまで低下し，FRCの減少量はBMIと有意に相関することが示されている（表1）[9]．肥満患者では全身麻酔薬や筋弛緩薬の作用による筋緊張低下が起こることが主たるメカニズムと考えられるが，腹壁の重みにより，腹腔内の血流が胸腔にシフトしやすいことが関わっている可能性もある．

表1 ● 肥満患者と非肥満患者におけるFRC低下

非肥満患者	0.5 L（17％）[8]
肥満患者	1.2 L（50％）[9]

4）全身麻酔によるFRC減少が肺末梢気道に及ぼす影響

　全身麻酔によるFRCの減少は，呼気終末の肺容量の減少を意味する．❶で述べたように細気管支より末梢では，軟骨などの支持組織がないために気道径は，肺気量に依存し，肺容量の減少によって径を維持できなくなると閉塞しはじめる．このようなメカニズムで細気管支等が閉塞しはじめる肺容量がclosing capacityであるが，全身麻酔をかけた状態では，呼気終末の肺容量が，closing capacityを下回るケースが発生しうる．**気道が閉塞すると，その末梢の肺胞では酸素が吸収されてしまい，酸素濃度が高いと肺胞は虚脱し，無気肺を形成して酸素化の効率が低下する**（図7）[10]．また，肺内の場所によっては，吸気相・呼気相で気道の閉塞と再開通をくり返す場所もできてきて，**このことが，肺胞の虚脱・再開通につながり，肺胞を構成する組織に対して，ずり応力などのストレスが生じ，肺組織に障害を及ぼす可能性が指摘されている**．これに対して，PEEPをかけるなどして，呼気終末における肺容量を確保し，虚脱再開通のサイクルが起こらないようにするというのが，近年提唱されている肺保護換気の1つの理論的背景となっている（p167）．

　実際には，closing capacityも全身麻酔薬によって減少するとされ，個々の症例におけるバリエーションは大きいと考えられるが，前述のようなメカニズムを考慮し，末梢気道の閉塞を予防するような対策を講じることが求められている．

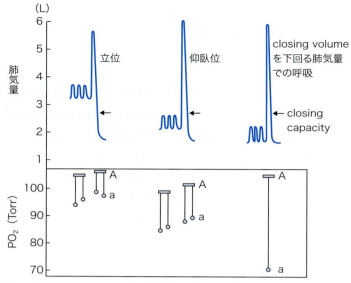

図7 ● Closing capacityが酸素化に与える影響
立位においては，呼気終末においても，肺容量がclosing capacityを超えているため，肺胞気（A）と動脈血（a）の酸素分圧の格差が小さいが，仰臥位になって呼気終末の肺容量がclosing capacityを下回るようになると，末梢気道の閉塞が起こる部分が出てくるため，A-a間の酸素分圧格差が大きくなる（文献10より作成）

文献

1) "Applied Respiratory Physiology 3rd ed"（Nunn JF），Butterworths London，1987
2) 永安武：呼吸器の構造．『新呼吸療法テキスト』（3学会合同呼吸療法認定士認定委員会 編），pp6-15，アトムス，2012
3) 岡田慶夫：肺，気管支，発生と解剖．外科治療 54：82-91，1986
4) Berthiaume Y, Matthay MA：Alveolar edema fluid clearance and acute lung injury. Respir Physiol Neurobiol 159：350-359, 2007
5) 横場正則，阿部直：呼吸筋．『新呼吸療法テキスト』（3学会合同呼吸療法認定士認定委員会 編），p24，アトムス，2012
6) Russi EW：Respiratory muscle dysfunction in COPD. Eur J Respir Dis 66：22, 1985
7) Froese AB, Bryan AC：Effects of anesthesia and paralysis on diaphragmatic mechanics in man. Anesthesiology 41：242-255, 1974
8) Hedenstierna G, Strandberg A, Brismar B, et al：Functional residual capacity, thoracoabdominal dimensions, and central blood volume during general anesthesia with muscle paralysis and mechanical ventilation. Anesthesiology 62：247-254, 1985
9) Damia G, et al：Perioperative changes in functional residual capacity in morbidly obese patients. Br J Anaesth 60：574-578, 1988
10) Nunn JF：Measurement of closing volume. Acta Anaesthesiol Scand Suppl 70：154-160, 1978

第1章　呼吸器系の機能解剖と臨床麻酔

4 酸素運搬

北村祐司

- oxygen cascade を理解する
- ヘモグロビンの特性を理解する
- 酸素運搬に影響する因子をおさえて周術期管理に活かす

はじめに〜大気酸素濃度と生物の進化

　地球の創成期，その大気中にはほとんど酸素が存在しなかったと考えられている．地球誕生から1億年ほど経った頃，光合成を行い，酸素を生み出す細胞（ラン藻）が出現した．さらに2億年ほど経過した頃，光合成細胞（植物）の進化により急速な酸素の蓄積が進み，大気の酸素濃度は急上昇していく．このような濃度変化のなかで，本来その強い酸化力のために生物にとって毒でさえあった酸素を，逆に利用して生きる能力を獲得した生物が増えていく．これらの細胞生物は，酸素を利用した代謝（酸素呼吸）により，より大きなエネルギーを利用できるようになり，さらに進化を遂げた．真核生物でこの酸素呼吸を担う細胞内小器官こそ，ミトコンドリアである．そして，地球誕生からおよそ4億年，大気の酸素濃度が20％程度に達すると，多細胞動植物が発生し，ついには水や空気呼吸する動物，脊椎動物が出現した．

1 酸素運搬の目的と因子

1）酸素運搬の目的

　われわれは普段，あたり前のように呼吸（外呼吸）をし，大気中の酸素を利用して生きているわけであるが，**酸素運搬の最終的な目的は，大気中から酸素を体内に取り込み，酸素呼吸の場であるミトコンドリアまで届けるということである**．この運搬過程にはいくつかのバリアがあり，それぞれのバリアを経るごとに酸素分圧は低下していく（oxygen

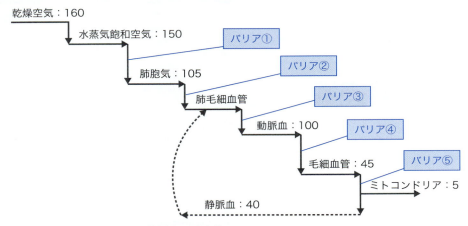

図1 oxygen cascadeと静脈血の酸素化
（数字の単位はTorr）

cascade）（図1）．具体的にいうと，乾燥空気の酸素分圧は約160 Torrだが，肺胞内では加湿と炭酸ガスの存在により約100 Torr，体組織の細胞周囲では20〜30 Torrとなる．各バリアでの酸素分圧の低下を最小限に保ち，最終的な目的地である細胞内ミトコンドリアでの酸素含量を一定以上維持することが，生命の維持につながっている．

2）酸素運搬にかかわる因子

- 吸入気酸素分圧
- 外呼吸（呼吸調節，上下気道，肺胞換気，拡散能）
- 動脈血酸素分圧
- ヘモグロビン濃度
- 酸素飽和度
- 心拍出量
- 末梢組織血流

すべて周術期に影響を受ける可能性のある因子であることがわかる．本項では，これらの因子を意識しながら，酸素運搬の過程をoxygen cascadeの順に概説していく．

❷ 大気から肺胞までの酸素運搬：呼吸活動による能動的運搬

外呼吸は大気から肺胞までの酸素運搬を担っているが，他項で詳説されているのでここでは省略する（p32）．外呼吸運動あるいは人工呼吸によって外界から体内に取り込まれた酸素は，気道を通って肺胞に到達する．前述のとおり，大気条件下における肺胞レベルでの酸素分圧は約100 Torrであるが，低換気や死腔の増大等の問題があると，肺胞に至るまでのバリア（図1バリア①）での酸素分圧低下が大きくなる．

3 肺胞から血液への酸素運搬

1）拡散による受動的運搬

　　肺胞まで運搬された空気（気相）は，肺毛細血管の血液（液相）と接する（図1 バリア②）．すると，Fickの法則に基づいて，拡散によるガス交換が受動的に生じる．この法則によれば，単位時間あたりに移動するガス量Vは，ガス交換面積A（肺胞面積）・拡散係数D・（肺胞−血液間の）ガス分圧の差ΔPにそれぞれ比例し，肺間質の厚さd（肺胞毛細血管膜距離）に反比例する．

$$V = A \times D \times \Delta P / d$$

　拡散係数Dはガス溶解度に比例するので，溶けやすく（ガス溶解度が大），分圧の高いガス（ΔPが大きい）ほど，肺胞と血液の間を移動しやすい．このD×ΔPについて，酸素と二酸化炭素との違いを具体的な数字で見ると，酸素運搬についての理解を深めることができる（表1）．

表1 ● 肺胞レベルのガス分圧差と拡散係数：酸素と二酸化炭素の違い

	酸素	二酸化炭素
肺胞気中の分圧	P_AO_2 = 105 Torr	P_ACO_2 = 40 Torr
肺動脈（入口）血中の分圧	PvO_2 = 40 Torr	$PvCO_2$ = 45 Torr
分圧差 ΔP	ΔPO_2 = 65 Torr	ΔPCO_2 = 5 Torr
拡散係数D（比）	1	20

　ΔPのみについて考えると，酸素は65で二酸化炭素は5であるから，酸素の方が13倍，拡散移動しやすい．またD値のみで考えると，二酸化炭素の方が20倍，拡散移動しやすい（溶けやすい）．つまり，二酸化炭素は非常に溶けやすい性質をもつため，肺胞気と肺動脈血中の分圧差が小さくても有効な拡散移動ができる．一方，二酸化炭素よりも20倍も溶けにくい酸素が同等の拡散移動をするためには，20倍高い分圧差が必要となる．健常な状態ではΔPは酸素の方が大きいが，D値が小さいため，D×ΔPで比べてみても，二酸化炭素100に対して酸素65であり，物質としての性質からみた酸素の肺胞レベルでの拡散効率は大きくはない．

　バリア②での酸素分圧低下の原因は**拡散の障害**である．拡散係数は物質ごとに固有のものであるから，変えることはできない．肺気腫（肺胞破壊）などによるガス交換面積（A）の減少，外呼吸障害による肺胞気酸素分圧（ΔP）の低下，浮腫や肺線維症などによる間質の厚さ（d）の増大は酸素の拡散移動を障害し，バリア②での酸素分圧低下の原因となる．

2）ヘモグロビンによる拡散効率の増大

　　前述のように，酸素の物質的性質としての拡散効率は十分に大きくはない．にもかかわらず，肺胞毛細血管を流れる血液は全通過時間（0.75秒）の最初の3分の1（0.25秒）の間に平衡状態まで酸素化されてしまう．ここで**酸素の拡散移動を加速させて，運搬効率を**

大幅にアップさせているのが，**ヘモグロビンである**．ヘモグロビンは酸素との親和性が非常に強いため，拡散によって血漿中に移動した酸素分子は次々とヘモグロビンと結合していく．結果的に，血液中の酸素は4％のみが血漿中に溶存した状態で運搬され，大部分はヘモグロビンに結合した形で運搬される．

4 血液による酸素運搬

1）シャント

　肺胞レベルにおける理想的な酸素の拡散移動では，肺胞気酸素分圧と肺静脈血の酸素分圧は等しくなる（バリア②での分圧低下0）．左心系に還る血液がすべて理想的に酸素化された肺静脈血であれば，肺毛細血管から体循環動脈血に至る過程（バリア③）での酸素分圧低下はゼロとなる．しかし，心血管の解剖学的な右左シャント（真のシャント）のない健常者でも，肺血流の2％程度は酸素化されずに左心房に還る（シャント様シャント）ため，正常でもバリア③ではわずかに酸素分圧が低下する．もちろん，無気肺などによって酸素化されない血液の割合が大きくなれば，ここでの酸素分圧低下も大きくなる．シャント血の割合が15％を超えると，明らかな低酸素血症を呈してくる．

2）ヘモグロビン濃度と心拍出量

　動脈血による酸素運搬能（DO_2）は，血液中の酸素含量（CO_2）と心拍出量（Q）で決まる．

$$DO_2 = CO_2 \times Q$$

　また前述のとおり，血液中の酸素の大部分はヘモグロビンによって運搬されるため，ヘモグロビン濃度（Hb）は直接，CO_2とDO_2に影響する．

$$CO_2 = 1.34 \times Hb \times SaO_2/100 + 0.003 \times PaO_2$$

　健常成人で，Hb＝15（g/dL），Q＝5L/分とすれば，血液100 mL中の酸素含量（CO_2）は20 mLで，毎分1,000 mL（安静時酸素消費量250 mL/分の4倍）の酸素を血液によって運搬できることがわかる．生体は貧血（HbとCO_2の低下）時には，Qを大きくしてDO_2を保とうとするが，心機能低下症例ではこの代償機能が十分に働かないため，貧血は酸素運搬能を大きく低下させる．

3）ヘモグロビンの特性と酸素解離曲線

　血液による酸素運搬の目的は，末梢組織の毛細血管まで酸素を届けることである．この目的を達するため，PO_2の高い肺胞毛細血管では酸素と結合して酸化型ヘモグロビンとなり，PO_2の低い末梢組織毛細血管では逆に酸素を遊離させて還元型ヘモグロビンとなる．つまり，酸化型ヘモグロビンの割合＝動脈血酸素飽和度（SaO_2）はPO_2によって変化する．そして，この両者の関係を示したものが**酸素解離曲線**（図2）であり，以下にあげる因子によって影響を受けて曲線はシフトする．酸素解離曲線のシフトと図1バリア④での酸素分圧低下とは互いに関係する．

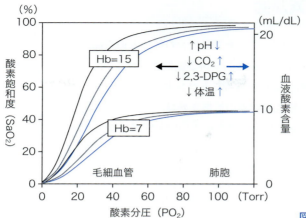

図2 ● 酸素解離曲線のシフト

a) PCO_2 とpH

血液中の二酸化炭素の大部分は，赤血球に取り込まれて水と化学反応して，水素イオンと重炭酸イオンとなり，血漿中に溶け込んで運搬される．

$$H_2O + CO_2 \rightleftarrows H_2CO_3 \rightleftarrows H^+ + HCO_3^-$$

この反応式からわかるとおり，**血液中の二酸化炭素量が変化すると，赤血球中のpHが変化する**．この変化により酸素解離曲線がシフトする現象を**ボーア効果**という．PCO_2 が大きいほど，pHが小さいほど，ヘモグロビンは酸素を遊離しやすくなり，酸素解離曲線は右方シフトする．二酸化炭素が産生されるために PCO_2 の大きい末梢組織で酸素を遊離しやすくなることは合理的である．

b) 体温，代謝亢進

体温の上昇は酸素解離曲線を右方シフトさせ，体温の低下は左方シフトさせる．運動時や代謝亢進時など，末梢組織での酸素需要が高まった状況では，体温の上昇は酸素の遊離を促す働きをしている．不適切な術中体温管理により低体温をきたすと，血管収縮による末梢組織への血流低下（酸素運搬量の低下）に加えて，ヘモグロビンからの酸素の遊離も障害することとなる．さらに，シバリングが起こった場合には酸素消費が増大し，末梢組織の低酸素に拍車をかける．

c) 2,3-ジホスホグリセリン酸（DPG）

2,3-DPGは，ミトコンドリアをもたない赤血球のエネルギー産生にかかわる解糖中間産物である．酸素よりもヘモグロビンに対する親和性が高く，ヘモグロビンと酸素の結合を調節する働きがある．末梢組織では2,3-DPGが多く，ヘモグロビンと結合することで，酸素の遊離を促す．つまり，2,3-DPGが多くなると酸素解離曲線は右方シフトする．慢性貧血や慢性呼吸不全，チアノーゼ性先天性心疾患では2,3-DPGは高値となっており，血液から末梢組織への酸素運搬を助けている．また，MAP加赤血球濃厚液中の2,3-DPGは減少している．輸血によってヘモグロビン濃度が上がれば血液による酸素運搬量は増大するが，大量輸血時には2,3-DPG低値により酸素解離曲線は左方シフトし，すぐには組織への十分な酸素供給が期待できないかもしれない．

❺ 末梢組織での酸素運搬

　動脈血によって主に酸化型ヘモグロビンの形で末梢組織の毛細血管まで運ばれた酸素はヘモグロビンから遊離する．そして再び拡散作用によって，酸素は血管外組織に移動し，最終目的地の細胞内小器官であるミトコンドリアへと受け渡される．ここでも，浮腫などによる間質の厚さの増大は酸素の拡散を妨げ，酸素分圧を低下させる（図1バリア⑤）．ミトコンドリアでは酸素を用いて効率のよい好気呼吸によるATP産生が行われる．細胞が活動するために必要なエネルギーのほとんど，つまりはヒトが生きるためのエネルギーのほとんどは，このミトコンドリアからのATPに依存している．

文献

- ◇ Hemoglobin-Based Oxygen Carriers as Red Cell Substitutes and Oxygen Therapeutics（Kim H.W & Greenburg AG eds），Springer-Verlag Berlin Heidelberg, 2013
- ◇ Mairbaurl H：Red blood cells in sports: effects of exercise and training on oxygen supply by red blood cells. Frontiers in Physiology 12：332, 2013
- ◇ 肺におけるガス交換．『呼吸を科学する』（西野卓 著），克誠堂出版，2014
- ◇ 石部裕一：酸素療法．『麻酔科学スタンダードⅣ関連領域』（小川節郎他 編），克誠堂出版，2004
- ◇ 酸素化障害発生のメカニズム．『周術期の呼吸管理』（西野卓 編），克誠堂出版，2007

第1章　呼吸器系の機能解剖と臨床麻酔

5 気道防御

石川輝彦

- 気道防御とは一部を除き，事実上，下気道の防御を意味する
- 下気道の防御には，反射による動的防御とその他のシステムによる静的防御がある
- 動的な防御には，嚥下反射，喉頭反射，気管・気管支より起こる反射，鼻反射が主なものであり，積極的に異物を排除する
- 静的な防御には，鼻腔・気管・気管支での粘膜，粘液分泌による異物の機械的トラップ，線毛運動，免疫反応による排除，そして食道の逆流防止機構などがあげられる
- いずれの防御システムも麻酔薬または筋弛緩薬により影響をうける

　気道防御の概略を図1に示す．気道防御とは事実上，下気道の防御を意味する．すなわち，気道防御を考えるときは，声門より末梢の気道に異物が入らないしくみ，あるいは入ってしまったときにそれを排除するしくみについて考えることになる．また，解釈を拡大し誤嚥対策とすれば，食道の逆流防止機構も気道管理とは関連が深い．これらの機能は，麻酔薬はもちろん，気道管理をはじめとする麻酔管理全般，患者自身の合併症，行われる手術などによって影響を受ける．

1 鼻・鼻腔での防御

　鼻では最初の防御は鼻毛となる．ここでの防御は異物の機械的トラップおよび多少の加温・加湿効果が考えられる．鼻毛は鼻孔に位置し，それがある部分は粘膜ではなく皮膚の一部である．トラップ可能なものは粒子が比較的大きいものに限られる．ヒト以外の動物では，鼻毛が存在しないか，きわめて稀である．加温・加湿の機能に関しては，以下に述べる鼻粘膜に比較してその役割は小さい．

　鼻粘膜は少なくとも非麻酔下ではたいへん重要な役割を果たしていることが知られている．ここでの気道防御には，粘膜による異物のトラップおよび粘液線毛運動による除去，加温および加湿，分泌型IgAが関与する免疫系にかかわるもの，くしゃみ反射で能動的に異物を排除するものなどがある．

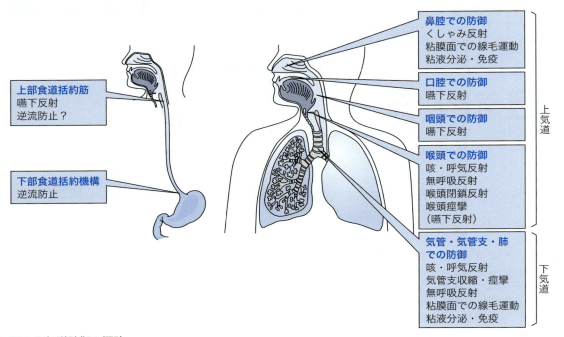

図1● 気道防御の概略
これらの機能のほか，口腔内衛生状態の維持や，逆流防止の観点からは適切な食事内容・量が大切である

1) くしゃみ

　くしゃみと咳は呼吸の諸変量（流量や圧）からはたいへん区別しづらいものの，その場にいれば自覚的・他覚的な区別は比較的容易である．基本的にくしゃみは刺激の受容部位が鼻粘膜であり，その異物を除去するため一部の気流が鼻腔を通るのが特徴である．しかし，咳は喉頭および気管・気管支が刺激の受容部位であるため，必ずしも鼻腔を通る必要はない．実際に咳はほとんどの呼気が口から出る．さらに，くしゃみは通常，気道平滑筋の弛緩を伴うが，咳は必ずと言っていいほどその収縮を伴うという点で，両者の相違は際立っている．鼻粘膜の感覚をつかさどる後鼻神経と篩骨神経がくしゃみを起こす反射の求心路となっている．

2) 粘膜・粘液

　粘膜・粘液によるトラップ後は，異物を鼻汁と一緒に外に排出するか，口腔を経て食道，胃へと嚥下する方法で処理する方法があるが，いずれのシステムでも線毛細胞の働きは重要である．また，アレルギー性鼻炎にみられるように，刺激されると鼻粘膜が腫脹し気流量を減少させることから防御たりうるという見方もある．この反応には後鼻神経が求心路・遠心路となっている．もう1つの防御として忘れてならないのは免疫系を介する防御である．鼻粘膜はインフルエンザなどの標的臓器にもなっているが，近年ワクチン接種の場として注目されており，効果的にIgA抗体を誘導する方法が研究されている．IgA抗体は，皮下ワクチン接種により誘導されるIgG抗体と異なり，変異したウイルス株に対する交叉防御能が高く，発症予防だけでなく感染そのものを防ぎ得ると期待されている．

3）周術期管理で考慮すべきこと

　　麻酔によってくしゃみがどのような影響をうけるかは，必ずしも明らかではない．そもそも，くしゃみは鼻粘膜の局所麻酔はもちろん，全身麻酔によっても抑制されやすいためか，麻酔中に観察されることは稀である．これは前述のようにくしゃみが起こっても咳と区別がつかない（特に気管挿管されている場合）から，という可能性もある．粘膜・粘液による防御に関しては，さらに不明な点が多い．一般的に麻酔薬の投与により免疫系は抑制される．これらに加え，手術ストレスや術中低体温があればさらに免疫力は低下するとされる．しかし，機能低下が予測されるものの，臨床的に意味があるかは明確ではない．

❷ 咽頭での防御

1）嘔吐反射

　　咽頭での防御は嚥下（swallowing reflex）と嘔吐反射（gag reflex）が中心になる．しかし，嘔吐反射は異物の侵入を防ぐのにはたしかに重要であるが，嘔吐そのものから誤嚥，誤嚥性肺炎への進展が臨床的に観察されるので，気道防御に対する役割は議論のあるところである．そもそも，嘔吐反射は誤嚥というより誤飲を防いでいると考えた方が自然であろう．

2）嚥下反射

　　嚥下反射は誤嚥を防ぐ意味ではきわめて需要である．嚥下という現象を1つのシステムと捉えた場合，その構成はかなり複雑である．その複雑さからさまざまな要因の影響をうけるといってよい．嚥下反射の受容器はおもに咽頭にあり，嚥下が誘発される場所は口峡ヒダとされているが，軟口蓋，舌背側，喉頭蓋咽頭側（腹側），咽頭後壁などさまざまな場所から誘発される．残念ながら，受容器の組織学的な構造はいまだにはっきりとしていない．嚥下は，これらの受容器を介し機械的な刺激でも起こるが，液体のなかでは，蒸留水やアルコール溶液が嚥下を引き起こしやすいのに対し，生理食塩水や油では起こしづらい．求心路は刺激を受ける場所によって異なるが，脳神経である三叉神経（V），舌咽神経（IX），迷走神経（X）がそれを担当し，延髄の孤束核に収束する．この周辺には，呼吸に関するニューロンも存在し，嚥下と呼吸の関連性も確認されている．例えば，正常人の覚醒時の嚥下は，その80％程度は呼気相に起こることが知られており，何らかの相互作用があることがうかがえる．呼気相で嚥下が行われること（より具体的には嚥下-呼気と続くことが通常であるが）は，口腔・咽頭内のクリアランスが不十分だとしても誤嚥を起こりにくくすることに寄与していると思われる．咽頭における嚥下は，①口腔内に食物がおかれ，②舌がその食物を後咽頭に向け送り込むと同時に，軟口蓋が挙上し鼻腔をふさぎ，さらに喉頭も挙上，声門が閉じられる．③喉頭に蓋をするように喉頭蓋が後方に倒れ

表1 ● 嚥下障害の部位と主な原因

障害の部位	障害となる原因の例
受容器	口腔・咽頭への局所麻酔薬の投与，粘膜面の外傷および炎症
求心路・遠心路	神経切断などの外傷，腫瘍による圧迫麻痺，ニューロパチー，急性ポルフィリア
中枢	全身麻酔，睡眠，脳出血，脳梗塞，脳腫瘍，一部の変性疾患
効果器	筋弛緩薬，神経筋疾患

込み，その後方を食物が通過し，④上部食道括約筋（upper esophageal sphincter）が弛緩し，食道へと送り込まれる，という一連の運動であるが，非常に多くの筋が協調して収縮・弛緩する必要がある．嚥下にかかわる重要な神経伝達物質にはサブスタンスPの関与が考えられている．これはパーキンソン病などでドーパミンが減少したとき嚥下障害が認められると同時にサブスタンスPの減少が観察されることや，サブスタンスPの放出を促すカプサイシンに嚥下を亢進させる働きがあることから推察される．

嚥下障害の病態生理にはさまざまな因子があることが知られている．嚥下は自発的にも可能であるが，基本的には反射であるため，どの部分で障害されているかを考えるとわかりやすい（表1）．実際に臨床上よくみかけるのは脳卒中に伴うものである．もちろん麻酔管理に伴ったものもそうであるが，脳卒中などでは周術期の誤嚥のリスクが上昇するため，特に注意が必要である．

3）周術期管理で考慮すべきこと

a）麻酔下での嚥下抑制

咽頭粘膜への局所麻酔薬を投与した場合，嘔吐・嚥下反射が損なわれるのはよく知られた事実である．これは反射の受容器が抑制されるからにほかならない．全身麻酔により使用される薬剤によってもこれらの反射は影響をうける．前述のように嚥下は非常に多くの神経，筋などから構成される複雑なシステムのため，麻酔でより影響を受けやすいのかもしれない．一般的に，麻酔深度が十分深くなれば嚥下が抑制されることは間違いないが，その過程，特に興奮期に相当する麻酔深度で嚥下反射が一時的に亢進することはしばしば観察される．これは嚥下がより上位の中枢から抑制的に制御されていることを示す所見かもしれない．麻酔下では単に嚥下反射が抑制されるだけでなく，嚥下と呼吸の協調が失われることが示唆されている．嚥下は通常，吸気から呼気への移行期または呼気相に起こることが多いが，吸入麻酔薬の使用で吸気相に起こる割合が増えることが報告されている[1]．また，薬剤によらなくてもCPAP（持続的気道陽圧）を行うと嚥下が抑制されることが実験的に示されている．

b）嚥下障害への対策

周術期管理で嚥下障害により誤嚥のリスクが高いと判断された場合，積極的に予防策を講じるべきであろう．これには嚥下障害をきたすに至った原病の治療も大切であることはもちろんである．嚥下そのものを改善する薬物療法としては前述のカプサイシン（唐辛子

の成分）とカプトリルがある．カプサイシンは，食事に際し同時に摂取することが有効との報告もある．また，サブスタンスPの分解にはペプチドの分解酵素であるアンギオテンシン変換酵素（ACE）の関与があり，降圧薬のカプトリルはこの酵素の阻害作用を有する．したがってサブスタンスPを増加させ嚥下を亢進させる．カプトリルの副作用として咳はよく知られているが，同時に咳反射の亢進も期待できるため，誤嚥予防には2つの意味で有効かもしれない．これらは一般的な慢性期治療としては有効であるとの結果が報告されている[2]ものの，周術期において有効かは定かではない．嚥下・摂食リハビリテーションにおける理学的療法，口腔ケアなどを含めた多面的アプローチが必要と思われる．

❸ 喉頭での防御

喉頭で気道防御にかかわる反射は咳反射が代表的なものであるが，ほかにも無呼吸反射，喉頭閉鎖反射，喉頭痙攣，呼気反射などがある．これらの反射では，喉頭痙攣のように基本的には非麻酔下では観察されず麻酔下でのみ観察される反射もある．ただし，一部の中枢神経系変性疾患では，非麻酔下においても喉頭痙攣が観察されることがある．必ずしも一般的とは言えないが，これらの反射は動的反射（咳反射，呼気反射）および静的反射（無呼吸反射，喉頭閉鎖反射，喉頭痙攣）に分類可能である．反射の受容部位は喉頭粘膜となり，大部分は上喉頭神経（内枝），そして一部は反回神経が求心路として働く一方，遠心路としては，喉頭だけが反射の主座であれば反回神経が主であり，一部が上喉頭神経（外枝）とされる．これが咳反射や呼気反射となると肋間神経や横隔神経が含まれ複雑となる．これらの神経が孤束核に投影されるため反射の中枢は延髄にあると考えられる．

1）動的反射

咳反射および呼気反射が相当する．この2つの反射の相違は，咳反射は比較的大きな吸気を伴うのが通常であるのに対して，呼気反射は吸気を伴わないことである．見かけ上では判別困難で，呼吸諸量の測定が必要になるときもある．喉頭の侵害受容器（irritant receptor）が刺激を受けたときに起こるとされる．これら2つの反射は，いずれも爆発的な呼気によって能動的に異物の排除を試みるものである．したがって喉頭閉鎖が先行（いわゆるbuild up）し声門が開くとともに強い呼気が起こる．喉頭閉鎖の前に吸気が伴えば咳反射，伴わなければ呼気反射である．これらの反射は必ずといっていいほど気管支平滑筋の収縮を伴う．これによる気道内腔の狭小化は呼気流速を一定以上に保つのに役立っていると考えられる．

2）静的反射

無呼吸反射，喉頭閉鎖反射，喉頭痙攣が相当する．このうち無呼吸反射（中枢性無呼吸を起こす）に関してはおそらくC線維受容器（C fiber receptor）の関与が最も考えられるが，喉頭閉鎖反射・喉頭痙攣に関してはどの受容器の関与が大きいか明らかとは言えない．

これら2つの反射にはしばしば中枢性無呼吸を伴うことがあるので，侵害受容器とC線維受容器の両方が刺激された結果起こる現象なのかもしれない．

3）周術期管理で考慮すべきこと

すでに述べたように，一部の反射は麻酔下でのみ認められる．このことはこれらの反射が麻酔によって影響をうける，あるいは修飾されることを意味する．侵害受容器を介する反射とC線維受容器を介する反射では麻酔によってうける抑制の程度に相違があるのかもしれない．これは受容器だけの問題ではなく，反射中枢，遠心路，効果器も含め反射弓全体が麻酔によって影響を受けると考えるべきであろう．単一の受容器だけが刺激をうけることはきわめて稀なので，それぞれの受容器を介する反射がどの程度麻酔によって抑制されるかで出現する反射が決まるという考え方もある．覚醒時には咳反射が優位であるが，浅い麻酔深度では呼気反射，喉頭痙攣，無呼吸反射が観察されるようになり，さらに麻酔深度が増すと短時間の喉頭閉鎖反射や無呼吸反射のみが観察される．また，使用される麻酔薬によっても相違が認められる．小児を対象とした研究では，同じ鎮静度で比較した場合，無呼吸を伴う喉頭痙攣はセボフルレンで，咳や呼気反射はプロポフォールでより多く観察されたと報告されている[3]．当然，これらの反射は筋弛緩薬の投与により観察されなくなるが，咳反射や呼気反射に伴う気管支平滑筋の収縮は残存する．さらにこれらの反射が関与する術後防御機能が術中気道管理により影響をうけることは特筆すべきことである．すなわち，術前と術後では同程度の刺激に対しその反応性が大きく異なる．術前に観察される活発な咳反射の多くは術後は消失するうえ，刺激後に安定した呼吸に戻る時間も有意に短縮する．この傾向は気道管理の方法が気管挿管であろうと声門上器具であろうと同じように認められる[4)5)]．このことから，**術後には喉頭防御機能が大きく損なわれ誤嚥リスクが増す**，と考えてよいであろう．また，嚥下反射も似た性質をもつが，刺激物がどのような性質をもつかでも反射の起こりやすさが変わってくる．一般的に油や生理食塩水は異物としての反射を起こしづらいが，蒸留水は容易に反射を引き起こす．このことから電解質液においては塩素イオン濃度が重要とされている．

❹ 気管・気管支での防御

気管・気管支での防御は喉頭と同様，咳・呼気反射による積極的に異物を排除するものと，気管支収縮・痙攣，無呼吸反射など静的な防御がある．さらに侵入した異物をとり除くため気道粘膜への分泌，線毛運動，免疫反応などがある．

1）ヒトを対象とした研究結果

利用できる情報は限られているものの，Nishinoらの報告によれば麻酔下で少なくとも6種類の反射が確認されている．それらは，①無呼吸，②呼気反射，③咳反射，④痙攣様あえぎ呼吸（spasmodic panting），⑤緩徐な呼吸（呼吸数の低下），⑥浅く速い呼吸

(rapid sharrow breathing) である[6]．この研究では指摘されていないが，侵害受容器が刺激された場合，通常，気管・気管支平滑筋の収縮を伴う．無呼吸や呼気反射，咳反射が気道防御に役立っていることは理解できるが，その他の反射が実際にどの程度，防御の機能があるかは明確ではない．また，気管支の刺激でも喉頭にも反応が起きる．

2) 気道分泌と線毛運動

気管・気管支に限らず気道では分泌および線毛運動が防御に大きく寄与していることはよく知られている．気道分泌物は主に水と糖タンパク質からなり，そこに含まれるIgA，リゾチームなどともに感染防御にあたるほか，線毛による異物排除にも気道分泌物は不可欠であり，粘液の性状が何らかの理由で障害された場合，線毛の機能は大きく障害される．気管支喘息，慢性気管支炎，気管支拡張症などが代表的であるが，粘液の粘稠度の上昇が線毛輸送の障害を引き起こしているとされる．気道分泌は交感，副交感神経線維の両支配を受けるだけでなく，非アドレナリン非コリン作動性神経線維，C線維などの支配を受ける．一般的に副交感神経系が刺激されると，粘液分泌細胞である杯細胞や粘液下腺からの分泌が亢進されるとともに上皮細胞からの漿液分泌も増加する．交感神経系の刺激ではα作用では漿液分泌が増加するのに対して，β作用では漿液・粘液どちらの分泌も亢進するが粘液産生細胞の活動がより活発となるとされる．また，非アドレナリン非コリン作動性の神経伝達物質としてはサブスタンスPが代表的で，気道炎症があるときC線維終末から遊離され，粘液・漿液分泌を促す[7]．

3) 周術期管理で考慮すべきこと

麻酔薬が線毛機能に与える影響についてヒトでの情報は必ずしも多くないが，動物実験では，吸入麻酔薬は用量依存的に線毛運動を阻害することが古くから知られていた．一般的にデスフルランは気道刺激性が大きくセボフルランの方が線毛機能温存に有利との印象を受けるが，これについてはヒトを対象とした研究が行われており，両者には差を認めないとされる[8]．また，同じくヒトを対象とした研究で，線毛機能は加温・加湿されたガスでよりその機能が温存されることが示されている[9]が，これが臨床的なアウトカムにどこまで影響を与えるかは明示されていない．また，吸入麻酔薬より静脈麻酔薬，気管挿管より声門上器具による気道管理，喫煙者より非喫煙者において線毛機能はより保持されると報告されている．いずれの研究も，臨床的アウトカム，例えば術後肺炎の発生率，入院期間などに関してどの程度強いエビデンスをもつかに関しては，大規模な前向き研究がないため不明である．とはいえ，**リスクのある患者に対して加温・加湿されたガスを用いたり，完全静脈麻酔で麻酔管理を行ったりすることは賢明な選択と言える．**

5 食道機能における気道防御

　食道の**誤嚥防止**に対する貢献は非常に大きい．第一にあげられるのは，嚥下運動に伴うものであろう．**上部食道括約筋**（upper esophageal sphincters：UES）は，咀嚼時には口腔内の圧を一定に保つため収縮しているが，嚥下の際は協調的に弛緩し，咀嚼物などを下部食道，胃へと送り込むことで誤嚥を防いでいる．事実，脊髄小脳変性症などの一部の神経疾患では，UESの弛緩が不十分あるいは協調的に行えないため，口腔内のクリアランスが不十分となり，誤嚥に至る．UESはそのほとんどが横紋筋で構成されている．

　一方，胃-食道逆流防止機構として重要な役割を果たす**下部食道括約機構**（lower esophageal sphincter system：LES）は複雑な構成をもつ．この部分の食道には平滑筋があるが，それだけで逆流に抗する十分な圧が維持されているわけではない．横隔膜右脚の存在や適度なHis角（食道と胃底部でつくられる角度）の維持，さらに胃底部の粘膜自体も"逆流防止弁"として働くとされる．LES圧はホルモン，薬物によって影響をうける．

◇周術期で考慮すべきこと

　LESの機能は，食道裂孔ヘルニアなど食道-胃接合部の解剖が正常と異なることで破綻するが，その他にも麻酔でも当然影響をうける．ヒトにおける研究では，バリア圧（LES圧-胃内圧）は，筋弛緩薬の投与に先行して行われるプロポフォール，フェンタニルの投与で有意に低下するが，その後に行われたロクロニウムの投与では変化が認められなかった[10]．これはRSII（rapid sequence induction and intubation）の適応と考えられるリスクのある患者の導入に際して留意すべき事項と考えられる．硫酸アトロピンなどの抗コリン薬はLESを弛緩させるため，その安全性に関しては議論のあるところであるが，有用性が上回ると考えれば使用を差し控える必要はないであろう．また，LES圧は正常時でも低下することがある．これには過食時や脂質に富む食事を摂取したとき起こる一過性LES弛緩（TLESR）が相当する．このことからも，フルストマック時の麻酔導入において逆流のリスクが高いのは明らかである．一方，UESに関しては，同部位が横紋筋から構成されるので残存筋弛緩薬の影響を受けると考えられるが，逆流防止機能としてのその臨床的意義については不明確である．

まとめ

　気道防御はマクロでみればくしゃみ，咳，嚥下などの反射を中心とした防御が中心となるが，線毛機能，粘膜・粘液分泌，免疫反応なども積極的に防御にかかわる．いずれの機能も周術期には抑制されるため，防御システムは機能不全になっていると考えるべきである．しかし，個々の機能不全が周術期において臨床的なアウトカムに直接かかわってくるかは明らかではなく，それを明らかにするのはこれからの課題といえる．

文献

1) Nishino T : Swallowing as a protective reflex for the upper respiratory tract. Anesthesiology 79 : 588-601, 1993
2) Ebihara T, Ebihara S, Maruyama M, et al : A randomized trial of olfactory stimulation using black pepper oil in older people with swallowing dysfunction. J Am Geriatr Soc 54 : 1401-1406, 2006
3) Oberer C, von Ungern-Sternberg BS, Frei FJ, et al : Respiratory reflex responses of the larynx differ between sevoflurane and propofol in pediatric patients. Anesthesiology 103 : 1142-1148, 2005
4) Tanaka A, Isono S, Ishikawa T, et al : Laryngeal reflex before and after placement of airway interventions: endotracheal tube and laryngeal mask airway. Anesthesiology 102 : 20-25, 2005
5) Tanaka A, Isono S, Ishikawa T, et al : Laryngeal resistance before and after minor surgery : endotracheal tube versus Laryngeal Mask Airway. Anesthesiology 99 : 252-258, 2003
6) Nishino T, Hiraga K, Yokokawa N : Laryngeal and respiratory responses to tracheal irritation at different depths of enflurane anesthesia in humans. Anesthesiology 73 : 46-51, 1990
7) 玉置　淳：気道分泌の調節機構と病態生理．日呼吸会誌 36：217-223, 1998
8) Ledowski T, Manopas A, Lauer S : Bronchial mucus transport velocity in patients receiving desflurane and fentanyl vs. sevoflurane and fentanyl. Eur J Anaesthesiol 25 : 752-755, 2008
9) Seo H, Kim SH, Choi JH, et al : Effect of heated humidified ventilation on bronchial mucus transport velocity in general anaesthesia : a randomized trial. J Int Med Res 42 : 1222-1231, 2014
10) Ahlstrand R, Thorn SE, Wattwil M : High-resolution solid-state manometry of the effect of rocuronium on barrierpressure. Acta Anaesthesiol Scand 55 : 1098-1105, 2011

第2章　術前管理

1 麻酔前の気道評価

山下　博

- 気道評価は，マスク換気，声門上器具の挿入，直視型喉頭鏡・ビデオ喉頭鏡・気管支ファイバー等を用いた気管挿管，外科的気道確保など，それぞれに難易度を評価しておく
- 「フェイスマスク換気と直視型喉頭鏡による喉頭展開の両方が困難であることを予測する12の危険因子を用いた予測モデル」は，麻酔導入方法の検討，気道確保器具を含めた麻酔環境の準備にとって有用である
- 直視型喉頭鏡による挿管困難の予想に加えて，マスク換気困難の予想，誤嚥のリスク，低酸素血症になりやすい等の因子が加わると，意識下挿管を考慮する

はじめに

　気道確保困難を完全に予測することは困難であるが，麻酔前に気道評価を行って，気道確保戦略を立てること，予期しない気道確保困難に備えて麻酔に臨むことは重要である．気道評価は，フェイスマスクによる換気，声門上器具の挿入，直視型喉頭鏡・ビデオ喉頭鏡・気管支ファイバー等を用いた気管挿管，外科的気道確保など，必要となる手技について，それぞれ難易度を評価しておく．

　気道評価を行うとともに，全身麻酔を導入して意識・呼吸を弱めることのリスクが大きくないか，全身麻酔を導入する前に気道確保を行う方が安全ではないか（覚醒時気道確保の適応）を考える（p119参照）．覚醒時気道確保，特に意識下挿管では，次のような点を評価する．

①気道確保困難歴がないか
②重篤な気道病変がないか
③小顎を伴う特殊疾患（Treacher-Collins症候群など）がないか
④術前から呼吸状態が悪くて低酸素血症になりやすくないか
⑤緊急手術（絶飲食不十分）やイレウスのために誤嚥の危険性が高くないか

直ちに，意識下挿管の適応とならなくても，JSA気道管理ガイドラインで採用されている「マスク換気困難と気管挿管困難が同時に発生する可能性を予測するモデル」を使って，もう一度，気道のリスク評価をしてみるとよい．これによって，ハイリスク（気道確保困難）と予想される場合は，意識下挿管を考慮し直してもよい．また，意識下挿管ではなく，全身麻酔の導入を先行させる場合であっても，気道評価に応じて気道確保器具を準備し，必要なマンパワーの確保を行ったうえで，全身麻酔を開始すべきである．

1 さまざまな気道確保困難

　Langeronら（2000）によって，マスク換気困難の研究の先鞭がつけられ[1]，Kheterpalら（2009）によって，マスク換気不可能の研究へと進んだ[2]．Shigaら（2005）によって，直視型喉頭鏡による喉頭展開困難のメタアナリシスがまとめられ[3]，最終的に，Kheterpalらの多施設研究（2013）によって，マスク換気困難と直視型喉頭鏡による喉頭展開困難が，同時に起こる頻度・危険因子が発表された[4]．

　ただし，マスク換気困難または不可能と，ビデオ喉頭鏡などさまざま気管挿管方法での挿管不能が同時に起こる場合（JSA–AMAグリーンゾーンに留まれない場合に相当）の研究が，ビデオ喉頭鏡が普及した現状では，今後の課題である．

1）マスク換気困難

　Hans, Kheterpalらが用いた，**マスク換気困難の定義とその頻度**[2]を示す（表1）．

　マスク換気困難（グレード3MV群・頻度2.2％）は，経口エアウェイを使用しても不十分な換気しかできず，両手法（2人法）を必要としたが，「経口エアウェイと両手法」によってある程度対処できた群であり，JSA–AMAでいうグリーンゾーンに留まっている．

　マスク換気不可能（グレード4MV群・頻度0.15％）は，「経口エアウェイと両手法」によっても対処できなかった群である．声門上器具の挿入を試みるか，予定の方法で気管挿管を試みたうえで，迅速な状況判断が要求される（JSA–AMAイエローゾーンへの移行）．グレード4MV群は，死亡率につながる潜在的に危険な病態をもつ患者群であり，この群の患者をスクリーニングすることが，麻酔前の気道評価の目標となる．グレード4MV群と挿管困難を組合わせた研究は存在していない．

表1 ● マスク換気困難の定義と頻度

グレード	定義	頻度
1	マスクのみで換気容易	37,857（71.3％）
2	経口エアウェイを使用すれば換気容易	13,966（26.3％）
3：マスク換気困難	経口エアウェイを使用しても，不十分な換気しかできず，両手法（2人法）を必要とした	1,141（2.2％）
4：マスク換気不可能	経口エアウェイを使用しても，両手法（2人法）によっても，換気できなかった	77（0.15％）

Kheterpalの報告では，グレード4群であっても，大多数（77人中75人）は，声門上器具，種々の喉頭鏡にて気道確保されており，レッドゾーンに進んだのは，77人中2人とされている．

　KheterpalやLangeronらの研究を参考に，**マスク換気困難の危険因子**を挙げてみる（表2）．

表2● マスク換気困難の危険因子

評価項目		危険因子
1 マスクフィット		入れ歯，顎ひげ，顔面変形（外傷・熱傷・術後），顔面奇形
上気道（咽頭）閉塞	2 咽頭軟部組織の大きさ	Mallampati分類 Ⅲ・Ⅳ，BMI高値（26 kg/m² 以上），いびき，睡眠時無呼吸，横顔（顎下部過剰軟部組織），扁桃肥大
	3 下顎のサイズ・可動性	● 小下顎（見た目で評価してよい），下顎の後退 ● TMD（thyromental distance）60 mm以下 ● 下顎前突制限（下顎門歯を上顎門歯より前にスライドできるか通常10〜15 mm） ● ULBT（upper lip bite test）：下顎前歯で上唇が噛めない
4 頸部可動性		● 頸椎症などで，頭部後屈が好ましくない ● 頸部瘢痕，頸椎固定術後により，頭部後屈が制限される ● 太い首（40 cm以上）・短い首
その他		加齢（55歳以上），性別（男性）

　Langeronらの研究（1,502例）では，①歯の欠損，②顎ひげ，③BMI高値（26 kg/m² 以上），④いびき，⑤加齢（55歳以上）が，**マスク換気困難の独立リスク因子**として報告された[1]．睡眠時無呼吸のリスク因子（加齢50歳以上，BMI高値，いびき）が，マスク換気困難のリスク因子と重なっている．咽頭閉塞という機序に，マスクフィットの悪さが加わって，マスク換気困難を引き起こしている[5]．

　Kheterpalらの研究（約50,000例）では，①顎ひげ，②MallampatiⅢ・Ⅳ，③睡眠時無呼吸，④頸部放射線後瘢痕化，⑤男性，が**マスク換気不可能の独立リスク因子**として報告された[2]．「咽頭閉塞」を起こしやすい病態に，「マスクフィットの悪さ」や「頸部可動域制限」といった別な機序が加わって，triple airway maneuver（下顎挙上・頭部後屈・開口）による咽頭閉塞の解除を困難にしている．

2）声門上器具（SGA）の挿入困難

　声門上器具（Air-Q™，i-gel，LMAなど）は，JSA-AMAイエローゾーンの主役である．レスキューとして使えるためには，普段から使い慣れておく必要がある（p182）．声門上器具は，マスク換気の際に問題となる上気道閉塞（舌根沈下，軟口蓋による鼻腔閉塞，喉頭蓋による喉頭閉塞）をバイパスする構造をもっている[5]．**声門上器具（SGA）挿入困難の患者因子**を挙げてみる（表3）[6]．

表3 ● 声門上器具（SGA）挿入困難の患者因子

評価項目	危険因子
開口制限	開口（2 cm以上は必要），歯牙の動揺
頸部可動域制限	頸椎症（頭部後屈が好ましくない）， 頸椎固定術後，頸部瘢痕拘縮（頭部後屈が制限される）
口腔咽頭部・喉頭の閉塞	扁桃肥大（舌・口蓋），口腔内病変，頸部腫瘍・血腫による圧迫， 喉頭付近の病変，喉頭痙攣
変形した気道，硬い肺・胸郭	気管（支）の腫瘍，縦隔腫瘍，喘息，気胸，肺水腫， 胸郭の変形（気道の抵抗が高くなる場合）

3）直視型喉頭鏡を用いた気管挿管困難

Shigaらの研究によると，**直視型喉頭鏡による喉頭展開困難**（Cormack分類グレード3または4）の頻度は，**5.8％である**[3]．千葉大学の評価項目を参考に，直視型喉頭鏡による気管挿管困難の患者因子を挙げてみる（表4）．2項目以上が陽性の場合，ビデオ喉頭鏡等を用意しておくとよい．

表4 ● 直視型喉頭鏡による気管挿管困難の患者因子

評価項目	危険因子
開口制限	①開口距離（上下門歯間の距離）35 mm以下
上気道閉塞	②Mallampati分類　クラスⅢ・Ⅳ ③睡眠時無呼吸 ④小下顎（下顎の後退） ⑤頤甲状切痕距離（thyromental distance）60 mm以下
頸部可動域制限	⑥頭部後屈制限（35°以下の後屈制限．痛み・症状を伴う） ⑦頸部皮膚の可動性制限
特殊疾患	⑧小顎を伴う特殊疾患（Treacher-Collins症候群など），巨舌， 　関節リウマチ，Down症など

4）ビデオ喉頭鏡による挿管が困難となる場合

Asaiらの報告によると，マッキントッシュ喉頭鏡による挿管困難例であっても，AWS®を使用すれば，99％が1～2回のトライで挿管に成功している[7]．ビデオ喉頭鏡は，JSA-AMAグリーンゾーンで，マスク換気不十分・不可能（V2，V3）が続くとき，挿管トライのレスキューとして有用である．ただし，ビデオ喉頭鏡の弱点を知っておく必要もある（表5）．

表5 ● ビデオ喉頭鏡による挿管が困難となる機序

評価項目	困難機序・対策
第2世代ビデオ喉頭鏡（McGRATH MACなど）	画面に声門を視認できていても、気管チューブの誘導溝がなく、チューブを声門の方向に進めるのに、時間がかかることがある（p116）
第3世代ビデオ喉頭鏡（AWSなど）	声門を視認して、誘導溝に沿って気管チューブを進めても、チューブ先端が披裂軟骨・声門前壁に当たって、進まないことがある →気道軸と誘導溝の角度を合わせたり、ブジーを併用するとよい（p116）
喉頭蓋が深い位置にある	ビデオ喉頭鏡のブレード（イントロック®）が、喉頭蓋下面に進まない場合がある →気管支ファイバーやガムエラスティックブジーの併用が必要となる →直視型喉頭鏡にもどるという選択肢もある
開口制限	開口15 mm以下だと、ビデオ喉頭鏡（AWS®）のブレードが挿入できない →最初から気管支ファイバーが必要になる

5）気管支ファイバースコープによる挿管が困難となる場合

ビデオ喉頭鏡の普及により、使用頻度は減ってきたとはいえ、麻酔科医にとって習熟しておくべき手技である。高度の開口制限、上位頸椎の固定患者等、気管支ファイバースコープによる挿管が必要となる場合もある（p120）。気管支ファイバースコープによる挿管が困難となる機序をあげる（表6）。

表6 ● 気管支ファイバースコープによる挿管が困難となる機序

評価項目	困難機序・対策
口腔内の血液・分泌物	口腔内に分泌物・血液が多いと、良好な視野が得られない →喉頭鏡による操作をくり返すと、組織浮腫も増悪するので、早めに気管支ファイバーに切り替える
咽頭の閉塞・偏位	意識レベルの低下した患者では、仰臥位で咽頭が閉塞し、良好な視野を得にくい 顔面・頸部の腫脹の著明な患者では、さらに困難となる →ファイバースコープ用のエアウェイを使用する →介助者に下顎挙上してもらい、口腔咽頭腔を広げる
ファイバーガイド下に気管チューブ挿入困難	ファイバーを気管に挿入できても、気管チューブが喉頭の組織（披裂軟骨など）に当たって進まないことがある →太いファイバースコープと、細い内径の気管チューブを組合わせて、ファイバーとチューブの隙間を小さくする

❷ マスク換気困難と直視型喉頭鏡を用いた喉頭展開困難が同時に起こる場合

気道確保困難を予測する体系的な手段は確立されていないが、Kheterpalらの多施設研究[4]によって、マスク換気困難と直視型喉頭鏡による挿管困難が同時に起こる独立リスク因子として、「12の危険因子」（表7）が同定され、「12の危険因子を用いた予測モデル」が提示された（表8）。「12の危険因子」は、マスクフィット、上気道閉塞の起こりやすさ、頸部の可動性といった気道の評価項目が、バランスよく配列されており、麻酔前の総合的な気道評価にとって有用である。

彼らの研究によると，マスク換気困難と直視型喉頭鏡による喉頭展開困難が同時に起こる気道確保困難の頻度は，**0.4％（約1/250，17.7万人中698人）**であった．気道確保困難であった698人のうち，大多数（688人）は，直視型喉頭鏡，ブジー，ビデオ喉頭鏡，気管支ファイバー，声門上器具を組合わせて，気道確保されたと報告されている．**声門上器具，ビデオ喉頭鏡は，予期しない気道確保困難に際して，レスキューとして重要である**．
　気道確保できなかった10人のうち，9人は不十分な換気ながらも，麻酔からの覚醒・手術中止の説明に至っており，緊急の外科的気道確保がなされたのは（JSA-AMAで言うレッドゾーン），17.7万人中1人と報告されている．

表7 ● 術前に評価すべき12の危険因子

評価項目	危険因子	チェック欄
マスクフィット	① アゴひげ	☐
上気道閉塞	② Mallampati分類 Ⅲ or Ⅳ ③ BMI 30以上 ④ 睡眠時無呼吸 ⑤ 短い甲状オトガイ間距離（TMD 60 mm以下） ⑥ 下顎の前方移動制限 　〔通常10〜15 mm可，ULBT（upper lip bite test）Ⅲ度〕	☐ ☐ ☐ ☐ ☐
頸部可動性	⑦ 頸椎の不安定性（後屈が好ましくない）・ 　頸椎の可動制限（後屈が制限される） ⑧ 頸部放射線後・頸部腫瘍 ⑨ 太い首（見た目でよい）	☐ ☐ ☐
その他	⑩ 男性 ⑪ 加齢（46歳以上） ⑫ 歯牙の存在 　（開口制限，門歯突出，動揺歯，差し歯等には特に注意する）	☐ ☐ ☐
合計		（　　　）点

（文献4より一部改変）

表8 ● 12の危険因子を用いた予測モデル

クラス分類	リスク因子の数	リスク分類	クラス内の患者数	DMV & DLの発生数・クラス内頻度	オッズ比（95％CI）
Class Ⅰ	0〜3個	低リスク	57,439	107 （0.18％）	1.0
Class Ⅱ	4個	中等度リスク	10,534	50 （0.47％）	2.56（1.83〜3.58）
Class Ⅲ	5個		5,815	45 （0.77％）	4.18（2.95〜5.96）
Class Ⅳ	6個	高リスク	2,775	47 （1.69％）	9.23（6.54〜13.0）
Class Ⅴ	7〜11個		1,509	50 （3.31％）	18.4（13.1〜25.8）

DMV：difficult mask ventilation，DL：difficult laryngoscopy
（文献4より引用）

> **サイドメモ**
>
> **加齢・男性は気道のリスク因子か？**
>
> 　「男性では，年齢は，咽頭の気道抵抗の上昇と密接に関連がある」という研究や[8]，OSAS（閉塞型睡眠時無呼吸症候群）の罹患率は，男性に高く，加齢とともに高くなる，という事実がある．加齢のカットオフ値は，施設によって多少異なってくる．
>
> **BMIのカットオフ値はどのくらい？**
>
> 　国民のBMI平均値は，アメリカと日本では，28：22（kg/m^2）と差がある．日本人の場合，気道確保困難のBMIカットオフ値は，日本の肥満の基準（BMI≧25）あたりが適切と思われる．
>
> **歯牙の存在って何？**
>
> 　Difficult Airwayを考えるうえでは，門歯突出，動揺歯の存在，インプラントの存在といった具体的な表現がほしいところ．Langeronらの研究では，「無歯顎（総入れ歯）」はマスク換気困難の独立リスク因子とされた[1]．Kheterpalらの研究（2013）では，「無歯顎」はマスク換気困難かつ挿管困難のリスク因子からは落ちて，逆に「歯の存在」がリスク因子として残った[4]．
>
> **「開口制限」「小顎」は，気道評価項目に含まれないの？**
>
> 　「開口制限」は，挿管困難のリスク因子として知られているが，マスク換気困難のリスク因子ではないため，両者が同時に困難となる場合のリスク因子からは外れている．ただ，気道確保困難の評価をする際は，当然考慮すべき．「小顎」は，この研究のデザインには含まれていないが，評価すべき重要な項目である．「短い甲状-オトガイ間距離」「下顎の前方移動制限」と重なる病態ではある．

　Kheterpalらの予測モデル（表8，Clinical Prediction Rule）では，全体をランダムに半分に分けた患者群（derivation group）78,072人のうち，Class Ⅳ～Ⅴ（6個以上のリスク因子をもつハイリスク患者）は4,284人存在している．**ハイリスク患者に遭遇する頻度は，5.5％であり，臨床的に稀ではない**．逆に，Class Ⅴ（7個以上のリスク因子）であっても，マスク換気困難と直視型喉頭鏡による挿管困難が同時に起こる頻度は，3.31％（50/1,509）と低いため，**偽陽性率が高い**．

　6個以上のリスク因子をもつようなハイリスク患者の場合，自発呼吸と意識を残した**意識下挿管**を考慮する助けにしてよい．また，偽陽性が高いために，ハイリスク患者に対して，意識下挿管ではなく，全身麻酔の導入を先行させることもあり，その場合は，声門上器具，ビデオ喉頭鏡，気管支ファイバー等を手術室に準備したうえで，全身麻酔を導入すべきである．複数の麻酔科医で導入をするか，手技に熟練した指導医とともに導入する，というマンパワーでの工夫も必要である．

　この予測モデルは，麻酔導入方法や，準備すべき気道確保器具を決定する助けとなるが，どのクラスより上を危険と判断するかは個々の患者に対して，担当麻酔科医が決定しなければならない．このモデルでリスク因子の数が少なくても，**明らかな上気道異常病変**のある患者では，マスク換気困難かつ直視型喉頭鏡による喉頭展開困難となるリスクが高い，と評価すべきことは言うまでもない．

③ 覚醒時気道確保の適応

　意識下挿管は，患者・麻酔科医ともにストレスのかかる手技であるが，全身麻酔導入後の気道確保が困難と予想される場合や好ましくない場合は，意識下挿管が選択される．適切な鎮静の下では，意識のある患者は，上気道開存・自発呼吸が維持されており，胃内容の逆流が起こったときの，誤嚥を予防する代償的防御機構が保たれている．このことから意識下挿管は，より安全な麻酔導入方法と考えることができる．ただしこの戦略は小さい子どもや患者の協力を得られない場合は選択できない．

　Kheterpalらの「12の危険因子を用いた予測モデル」では，麻酔前に気道確保困難が強く予想され，スタッフ麻酔科医が意識下挿管を選択したケースは，研究から除外されている．このことからも，意識下挿管の適応を十分考慮したうえで，「12の危険因子を用いた予測モデル」に進むことが求められる．

　また，従来の研究は，「直視型喉頭鏡による挿管困難」をもとにエビデンスが組み立てられているが，近年のビデオ喉頭鏡の普及に伴って，初回からビデオ喉頭鏡を使用するプラクティスが増えており，気道確保戦略は変化している．例えば有名な，Rosenblattのアルゴリズム[9]で想定される以下の4つの場合について再検討してみる．

> ①著明な気道病変がある場合
> ②直視型喉頭鏡による挿管困難の予想＋マスク換気や声門上器具挿入困難の予想
> ③直視型喉頭鏡による挿管困難の予想＋わずかの無呼吸で低酸素血症になる
> ④直視型喉頭鏡による挿管困難の予想＋フルストマック（誤嚥のリスクが高い）

①著明な気道病変がある場合～頭頸部腫瘍・膿瘍，上気道・下気道の腫瘍，頭頸部手術の既往，小顎を伴う特殊疾患（Treacher-Collins症候群など）

　全身麻酔を導入すると，マスク換気・気管挿管・声門上器具挿入のどれもが困難となる危険性が高いので，意識下挿管の適応となる．適応を迷う際には，局所麻酔をして，気管支ファイバーやビデオ喉頭鏡を使って，どのくらい声門が視認できるかを評価してから，導入方法を決めるのも有益である．

　意識下挿管は全例成功するわけではなく，自発呼吸が保たれているうちに耳鼻科医に依頼し気管切開を先行させる方が安全な場合もある．重篤な気道狭窄が存在する患者に対し意識下挿管を施行しようとすると，わずかな鎮静・表面麻酔で気道の完全閉塞に陥ることもある．術前から呼吸困難症状を呈している患者では低酸素血症に進行することも予想される．

　前もって，患者に外科的気道確保（気管切開）に移行することもあると説明して，施術者（耳鼻科医等）に手術室に立ち会ってもらった方がいい場合もある．さらには，体外式膜型人工肺（ECMO）の準備が必要となる場合もある．

②直視型喉頭鏡による挿管困難が予想され，マスク換気や声門上器具挿入の困難も予想されるとき

　「12の危険因子を用いた予測モデル」は判断の助けになる．しかし，ハイリスク患者（6個

以上のリスク因子）の頻度は5.5％と稀ではないため，ハイリスク患者がすべて意識下挿管の適応になるわけではない．患者因子と麻酔環境を合わせて，その都度評価するとよい．

ハイリスク患者で，患者の協力を得られず，意識下挿管を選べない場合は，気道確保器具（ビデオ喉頭鏡等）を準備して，マンパワーの確認をしたうえで全身麻酔を導入する．

③直視型喉頭鏡による挿管困難が予想されるのに加えて，呼吸状態が悪くて，術前より低酸素血症をきたしている場合や，わずかの無呼吸で低酸素血症になる場合

自発呼吸を維持することのメリットを残す戦略であるが，施術者の慣れが問われる．そのためには，局麻や鎮静をうまく組合わせて，低侵襲に意識下挿管ができる訓練を普段から積んでおく必要がある．

高度肥満患者も，無呼吸になるとすぐに酸素飽和度が低下するため，「わずかの無呼吸で低酸素血症になる」群に入る．「12の危険因子を用いた予測モデル」によって総合的に評価するとよい．肥満患者がすべて意識下挿管の適応になるわけではないが，挿管困難も予想される場合は，意識下挿管かビデオ喉頭鏡を利用した急速導入を考慮した方がいい．

④直視型喉頭鏡による挿管困難が予想され，そのうえにフルストマック（誤嚥のリスクが高い）の場合

緊急手術（絶飲食不十分），イレウス，外傷，妊婦などでは，胃内容の逆流と気道への流入（誤嚥）のリスクが高くなるので，通常では**迅速導入**が検討される．このようなフルストマックに加えて挿管困難が予想される場合は，**意識下挿管**の適応となる．「12の危険因子を用いた予測モデル」で評価しておくとよい．

ただし，マスク換気が容易であることが予想される場合，**ビデオ喉頭鏡を利用した迅速導入**が許容される．迅速導入にせよ意識下挿管にせよ，超音波エコーによって，胃内容の評価をしたり，麻酔導入前に胃管を挿入して，胃内容を可及的に吸引して減圧しておくことは有効である．

文献

◇『エキスパートの気管挿管』（車 武丸 編著），中外医学社，2010
◇ "Benumof and Hagberg's Airway Management, 3rd ed", Saunders, 2013
1) Langeron O, et al : Prediction of difficult mask ventilation. Anesthesiology 92 : 1229–1236, 2000
2) Kheterpal S, et al : Prediction and outcomes of impossible mask ventilation. Anesthesiology 110 : 891–897, 2009
3) Shiga T, et al : Predicting difficult intubation in apparently normal patients: a meta-analysis of bedside screening test performance. Anesthesiology 103 : 429–437, 2005
4) Kheterpal S, et al : Incidence, Predictors, and Outcome of DMV combined with DL. Anesthesiology 119 : 1360–1369, 2013
5) 『麻酔科医のための気道・呼吸管理（新戦略に基づく麻酔・周術期医学）』（廣田和美 専門編集），中山書店，2013
6) Murphy&Doyle. Airway evaluation. "Management of the Difficult and Failed Airway", pp3–15, McGraw Hill, New York, 2008
7) Asai T, et al : Use of the Pentax-AWS in 293 patients with difficult airways. Anesthesiology 110 : 898–904, 2009
8) White DP, et al : Pharyngeal resistance in normal humans: influence of gender, age, and obesity. J Appl Physiol 58 : 365–371, 1985
9) Rosenblatt WH : The airway approach algorithm : a decision tree for organizing preoperative airway information. J Clin Anesth 16 : 312–316, 2004

第2章 術前管理

2 呼吸機能評価

倉橋清泰

- 「術中に酸素化が保たれるか」と「術後の呼吸機能低下が許容されるか」に分けて検討する
- 臨床症状，理学所見，検査成績を総合的に判断する
- 病変の不均等分布に注意する

1 術前に呼吸機能評価が必要なわけ

術前に呼吸機能評価が必要な理由は大きく分けて2つある．1つは「術中の酸素化能やガス交換能が保たれるかという点」で，術中の体位の要求，自発呼吸から調節呼吸になる影響や，片肺換気を行う際に考慮が必要となる．もう1つは「術後の呼吸機能が十分に確保できるかという点」で，術後の管理体制によりその基準も変わってくる．本項では，この2つのフェーズに分けてその基準を検討する．

1）術中の酸素化能に与える影響

術中の酸素化能に影響を与える因子を列挙する（表1）．

術前の酸素化能が低い患者では，術中のわずかな酸素化能の低下が危機的となり得る．呼吸不全を起こす要因は以下の4点であるが（表2），そのいずれが原因かを検討すること

表1 術中の酸素化能に影響を与える因子

術前に把握される要素	術中の要素
● 酸素化能	● 体位
● 体型（肥満）	● 術式（気腹）
● 肺病変の局在	● 筋弛緩（自発呼吸）の有無
● シャント／肺内血流分布	● 循環不全
	● 出血（血色素量）
	● HPVの解除

HPV：低酸素性肺血管収縮

表2 呼吸不全を起こす要因

- 肺胞低換気
- シャント
- 換気血流比の不均等
- 拡散障害

により許容範囲の設定や対策が明らかとなる．

術中の体位の影響は意外に大きい．特にもともと肺の病変に局在がある場合，一般的に病変部位がdependent lungになる体位は酸素化を悪化させる．頭低位は腹部内臓の重さが横隔膜にかかり胸郭のコンプライアンスを低下させ，また機能的残気量（FRC）を減少させ，無気肺も生じやすい状況をつくる．肥満患者の砕石位や，腹臥位の際に腹部の除圧が不十分な際にも同様の影響が生じる．肥満や術中の気腹も同様の影響がある．

筋弛緩薬が投与され自発呼吸が消失すると，横隔膜の動きは背側（下位）優位から腹側（上位）優位に変わる（p38）．これにより換気血流比の不均等が増す．

心拍出量が不十分だと酸素運搬が障害され酸素化低下を起こしやすくなる．

術中に限らないが，シャントや換気血流比の不均等分布は酸素化能を悪化させる．手術操作や片肺換気で起こり得る．

麻酔薬や降圧薬は，生理的に起こる低酸素性肺血管収縮（HPV）を抑制してしまうことから，シャント血流を増加して酸素化能を悪化させる．

分離肺換気中は片側の肺を虚脱するため，シャントの増大による低酸素が起こる．蛇足ながら，換気肺容積の減少から部分的に高容量換気となったり気道内圧が上昇したりする可能性があり注意が必要である．

2）術後の呼吸機能の低下を推測する

術後にはさまざまな要因で呼吸機能が低下する．肺の切除が行われれば肺活量も1秒量も低下する．術後の1秒量は術前の値から切除される肺部分の比率で計算される（ワンポイント①参照）．麻酔薬の残存や創部痛は術後急性期の呼吸機能を著しく阻害する．術後集中治療室等で人工換気が可能であれば，これらの影響が消退するまで呼吸を補助することができる．手術部位により術後急性期の呼吸への影響は異なる（図1）[1]が，慢性期においても呼吸機能の低下が続くことがある．食道がんでは術後長期（3～12カ月後）にわたり肺活量が低下することも示されている[2]．

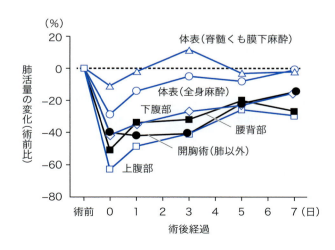

図1● 手術の部位別にみた術後肺活量の変化
術前値との比（文献1より改変）

> **ワンポイント①**
>
> **術後予測1秒量（率）の計算方法**
>
> 肺葉を以下の重み付けで分割する．
> 　　右上葉：3，右中葉：2，右下葉：5，左上葉：3，舌区：2，左下葉：4（合計19）．
> 〈1秒量が1.9Lの患者が右上葉を切除される場合〉
> 　　1.9×（1－3/19）＝1.6
> 術後予測1秒量は1.6Lになる．術後予測1秒率も同様の式を用いて求める．
> ※ただし，前述のように肺の病変に局在がある場合にはこの限りでないので注意が必要．

❷ 呼吸機能評価法

1）臨床症状

　日常生活強度や息切れの程度が重要な呼吸機能の指標となる．1950年代に英国のFletcherらが自身の病院で臨床上用いていた5段階の息切れスケールを紹介した．同年にHugh-Jonesも同じスケールを用いた研究を発表していたため，本邦では**Hugh-Jones分類**として紹介されているが，世界的には**MRC（British medical research council）の息切れスケール**と言わないと通用しない（表3）．

　その他に，体重の変化，気道分泌物の量，起坐呼吸の有無，呼吸困難がある場合の増悪・軽快因子，朝方の頭痛（高二酸化炭素血症），浮腫，夜間頻尿（右心不全）などの徴候を見逃さない．

表3 ● MRC（British medical research council）息切れスケール（改変）

Grade	
1	激しい運動時を除き，息切れで困ることはない
2	平地を急ぎ足で移動する，または緩やかな坂を歩いて登るときに息切れを感じる
3	平地歩行でも同年齢の人より歩くのが遅い，または自分のペースで平地歩行していても息継ぎのため立ち止まらなくてはならない
4	平地を100メートルほど，あるいは数分間歩行しただけで息継ぎのため立ち止まる
5	息切れがひどくて外出ができない，または衣服の着脱でも息切れがする

2）理学所見

　字数の関係で詳細は成書にゆずるが，患者の理学所見から多くのことを読みとることができる（表4）．

表4 ● 理学所見からわかること

推測される事項	観察項目
栄養状態	皮膚・爪，筋肉量
COPDの程度	胸郭の形（ビア樽状・肋骨の角度），呼吸補助筋
酸素化の程度	チアノーゼ，バチ状指
気道の開通性	奇異性呼吸，胸骨上窩の陥凹，呼吸音
ガス交換効率	呼吸数
肺容積の異常	脊柱・胸郭の変形
気道・肺胞の状態	打診・聴診

3）生活習慣（喫煙）

喫煙は肺や気道の解剖学的異常を引き起こす結果，呼吸機能検査に影響を与えることがあるが，一般的な検査で異常がなくとも気道の生理的浄化作用を障害するために，周術期，特に術後に無気肺，感染性肺炎，誤嚥性肺炎等のリスクを増す．評価と同時に禁煙や術前気道浄化などの介入が重要となる（p86）．

4）血液ガス分析

血液ガス分析では，吸入気酸素濃度をもとに酸素分圧を評価する．pH，base excess，重炭酸イオンの値をもとに酸塩基平衡を評価し，呼吸数を参考に高・低二酸化炭素血症の原因を考察する．血色素量や乳酸値の情報も加えて，慢性・急性の判別も含め，病態を把握する．

5）画像検査

胸部単純X線写真1枚からでも，気道の状態，胸郭・横隔膜の状態，肺病変の存在や局在，肺血流の状態等多くの情報を得ることができる．CTがあれば，さらに詳細な評価が可能になる（p76）．

6）スパイロメトリー

スパイロメトリーでは，被検者がくわえたマウスピースを通して流れる気量を時間とともに記録し，安静換気量，肺活量（VC），最大吸気位からの努力呼気で得られる努力肺活量（FVC）および**1秒量（FEV_1）**などが得られる．FEV_1をFVCで除した値は**1秒率（FEV_1％）**と定義される[※1]．

VCの評価は，性，年齢，身長から求める正常予測値との比で求める％VCが80％を下回ると異常（拘束性換気障害）とし，FEV_1％は70％以下を異常（閉塞性換気障害）とする．両者ともに異常値の場合は混合性換気障害と定義する．慢性閉塞性換気障害（COPD）の病期分類には，FEV_1％と対標準1秒量（％FEV_1）[※2]の両方が用いられる（表5）．

肺切除の際に残存呼吸機能を評価するためにも％FEV_1が用いられる．残る肺部分（ワンポイント①参照）における％FEV_1が40％を下回る場合には高リスクと判断される．

表5 ● COPD患者の病期分類

病期	分類		
Stage0	COPDリスク群	スパイロメトリー正常，慢性症状（咳嗽，喀痰）	
Stage1	軽症COPD	1秒率（FEV_1/FVC）＜70％	%FEV_1 ≧80％
Stage2	中等症COPD		%FEV_1 50〜80％
Stage3	重症COPD		%FEV_1 30〜50％
Stage4	最重症COPD		%FEV_1＜30％または %FEV_1 30〜50％かつ， 慢性呼吸不全か右心不全合併

ワンポイント②

フローボリューム曲線の形を見よう

日常診療において，%VCやFEV_1%などの数値だけを抜き出して呼吸機能を評価している状況を散見するが，ぜひフローボリューム曲線の形に着目してもらいたい．呼出障害のある患者において，原因疾患の違いにより曲線の形に違いがあることがわかるであろう（図2）．

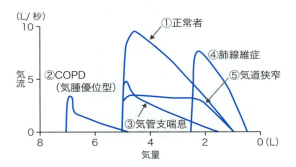

図2 ● フローボリューム曲線の形の違い
閉塞性換気障害において，疾患により特異な波形を呈することがあり，原因疾患の特定や重症度の評価が可能になる
（文献3より一部改変して転載）

※1 **2つの1秒率**…肺気腫が進行するとVCに比べてFVCが極端に低下する場合がある．このような際にFEV_1/FVCで求める1秒率は，病態を反映しない（過大評価される）ことがある．そこで，FEV_1/VCで求める1秒率を用いることがある．前者をGaenslerの1秒率，後者をTiffeneauの1秒率とよぶ．

※2 **FEV_1%と%FEV_1の違い**…本文で述べた通り，FEV_1%はFEV_1をFVCで除したものである．一方%FEV_1は対標準1秒量とよばれ，性，年齢，身長から導かれる予測1秒量に対する比率としてあらわされる．予測1秒量は，本邦では日本呼吸器学会（JRS）肺生理専門委員会の式を用いる．

男：FEV_1（L）＝0.036×身長（cm）－0.028×年齢－1.178
女：FEV_1（L）＝0.022×身長（cm）－0.022×年齢－0.005

7）運動負荷試験

6分間歩行試験やシャトルウォーキング試験が一般的に行われている．**6分間歩行試験**は勾配のない床面で30 mを往復し，6分間で歩行した距離とSpO_2，心拍数，呼吸困難の程度などを記録する．被検者独自のペースで歩き続けさせる（定常負荷法）ため，結果は過小評価される可能性がある．一方，**シャトルウォーキング試験**は同様に10 mを往復するが歩行ペースはあらかじめ決められており，それが1分ごとに早まっていく漸増負荷法であることから，最大運動能力を測ることができる．いずれの検査も，呼吸および循環の総合的な機能を評価していることになるため，手術の耐容能を測るには適していると考えられる．前述の1）〜6）の検査で高リスクと判断された際に行うべき検査となる．

8）精密肺機能検査

精密肺機能検査では，機能FRC，クロージングボリューム等を測定することができるが，本項では手術前の評価として有用である肺拡散能について紹介する．本来は酸素の拡散能力を知りたいところであるが，肺胞毛細血管内の平均酸素分圧を知ることができないため，ヘモグロビンとの結合が迅速かつ強固で血液中の分圧をほぼ無視することのできる一酸化炭素（CO）を用いて測定する．0.1〜0.3％のCOを含む混合ガスを吸入させた後，COの肺胞からの消失速度から**肺拡散能（DLco）**を求める．DLcoは肺容積やヘモグロビン濃度，心拍出量や大気圧に影響を受けることを知っておく必要がある．拡散面積あたりのDLcoは肺胞気量（VA）で標準化した値DLco/VAを用いる．ヘモグロビン値が1 g/dL低下するとDLcoはおおむね5〜7％低下するため，補正式がつくられている．通常は1回呼吸法が用いられているが，呼吸困難が強く10秒間の息こらえができない場合や肺活量が極端に少ない患者では恒常状態法が用いられる．

スパイロメトリーで異常の程度が軽くても，気腫性変化の強い症例や肺線維症の進行した症例ではDLcoが極端に低下している場合があるため，ためらわずに検査を行うべきだろう．酸素化能の低下の機序が何によるかの鑑別としても重要である．

9）肺換気・血流シンチグラフィー

分離肺換気時や肺切除術後の状況を検討する際に，肺病変に極端な不均等分布がある場合，前述の予測方法（ワンポイント①参照）では術後の肺機能を正しく評価できない．そこで，そのような病態が予測される患者では，必要に応じ肺換気・血流スキャンを実施し，手術に耐えられるか否かの判断や術後の呼吸機能の評価とそれに応じた肺切除の範囲の決定に利用する．

表6に前述の4) ～9) の検査を術前追加する際の目安を示す．

表6 ● 術前検査を追加する基準

検査	術前検査としての適応
血液ガス分析	MRCスケール3以上，酸素化能低下（空気呼吸下でSpO$_2$＜93％），頻呼吸（安静時に20回/分を超える），肺切除予定，代謝・酸塩基平衡・電解質異常
特殊画像検査（CTなど）	胸部単純X線写真で異常所見，肺線維症・肺気腫などの重症例，分離肺換気
スパイロメトリー	MRCスケール3以上，肺切除を伴う手術，分離肺換気を必要とする手術，顕著な肺疾患患者
運動負荷試験	高リスク（表7）
精密肺機能検査	高リスク（表7），進行肺線維症・重症肺気腫
肺換気・血流シンチグラフィー	高リスク（表7）で分離肺換気が行われる・肺切除を伴う

特殊検査の適応に確立した基準はない．ここで示した基準は筆者の私見によるひとつの目安である

❸ 評価結果の解釈と対策

高リスクと判断する検査成績を列挙する（表7）．前項1) ～6) にあげた所見や通常の検査で高リスクと判断された場合にはさらに詳しい検査（前項7) ～9) など）を施行し，術式や麻酔方針の決定の判断材料とする．

いずれにしても，1つの検査結果から手術の可否や危険性を議論するのではなく，症状，理学所見，各種検査成績を総合的に評価して判断すべきである．

表7 ● 高リスクと判断する検査成績

項目	基準
SaO$_2$（SpO$_2$）	＜90％（空気呼吸下）
PaCO$_2$	＞45 Torr
術後予測％FEV$_1$	＜40％
運動負荷	SaO$_2$ 4％以上の低下
％DLco	＜40％
最大酸素摂取量	＜15 mL/kg/分

文献

1) Ali J, Weisel RD, Layug AB, et al：Consequences of postoperative alterations in respiratory mechanics. Am J Surg 128：376-382, 1974
2) Hu J, Li R, Sun L, et al：Comparison of influence of esophageal carcinoma operations on pulmonary function. Eur J Cardiothorac Surg 28：16-18, 2005
3) 『呼吸機能検査ガイドライン』（日本呼吸器学会肺生理専門委員会 編），メディカルレビュー，2004

第 2 章　術前管理

3 画像診断

青山和義

- 術前の胸部単純X線検査の目的は，周術期に気道，酸素化，換気，循環が障害される可能性がないかを評価することである
- 胸部X線写真から，①未知の気道，肺，縦隔病変の検出と，②診断済みの肺・縦隔病変の確認，評価を行う
- 胸部X線写真より，手術を延期して精査，治療した方がよいか？　動脈血液ガス，CT，MRIなどの検査を追加した方がよいか？　を推察する
- 頸部側面X線写真は関節リウマチ患者の頸椎病変の評価に有用である
- 頸部側面X線写真より，関節リウマチ患者の環軸椎亜脱臼による頸椎不安定性を評価し，気道管理・体位変換による神経学的症状の悪化に注意する
- 関節リウマチ患者では，気管挿管困難予測のための頭頸部伸展度の正確な評価に，頸部側面X線写真が有用である
- CT画像より，気道・呼吸管理に重要な情報が得られる
- 気道の狭窄の程度，長さはCT画像が評価しやすい
- 緊急手術の場合，腹部CT画像により胃内容充満の程度を評価できる
- 咽喉頭の病変，咽喉頭手術後，前回挿管困難など，気道確保困難が予測される症例では，麻酔導入前の咽喉頭ファイバースコープ検査が有用である
- スコープによる喉頭視野異常や，病変によりスコープ操作が難しい場合は，意識下挿管，または局所麻酔下外科的気道確保を考慮する

1 胸部単純X線写真

1）読影の基本

　　　術前のスクリーニング検査では，正面像が基本となる．画像の読影は，順番を決めて読影すると見落としが少ない．例：①胸膜・横隔膜，骨軟部陰影，カテーテル，チューブ類 → ②心大血管・肺門・縦隔陰影 → ③肺野，肺血管陰影など[1]．
　　　異常がある場合は，周術期に気道，酸素化，換気，循環が障害される可能性があるか，

手術を延期して精査，治療することにより，リスクを減らせるかを評価する．

2）異常所見と評価

a）肺野の異常陰影

透過性の低下（白く見える）と亢進（黒く見える）がある[2]．透過性の低下の程度により，浸潤影，すりガラス様陰影と表現される[2]（**細菌性肺炎**など）．画像，症状，血液検査所見より細菌性肺炎が疑われる場合は，予定手術は延期して治療の優先を考慮する．形状により，線状影（**肺水腫**，**間質性肺炎**など），網状影（間質性肺炎など），結節影（肺腫瘍など）と表現される[2]．心不全による肺水腫は，術前に心不全の治療が必要となる．特発性間質性肺炎は，術後に急性増悪する可能性があり，呼吸器科のコンサルトが必要となる．

さまざまな原因により肺の含気量が減少し肺胞が虚脱した状態を**無気肺**という[2]．無気肺の部位は透過性が低下する．無気肺の部分はガス交換が減少しシャントを起こすため，周術期の低酸素血症の原因となる．気道内分泌物，炎症，腫瘍，など原因はさまざまだが，術前の原因検索，治療を考慮する．

肺野の透過性が亢進し，黒く見える病変として，**COPD**，**ブラ**，**結核（の空洞）**が重要となる[2]．巨大ブラ（図1）は全身麻酔中の陽圧換気により破れて気胸を起こす可能性がある．患者に術前の説明が必要となる．

b）呼吸管理に重要な縦隔の異常

気管の蛇行，**圧排**，**偏位**，**狭窄**がある．これらにより，気管挿管後に気管チューブの出口が閉塞し，換気困難になる可能性がある（チューブトラブル）．手術開始前に気管支ファイバースコープにより，チューブ先端と狭窄部位の位置関係，および気道の開通の確認が

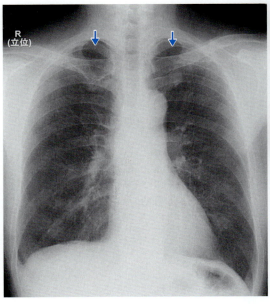

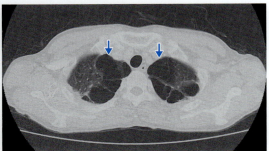

図1 ● 巨大ブラ症例の胸部正面X線写真（A）とCT画像（B）
A）肺尖部に肺血管陰影（肺紋理）のない，透過性が亢進した部分（→）が認められる
B）肺尖部に大きな低吸収域（→）が，多数認められる

必要となる．頸部，縦隔の腫瘍により気管の圧排，偏位，狭窄がある場合，胸部単純X線写真ではその程度の評価は困難で，CTによりその程度（前後径，距離）を把握しておくことが重要となる（図4参照）．

c）胸郭，胸壁，胸膜の異常

胸水貯留，**気胸**，胸郭の変形が重要となる．胸水は原因の究明が必要となる．程度にもよるが，機能的残気量の減少により酸素化の低下につながる．気胸は，麻酔中の陽圧換気により，気胸の増大，緊張性気胸となり，換気困難，低酸素血症の原因となる．術前の胸腔ドレーン留置の必要性を考慮する．高度の胸郭の変形は機能的残気量の減少，酸素化の低下につながり，気管の偏位も合併することが多い．

❷ 頸部側面単純X線写真（特に関節リウマチ患者の術前評価について）

1）関節リウマチ患者の頸部側面X線写真による頸椎の不安定性の評価

関節リウマチ（RA）患者のうち，50％以上で頸椎病変がみられ，環軸椎の前方脱臼，垂直脱臼，または軸椎下の亜脱臼が起こる．

a）環軸椎亜脱臼（前方亜脱臼）（AAS）

横靱帯の破壊により環椎（C1）が軸椎（C2）に対して前方に移動する．RA患者の25％に合併し，AAS（atlanto-axial subluxation）の80％が前方脱臼である．

頸部側面X線写真では，環椎歯突起間距離（ADI）が3 mm以上で前方亜脱臼と診断される（図2）[3]．脊柱管径をあらわす有効残余脊椎間径（SAC）は，14 mm以下で脊髄の圧迫が起こるとされる[3]．

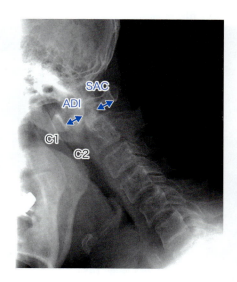

図2 環軸椎前方亜脱臼（AAS）を示した関節リウマチ患者の頸部側面X線写真（屈曲位）

環椎（C1）が軸椎（C2）に対して前方に移動し，環椎歯突起間距離（ADI）が3 mm以上でAASと診断される．SAC：有効残余脊椎間径

AASは，C1，C2の屈曲（前屈）で悪化，伸展（後屈）で整復されるため，最大屈曲位側面像で診断される．喉頭展開時の頭部伸展は多くの場合許容される．AASがあっても，関節が拘縮して全く動かない場合は，不安定性はないと考えられる．

b）軸椎垂直亜脱臼（VS）

病変により環椎後頭関節，環軸関節の破壊が起こると軸椎の歯突起が上方に亜脱臼して大孔内に進入し，延髄・脊髄を圧迫する．呼吸停止，突然死の可能性もある．AASの10〜20％が垂直亜脱臼で，前方亜脱臼に合併して進行する．VSの診断・計測法には数種類ある[3]．C1，C2の屈曲・伸展で悪化するため，気管挿管時，および周術期で，頭位は中間位を保持する必要がある．気管挿管時は，用手的頸椎固定（manual-inline-stabilization）が必要となる．

c）軸椎下亜脱臼（subaxial subluxation）

RA患者の10〜20％に，C2/3より尾側の下位頸椎に亜脱臼が起こる．頸部側面X線写真上，頸椎は偏位した部位で階段状の段差を示す．

2）頭頸部伸展（後屈）制限と気管挿管困難の予測

マッキントッシュ喉頭鏡により気管挿管を行うとき，実際には頭頸部が硬く動かないため，喉頭展開による声門の観察が困難なことがしばしばある．これは，喉頭展開に後頭骨環軸椎関節（OAA）の伸展が重要であるためである[※1]．

頭頸部伸展度を評価するにはBellhouseテストが有名であるが，Bellhouseテストは頸椎全体の可動性の総合的評価であり，OAA伸展度の単独の評価ではない．RA患者では，BellhouseテストとOAA伸展度の相関は低いとされる[5]．RA患者でBellhouseテストを行うと，一見頭頸部が伸展しているように見えて，じつは下位頸椎または肩から後屈していることが多い．

頸部側面X線写真でみると，健常者で頭頸部を伸展（後屈）させたときは後頭骨（C0）と軸椎（C2）の角度が大きくなっているが，RA患者ではC0とC2の角度は変化がない（図3）[5]．下位頸椎が伸展しているだけで，OAAは伸展していない．これをX線写真で補助線を引かずに簡単に見分けるには，C0とC1またはC2の棘突起の距離（⟷）が，短くなっているか，いないかに注目するとよい．

X線撮影を行わずにOAA関節の伸展を評価するために考案されたのが，舌骨下顎間距離比（HMDR）である[5) 6)]．因果関係の理論と実際の判断はやや難しいが，慣れてくると実際に頭部・上位頸椎（OAA）が伸展している患者と，じつは下位頸椎または肩から後屈しているだけの患者とを見分けることが可能になる．

[※1] **喉頭展開における障害物理論**…Isono[4]による「喉頭展開における障害物理論」によれば，声門を直視するためには，前方（腹側）の障害物である舌，下顎，喉頭蓋を喉頭鏡ブレードで，また後方（背側）の障害物である上顎，前歯を，頭部後屈すなわちOAAの伸展で避ける必要がある．OAAの伸展が制限され，後方障害物を避けることができなければ，声門を観察することが困難になる[4) 5)]．

A）健常人 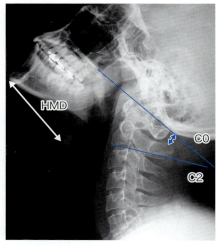 B）関節リウマチ患者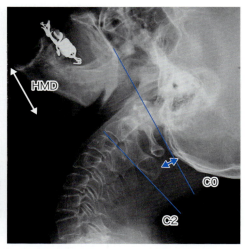

図3 ● 健常人（A）と関節リウマチ患者（B）の頸部側面X線写真による頭頸部伸展度の比較
後頭骨（C0）と環椎（C1）または軸椎（C2）の棘突起の距離（←→）に注目．本文参照．舌骨下顎間距離（HMD）については文献5，6参照のこと

❸ 麻酔科医におけるCT検査の有用性

　CT画像の普及により多くの症例において，手術となる疾患部位のCT撮影が行われている．麻酔科医も，脳，頭頸部，胸部，腹部，四肢のCT画像に習熟し，原疾患の画像診断を行えることが望ましい．各部位のCT画像の読影については他書を参考にしてほしい．
　原疾患の画像診断とは別に，CT画像より，**麻酔科医にとって気道・呼吸管理に重要な情報**がしばしば得られる．病歴，診察，胸部X線写真より，気道管理，呼吸管理に影響を及ぼす病態がある場合には，術前に頭頸部または胸部CT撮影を依頼することを考慮する．

1）気道：頭頸部〜胸部CT

　口腔，咽頭，頸部の腫瘍性病変，感染性病変による上気道，下気道の狭窄が認められる場合，CT画像により狭窄の程度，長さを確認する．マスク換気，気管挿管が可能かどうかを評価する（図4）．特に下気道の狭窄が認められる場合，気管挿管で気道が確保できるかどうかを評価することが重要である（p298参照）．

2）肺：胸部CT

　胸部CT画像は，ウィンドウレベルとウィンドウ幅を調節して，肺病変の観察に適した「肺野条件」と縦隔・胸壁の病変の観察に適した「縦隔条件」で表示される[2]．
　肺炎，胸水，無気肺などの肺病変を合併する場合，その部位，程度は胸部CT画像が評価しやすい．手術中の気管支鏡による喀痰吸引，術後の人工呼吸管理の必要性の予測に有用である．COPDの気腫性病変，ブラ（図1B）の程度も，胸部CT画像が確認しやすい．

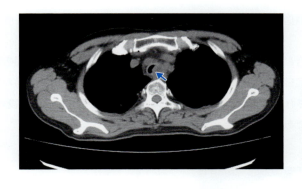

図4 ● 食道がんの気管浸潤による気管狭窄を示すCT画像

食道がんの気管浸潤により，気管は高度に圧排され狭窄している（→）．CT画像により狭窄の程度，長さを確認し，気管挿管により気道が確保できるかどうかを評価する

呼吸器外科手術の場合，胸部CT画像で肺（または胸壁，縦隔）の原病変の確認，およびダブルルーメンチューブ留置のための，気管，気管支の評価が必要である[7]．ダブルルーメンチューブ留置の困難が予測される場合は，シングルルーメンチューブと気管支ブロッカーの使用を考慮する[8]．

3）腹部CT（胃内容）

緊急手術時の腹部CT画像より，胃内容物の量，フルストマックの程度を推察できる．麻酔導入前の胃管挿入，麻酔導入法（迅速導入；RSIか，意識下挿管後の麻酔導入か）の決定に有用な情報を提供する．

4 術前上気道内視鏡検査

◇ 気道確保困難の予測に術前上気道内視鏡検査を加える

気道確保困難（マスク換気困難・気管挿管困難）の予測は，①病歴調査と，②身体診察が二本柱である[9]．①病歴（問診，過去の麻酔記録）では，気道確保困難の既往（陽性的中率が高い），睡眠時無呼吸・いびきの既往，気道・頸椎の病変・腫瘍・外傷，関節リウマチ，強直性脊椎炎などの病歴，気道，頸椎の治療歴（手術後，放射線治療による気道の解剖の変化，組織の可動域の低下）について調査する．②身体診察では，気道確保困難の予測因子（p57参照）について検査する．

これらにより気道確保困難が予測される症例では，意識下で気道確保（気管挿管）後に麻酔を導入するか，麻酔導入後に気管挿管を行うかを決定する必要がある．咽頭，喉頭などの気道の腫瘍性病変，口腔・咽頭の気道，頸椎の手術後など，病的に気道の解剖が損なわれる場合は，麻酔導入後には気道の正常な解剖が確認できない場合があり特に注意が必要である．

このような場合，手術室で麻酔導入前に意識下のファイバースコープ検査を実施して，気道病変の有無・程度を評価する[10]ことを考慮する．

通常のモニター装着後，軽い鎮静下（ミダゾラム，フェンタニルなど）に，経鼻または経口的に，ファイバースコープ検査を行う．気道（鼻腔，口腔，咽頭，喉頭，声門）の

視野（ほぼ正常，狭窄，閉塞，偏位，可動性），視野を得るための操作の難易度（容易，難）を評価する（図5）．

視野異常，操作難の場合は，意識下挿管（ファイバースコープ，ビデオ喉頭鏡など）または局所麻酔下外科的気道確保を考慮する．視野が正常でスコープ操作も容易な場合は，マスク換気が可能と予測されれば，気道確保困難対策の準備のもと，麻酔導入後の気道確保を選択することも可能である．

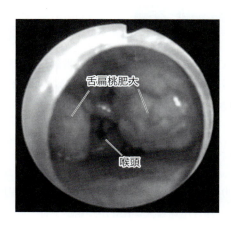

図5 ● 高度の舌扁桃肥大を示す経鼻ファイバースコープ画像
マスク換気困難，挿管困難が予測され，意識下挿管が施行された（巻頭カラー 1 参照）

文献

1）八木橋国博，松本純一，栗原泰之：胸部X線写真の基本的な読み方．救急で冴える！胸部画像の読影力．増刊レジデントノート（船曳知弘 編）14：16-26, 2012
2）『病気が見える vol.4 呼吸器 第2版』（医療情報科学研究所），メディックメディア，2013
3）酒匂崇，米和徳：第Ⅲ章 画像診断．『整形外科手術 第7巻A 脊椎の手術I』（黒川高秀 総編集），pp43-55，中山書店，1996
4）Isono S：Common practice and concepts in anesthesia：time for reassessment：is the sniffing position a "gold standard" for laryngoscopy? Anesthesiology 95：825-827, 2001
5）竹中伊知郎，青山和義：気管挿管と頭頸位．日臨麻会誌 28：69-78, 2008
6）Takenaka I, Iwagaki T, Aoyama K, et al：Preoperative evaluation of extension capacity of the occipitoatlantoaxial complex in patients with rheumatoid arthritis: comparison between the Bellhouse test and a new method, hyomental distance ratio. Anesthesiology 104：680-685, 2006
7）竹中伊知郎：肺外科手術患者の術前評価．『肺外科手術の麻酔』（佐多竹良 編）pp36-55，羊土社，2013
8）青山和義：必要器具とその準備．『肺外科手術の麻酔』（佐多竹良 編），pp58-114，羊土社，2013
9）青山和義：気管挿管のための前処置と麻酔．『必ずうまくいく！気管挿管 改訂版』pp67-88，羊土社，2009
10）Rosenblatt W, Ianus AI, Sukhupragarn W, et al：Preoperative endoscopic airway examination (PEAE) provides superior airway information and may reduce the use of unnecessary awake intubation. Anesth Analg 112：602-607, 2011

第2章　術前管理

4 睡眠検査

北村祐司

- 睡眠呼吸障害をもつ患者では周術期の合併症リスクが高いため，睡眠検査を行い安全な周術期管理に活かす
- スクリーニングと簡易モニター検査で効率的な睡眠検査を行う

はじめに[1]〜[4]

　近年の研究報告により，閉塞性睡眠時無呼吸症（obstructive sleep apnea：OSA）に代表される睡眠呼吸障害（sleep disordered breathing：SDB）をもつ患者では，周術期の合併症リスクが高いことが明らかとなってきている．米国麻酔学会からは，2006年にOSA患者の周術期管理ガイドラインが世界ではじめて発表され，2014年には改訂もされている．さらに日本麻酔科学会から発表された，『JSA気道管理ガイドライン2014』でも採用されている困難気道を予測する12のリスク因子のなかに，OSAが含まれている（p61参照）．つまり，麻酔科医は，術前気道評価の一部として，SDBスクリーニングをとり入れるべきなのである．このように，麻酔科医をはじめとする周術期にかかわる医療者にとっても，睡眠医学の知識は必要なものと位置づけられるようになってきた．本項では，特に周術期に有効と思われる睡眠検査について概説する．

1 周術期管理における睡眠検査の目的

　周術期における睡眠検査の目的は，SDB患者がよりよい状態で手術を迎え，より安全に術中術後管理されることである．そして，大切なポイントは，睡眠検査を行うことで適切な手術のタイミングを逃さぬよう，周術期という限られた期間のなかで，効率的に睡眠検査を行い，その結果を即座に管理や治療に活かすということである．
　さらに，睡眠検査で特に重症SDBと診断された場合には，手術後にSDB治療が継続できるよう呼吸器内科などの専門外来を紹介すべきである．

❷ 睡眠検査適応患者のスクリーニング：STOP-BANG問診法

効率的な睡眠検査を実現するためには，まずはその適応患者をスクリーニングすることが重要である．ここでは，Chungらによって提唱され，実際の術前患者を対象とした研究でその有用性が確認されている，**STOP-BANG問診法**によるSDBスクリーニングを紹介する．STOP-BANG問診法には表1の8項目が含まれる．

表1 ● STOPとSTOP-BANG問診法の項目

STOP	STOP-BANG（左記の4項目に加えて）
● S（Snoring）ドア越しに聞こえるような大きな習慣性いびき ● T（Tiredness during daytime）日中のだるさや傾眠 ● O（Observed apnea）「呼吸が止まっている」との指摘 ● P（high blood Pressure）高血圧	● B（BMI）body mass index＞35 kg/m² ● A（Age）年齢50歳以上 ● N（Neck circumference）首周り40 cm以上 ● G（Gender）性別が男性
このうち2項目以上当てはまれば陽性 （OSAの可能性が高い） （文献5，6より引用）	STOP-BANG合わせて3項目以上当てはまれば陽性 STOPのみより感度が向上

STOP-BANGのうち，3項目以上が当てはまる場合，無呼吸低呼吸指数（AHI）が5回/時間以上（軽症），15回/時間以上（中等症），30回/時間以上（重症）と予測する感度はそれぞれ83.6％，92.9％，100％と報告されている．つまり，この問診法は，**重症SDB症例を見逃すことが少ない，高感度スクリーニング法**といえる．ただし，特異度は不十分なため，SDBの診断や重症度評価には，睡眠検査が必要となる．STOPのみであれば2項目陽性であればSDBも疑う．

❸ 理学所見によるOSAのスクリーニング

OSAの存在を身体所見から疑うこともできる．肥満や小顎の存在（下顎の後退，中顔面低形成，歯列不整）だけではなく，図1に示すように，特に肥満でもないのに横顔で顎下部に二重あごを認めるようであれば，OSAの存在を積極的に疑うべきである[7]．マランパチクラスⅢ，Ⅳや鼻閉，口蓋扁桃肥大などを認めれば，OSAの可能性はさらに高くなる．

❹ 周術期睡眠検査の方法

1）睡眠ポリグラフ（polysomnography：PSG）検査

睡眠時における脳波，眼球運動，気流，換気運動，心電図，酸素飽和度などをモニター記録する検査．睡眠の深さや質，睡眠中断と呼吸様式の関係などを総合的に知ることがで

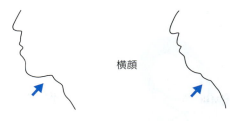

図1 ● OSAを疑うべき横顔
（文献7より引用）

きる．SDBの詳細な評価や診断をするためのゴールドスタンダードな検査である．最も重要なパラメータであるAHIはコンピュータによる自動解析でも求まるが，多くの場合，睡眠技師によるマニュアル評価が必要である．無呼吸や低呼吸の定義は時代とともに変化しており，数値の比較には注意すべきである．実施できる施設が限られているうえに，検査までの待機時間が長く，人的および金銭的コストもかかるので，一般外科手術の術前検査には適さない．成人で，SDBの治療を目的とした手術（sleep surgeryとよばれる）の場合には，術前にPSG検査を受けている場合が多い．一方，小児OSAに対するsleep surgeryである扁桃摘出およびアデノイド切除（tonsillectomy and adenoidectomy：T&A）の多くは，術前のPSG検査なしに手術が行われているのが現状である．

2）周術期の簡易モニター検査（夜間パルスオキシメトリー検査）（図2, 3）

簡易診断装置にはSpO_2のみの夜間パルスオキシメトリーや，SpO_2に加えて呼吸をモニターする簡易PSG検査とよばれる機械などさまざまなタイプが臨床使用可能である．胸腹部呼吸運動をモニターすると閉塞性と中枢性の区別が可能となる．体位センターが内蔵されている場合は，それぞれの体位でのSDBの頻度を評価できる．いずれもPSG検査に比較して医療費が低く，装置も小さく患者が自宅で装着することも可能で，解析も専用ソフトを使えば数分で自動解析が可能である．手術前夜の検査であっても，手術当日朝に解析すれば，検査結果を麻酔および術後管理に活かすことができる．外来検査を委託業者に依頼し，入院前に自宅で検査を行うシステムもある．患者は自宅に届いた測定装置を自分で装着し，検査後機器を業者に送れば，解析結果が依頼医療機関に届くことになる．手術を行う病院に検査機器がなくとも，手術までに時間的余裕がある場合は，このようなサービスも利用可能である．

3）検査結果の解釈

睡眠検査結果の評価項目は複数あるが，代表的なパラメーターの臨床的意味は十分理解しておくべきである．解析ソフトの自動解析のみに頼るのは危険で，質のよいデータがとられているか，生波形をよく確認することが重要である．

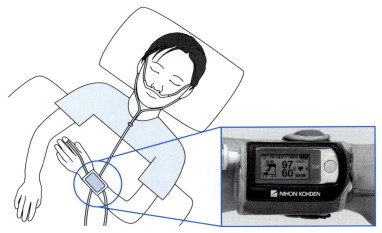

図2● 携帯用睡眠時無呼吸検査装置
SAS-2100（写真提供：日本光電）

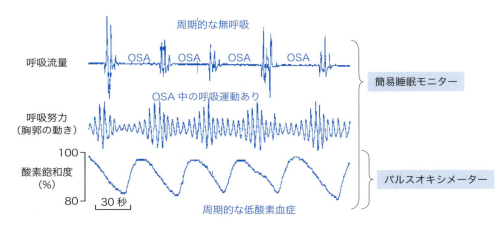

・3%以上のSpO_2低下の1時間あたりの頻度→3% oxygen desaturation index（ODI）
・同時に無呼吸または低呼吸を確認すれば，無呼吸低呼吸指数（AHI）として表現

図3● 簡易睡眠モニターの生波形

a）無呼吸低呼吸指数（apnea hypopnea index：AHI）

　　簡易モニターでは，記録時間1時間あたりの無呼吸，低呼吸の頻度である．睡眠をモニターしない簡易診断装置では分母が睡眠時間ではなく記録時間であるため，計算された呼吸異常回数はPSGから得られるAHIよりも低くなることに注意する．検査結果が陽性の場合にはOSAである確率は高いが，陰性の場合にはOSAを見逃している可能性もある．OSAの重症度を評価するために最も重要なパラメーターである．AHIによって，OSAの診断と重症度が決定される．AHI≦5(1)は正常，5(1)＜AHI≦15(5)は軽症，15(5)＜AHI≦30(10)は中等症，AHI＞30(10)が重症と定義されている（括弧内は小児の基準）．PSG同様に，無呼吸や低呼吸の定義によって計算されるAHIが異なるので，解析ソフトの設定を確認すべきである．AHIは，無呼吸指数（apnea index：AI）と低呼吸指数

(hypopnea index：HI）の和である．より気道閉塞性の高い AI 主体のタイプであるのか，咽頭気道は完全には閉塞しない HI 主体のタイプであるのかも，重要な情報である．一般的に，AHI が高いほど全身麻酔導入後の咽頭閉塞性が高いので，全身麻酔導入後の気道確保難易度の指標と考えることもできる．

b）酸素飽和度低下指数

SpO_2 のみを測定する夜間パルスオキシメトリーでは，oxygen desaturation index（ODI：酸素飽和度低下回数/記録時間）を AHI の代用とし重症度を判定する．ベースラインから3％または4％以上 SpO_2 が低下した頻度は，3％ODI，4％ODI と表現する．AHI には3％ODI が最も近い測定値となる．

c）最低酸素飽和度（lowest SpO_2），酸素低下時平均酸素飽和度（mean nadir SpO_2）

最低酸素飽和度は，測定時間内で最も低い SpO_2 の値（1回のみ）である．呼吸異常による酸素低下時酸素飽和度の平均値を計算することで，夜間全体の低酸素血症重症度が評価できる．肥満患者ではこの値は特に小さくなる．

❺ 小児の術前睡眠検査：MOS 分類（図4）

小児 OSA 治療の第一選択は T&A であり，小児で最も多い手術の1つであるが，前述のとおり，術前に PSG を受けている症例は少ない．ここでは，簡易モニター検査による評価法の1つである，**McGill oximetory score（MOS）** を紹介する．MOS では，夜間パルスオキシメトリー記録より，睡眠中のデサチュレーションイベントのクラスタが3つ以上ある

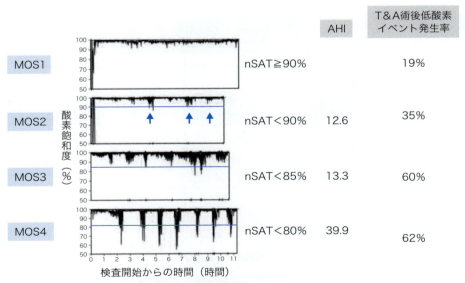

図4● MOS と AHI，術後呼吸器合併症発生頻度の関係
睡眠中のデサチュレーションイベントのクラスタ（青矢印）が3つ以上あるものを異常（MOS2,3,4）とし，最低酸素飽和度（nSAT）によって4段階に分類．MOS2以上はすべて，AHI＞10の重症 OSA であるが，T&A 術後低酸素イベント発生率は MOS2 と MOS3 で大きく異なる（文献8より改変）

ものを異常（MOS2,3,4）とみなし，最低酸素飽和度（nSAT）によって4段階（MOS1,2,3,4）に分類する．MOSとAHIとの関係を調べた研究によれば，MOS2以上はすべてAHI＞10の重症OSAである．AHIによる評価では重症OSAとしてひとくくりにされるが，**術後低酸素イベントの発生率をみてみると，MOS2とMOS3の間には大きな差がある**．MOSは，重症OSAのなかでも特に周術期呼吸器合併症のリスクの高い症例をピックアップするためにつくられた，実践的な評価法であるといえる．実際，MOS分類を開発したモントリオール小児病院では，MOS3とMOS4症例の周術期管理は他の症例と明確に差別されている（p263参照）．

> **ワンポイント**
> 小児ではセンサーを嫌がって外してしまったりして，簡易検査といえども，簡単でない場合もある．簡単に睡眠中の呼吸様式を知る方法としては，保護者に睡眠時の様子をビデオ撮影してもらうという方法もある．

6 周術期における睡眠検査実施体制の整備

周術期という限られた期間のなかで，睡眠検査を効率的に行い，安全な周術期管理に活かすためには，多部門の連携と協力体制が不可欠である．手術というイベントをきっかけに，麻酔科医や外科医がSDB診断の入り口となり，専門診療科と協力することで，安全な周術期管理を実現するばかりでなく，SDB自体の治療にも貢献できる可能性がある．

図5に千葉大学の経験を基に，周術期にSDBを診断する体制を提案する．SDB患者の周術期管理はp267に記載された千葉大学OSA管理プロトコールを順守する．

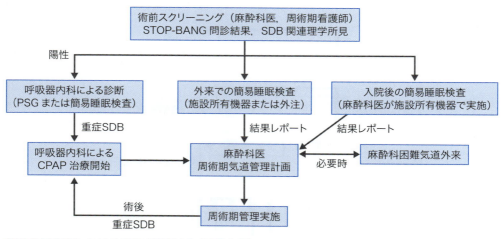

図5 周術期におけるSDB診断体制（千葉大学）

文献

◇ 磯野史朗：周術期管理と睡眠呼吸障害．『睡眠呼吸障害Update2011』（井上 雄一 他編），ライフサイエンス，2011

1) Practice guidelines for the perioperative management of patients with obstructive sleep apnea : an updated report by the American society of anesthesiologists task force on perioperative management of patients with obstructive sleep apnea. Anesthesiology 120 : 268–286, 2014
2) Adesanaya A, et al : Perioperative Management of Obstructive Sleep Apnea. Chest 138 : 1489–1498, 2010
3) Seet E & Chung F : Management of sleep apnea in adults–functional algorithms for the perioperative period. Can J Anesth 57 : 849–864, 2010
4) Kheterpal S : Incidence, predictors, and outcome of difficult mask ventilation combined with difficult laryngoscopy : a report from the multicenter perioperative outcomes group. Anesthesiology 119 : 1360–1369, 2013
5) Chung F, et al : STOP questionnaire: a tool to screen patients for obstructive sleep apnea. Anesthesiology 108 : 812–821, 2008
6) Chung F, et al : High STOP–Bang score indicates a high probability of obstructive sleep apnoea. Br J Anaesth 108 : 768–775, 2012
7) Suzuki N, Isono S, et al : Submandible angle in nonobese patients with difficult tracheal intubation. Anesthesiology 106 : 916–923, 20007
8) Nixon GM, et al : Planning adenotonsillectomy in children with obstructive sleep apnea : the role of overnight oximetry. Pediatrics 113 : 19–25, 2004

5 禁煙

甲斐哲也

- 喫煙により主に呼吸器系・心血管系・創関連の周術期合併症が増加する
- 術前3週間以上の禁煙で有意に合併症が減少するが，短期の禁煙でも効果はあり，手術予定の喫煙患者にはいつの時点でも禁煙を勧めるべきである
- 有効性の高い禁煙介入にはカウンセリングと禁煙補助薬が必要で，これは専門家に委ねるべきだが，短時間の教育と指導だけでも禁煙につながるため，周術期にかかわるすべての医療者が禁煙を勧める努力をすべきである
- 手術は禁煙の絶好の機会である

1 周術期禁煙ガイドライン

　日本麻酔科学会は2015年3月に**周術期禁煙ガイドライン**[1]を制定した．筆者はワーキンググループ員としてその作成にかかわった．本項ではガイドラインに準拠して重要ポイントを解説する．

2 喫煙と周術期合併症の関係

1) 心血管系への影響

　まずタバコ煙に含まれる**ニコチンの交感神経興奮作用と血管収縮作用**があげられる．交感神経興奮によって心拍数増加・血圧上昇が生じるため，心仕事量が増大し，心筋虚血のリスクが高まる．血管収縮作用によって末梢の血流障害が生じたり，冠動脈攣縮を誘発したりする．

　タバコ煙中の有害物質として，次に**一酸化炭素（CO）**がある．COはヘモグロビン（Hb）との親和性が酸素の約250倍高いため，Hbと強固に結合してCO-Hbを形成する．このため酸素と結合できるHbが減少し，その結果血中の酸素含量が減少する．またCOはHbの酸素解離曲線を左にシフトする作用を有するため，組織での酸素放出が阻害される．

血中の酸素含量減少と組織での酸素放出阻害の両者によって，組織は**低酸素状態**になりやすくなる．COはまた，酸素代謝に重要な役割を果たすヘム蛋白の機能を抑制するため，ミトコンドリアでのエネルギー産生が抑制される．

タバコ煙中にはその他にも多様な有害化学物質が含まれており，これらによって血管内皮の障害が生じて動脈硬化の原因となり，また血液凝固が亢進して血栓を形成しやすくなる．

以上より，喫煙は心筋をはじめとした全身の臓器の**虚血のリスク**を高めるといえる．

2) 呼吸器系への影響

タールなどタバコ煙中の種々の刺激物質によって，呼吸器の炎症細胞増加，免疫細胞の機能低下，粘液分泌の増加，線毛による粘液運搬能の低下，気道の反応性の亢進が生じる．また，肺胞の破壊と線維化，平滑筋増生が起こり，末梢気道閉塞につながる．

このような影響の結果，喫煙者では，周術期の肺炎，呼吸不全，喉頭痙攣，気管支攣縮などの呼吸器系合併症のリスクが高い．

3) 創傷治癒に対する影響

前述したように末梢の血流低下，血液酸素含量減少・酸素放出能低下によって組織への酸素供給の低下が生じる．また，線維芽細胞，免疫細胞の機能低下も生じる結果，創傷治癒の障害や感染が生じやすい．さらに骨代謝障害，骨癒合遅延も生じるといわれている．

4) 喫煙と周術期合併症との関連に関する臨床研究

喫煙と周術期合併症の関連についての臨床研究を表1にまとめた．

その他にも多くの臨床研究報告があり，周術期禁煙ガイドライン[1]を参照いただきたい．

表1 ● 喫煙と周術期合併症

報告者	報告年	概要
Yamashita S	2004	挿管全身麻酔下の小手術1,011例での前向き研究：全身麻酔患者で喫煙継続者と禁煙2週間未満の者は，非喫煙者に比べて，痰が多い割合が有意に高い
Hawn MT	2011	手術患者39万例を調査した大規模なコホート研究：喫煙者は，非喫煙者に比べて，呼吸器合併症，手術部位感染，死亡のリスクが有意に高い
Grønkjær M	2014	喫煙と術後合併症に関する107の研究をまとめたシステマティックレビュー：喫煙者は非喫煙者より術後合併症の発生率が有意に高く，特に，創合併症，感染症，肺合併症，脳神経合併症，ICU入室の相対リスクが有意に高い
W-Dahl A	2004	整形外科の骨切り術200例での研究：喫煙者は非喫煙者より，治癒遅延，偽関節のリスクが高く，固定に要する期間も長い
von Ungern-Sternberg BS	2010	【受動喫煙】子供が周術期呼吸器合併症を生じるリスクは，母親が喫煙の場合で1.87倍，両親とも喫煙の場合は2.09倍

各論文の詳細は文献1を参照のこと

3 術前禁煙の効果

術前禁煙による周術期合併症減少効果に関する研究を表2にまとめた．

これらの研究結果から術前禁煙によって周術期合併症が減少することは明らかであり，**少なくとも3週間以上の禁煙によって統計学的にも有意な合併症減少効果が得られる**ことがこれまでに示されている．また，喫煙者にありがちな**減煙努力は，合併症予防には有効性が乏しい**ため，禁煙を強力に勧めることが重要であるといえる．

表2 ● 術前禁煙による周術期合併症減少効果に関する研究

報告者	報告年	概要
Warner MA[2]	1984	冠動脈バイパス手術患者500例での後ろ向きコホート研究：術前8週間以上の禁煙者では喫煙継続者に比べて術後呼吸器合併症の発生率が有意に低い
Nakagawa M	2001	肺手術患者288例での後ろ向きコホート研究：術後呼吸器合併症発生率は，非喫煙者に比べ，術前4週間以下の禁煙で有意に高く，4週間以上の禁煙でリスクが下がりはじめる
Sorensen LT	2003	ボランティア78名で実験的な創を作成したランダム化比較試験：喫煙者は創感染の率が高いが，4週間の禁煙によって創感染が有意に減少し，非喫煙者と同等化する
Kuri M	2005	頭頸部悪性腫瘍切除遊離組織再建手術患者188例での後ろ向きコホート研究：喫煙者は非喫煙者に比べて創合併症の発生率が高いが，22日以上の術前禁煙で創合併症発生率が有意に低下する
Møller AM[3]	2002	股関節・膝関節置換術患者120例を禁煙介入の有無で分けたランダム化比較試験：介入のないコントロール群に比べて，禁煙介入群で術後の合併症全体，創関連合併症が有意に減少し，心血管系合併症も減少傾向が見られた 禁煙介入はカウンセリングとニコチン置換療法（完全禁煙か50％以上の減煙を指導）⇒喫煙者，減煙者，禁煙者の3群の比較では，禁煙者でのみ，合併症全体と創関連合併症の有意な減少が見られ，減煙では合併症発生率に差がなかった

4 禁煙期間の問題

禁煙後の時間経過と体の変化についてまとめた文献は見当たらないが，American Cancer Societyの『Guide to Quitting Smoking』という冊子[4]には表3のように書かれている．

1）4週間以上前からの禁煙が理想

術前の禁煙期間と効果の経時的変化については以下のようにいえる．ニコチンとCOは，半減期がそれぞれ約1時間，約4時間と短いため，禁煙後2〜3日で酸素の需給バランスは改善する．つまり，ニコチンの交感神経興奮作用によって高まっていた心拍数・血圧が正常化して心負荷が減るとともに，ニコチンで収縮していた血管が拡張して末梢循環が改善する．また，血中のCOが減少することで血液の酸素運搬能が改善し，組織での酸素利用も改善する．禁煙後3週間で，術後の創合併症発生が有意に減少する．禁煙後4週間以上で術後呼吸器合併症の頻度が低下し，より長い禁煙期間ではより効果が高くなる．

表3 ● 禁煙後の時間経過と体の変化

20分後	心拍数・血圧正常化	1年後	上昇していた冠動脈疾患のリスクが半減
12時間後	血中のCO正常化	5年後	口腔・咽頭・食道・膀胱の癌のリスクが半減，子宮頸がん・脳卒中のリスクが非喫煙者と同等化
2週間～3カ月後	循環と呼吸機能が改善	10年後	肺がんで死亡するリスクが半減，喉頭がん・膵がんのリスク減少
1～9カ月後	咳・息切れが減少，気道の線毛機能が正常化，喀痰排出能が改善，呼吸器感染のリスク減少	15年後	冠動脈疾患のリスクが非喫煙者と同等化

（文献4より引用）

したがって，術前の禁煙としては4週間以上前からの禁煙が理想的である．

ワンポイント

麻酔科医が手術の4週間以上前に患者に接触することは稀であるため，そのような時期に患者に接する外科系医師や外科に患者を紹介する内科医・開業医などに対しても術前禁煙を働きかけ，より早い時期からの禁煙指導を普及させる必要がある．

2）短期禁煙

　禁煙後の喀痰の排出量の変化を経時的にみた報告は見当たらないが，禁煙後，数週間くらいの経過で，気道の線毛機能の改善に基づくと考えられる喀痰排出の増加を訴える経験談はよく聞かれる．また古い研究で，術前28日までの短期禁煙で術後の肺合併症が増える傾向にあることを示した報告がある[5]．これらのことから，短期禁煙はよくないと考え，手術直前では禁煙を勧めなかったり，禁煙期間が短すぎるとして手術を延期すべきと主張したりする者がいる．しかし最近のシステマティックレビューで，術前2週間以内または術前2～4週間の短期禁煙者の術後呼吸器合併症のリスクは，喫煙継続者と比べて同等で有意な増加はなく，術前4週間以上の禁煙で有意に術後呼吸器合併症のリスクが低下すると報告されている[6]．

　喫煙の心血管系への影響は，ニコチンやCOの半減期の短さから，数時間の禁煙でも改善しはじめることから，数時間～数日の禁煙でも心筋などの虚血のリスクを下げるメリットがあると考えられる．周術期禁煙ガイドライン[1]では，禁煙期間の延長のために手術を延期する必要はないと勧告されている．**手術予定の患者が喫煙者の場合は，いつの時点であっても禁煙を勧めるべきである．**

❺ 禁煙の方法

1）5A戦略とAAR戦略

　禁煙介入の方法としては，以下の5A戦略が標準的な方策として提唱されてきた．

- ◆ Ask：受診時に必ず喫煙の有無を尋ねる
- ◆ Advise：喫煙者には禁煙を強く指導する
- ◆ Assess：禁煙の意思があるかを評価する
- ◆ Assist：禁煙を援助する（カウンセリング，投薬など）
- ◆ Arrange：フォローアップの予定を設定する

　しかし禁煙介入を専門としない一般臨床医がこの戦略を実行するのは技量的にも時間的にも実際的ではないため，**簡易版のAAR戦略［Ask，Advise，Refer（専門機関への紹介）］**が提唱され，一般的にはこの方策が勧められている．つまり，医療者は必ず患者に喫煙するかを尋ねて，喫煙者には禁煙を指導したうえで禁煙指導の専門家に紹介するという方策である．麻酔科医にとってもこの方策が実際的であるため，米国麻酔科学会をはじめ，諸国の麻酔科学会がこの簡易戦略を推奨している．

2）米国のQuitlineと日本の禁煙外来

　米国では，タバコによる健康被害に関するタバコ会社への損害賠償請求訴訟の結果，タバコ会社が州政府に支払うことになった多額の和解金を原資とした「**Quitline**」という電話相談のシステムがあり，無料で専門家による複数回の電話カウンセリングが受けられ，州によっては禁煙補助薬の提供も無料で受けることができる．米国麻酔科学会は，このQuitlineを紹介先としたAAR戦略で手術患者を禁煙に導くよう推奨しており，その有効性も示されている[7]．Quitlineと同様のシステムがオーストラリア，ニュージーランドでは政府によって運用されており，禁煙による医療費抑制効果の認識が高まった結果と考えられる．同様のシステムが日本でも開始されることが切望されるが，それがない現在の日本では，院内もしくは近隣の**禁煙外来**への紹介が実際の選択となる．

　日本の実状分析では，麻酔科医で手術患者の禁煙を援助している割合はきわめてわずかで，大きな障害は時間のなさだが，禁煙介入の専門家が手近にいれば患者を紹介したいという希望は大多数がもっていることが明らかとなっており[8]，禁煙外来など介入を行う専門家との協力関係の確立が実際の禁煙推進のためには重要である．

3）カウンセリングと禁煙補助薬

　術前の禁煙介入で周術期の禁煙率が有意に上昇することが多数の報告で明らかになっているが，そのほとんどでカウンセリングと禁煙補助薬が使用されている．禁煙補助薬なしの場合，簡単な助言だけでは喫煙量に差はみられず，カウンセリングすることで喫煙量の有意な減少がみられたと報告されている．このことからも有効な禁煙推進のためには専門家に紹介したうえで，カウンセリングと禁煙補助薬を含むしっかりした禁煙介入を受けさせることが望まれる．一方で，手術前に禁煙した患者と喫煙を継続した患者の比較では，禁煙した群で喫煙の周術期リスクを認知している割合が有意に高く，禁煙助言を受けた割合も有意に高いことが示されており，短時間の教育と指導だけでも実際の禁煙につながる可能性は十分にあるため，周術期にかかわるすべての医療者が禁煙を勧めることは重要である．

6 禁煙補助薬

喫煙者がタバコを止めるのが難しいのは，ニコチンに対して身体的・精神的に依存する中毒状態になっているからであり，特に10代のような若年からの喫煙者は依存状態になりやすいといわれている．喫煙はニコチン中毒という立派な病気であり，意志の力だけで克服するのは困難で，治療が必要な状態だという認識を本人および医療者がもつ必要がある．治療としての禁煙介入の主体を成すのがカウンセリングと禁煙補助薬である．

1）薬剤の種類と機序

禁煙補助薬として本邦で認可されている薬剤には，ニコチン置換療法で用いる**ニコチンパッチ**および**ニコチンガム**と，経口のニコチン受容体部分作動薬である**バレニクリン**（チャンピックス®）がある．喫煙によって体内に取り込まれたニコチンが脳内のニコチン受容体に結合し，快感を生じるドパミン神経系を活性化することがニコチン依存の本体だが，少量のニコチンを持続的に体に取り込ませることでニコチン離脱症状を緩和し，徐々に減量していくことで依存からの自立を補助するのがニコチン置換療法である．バレニクリンは脳内のニコチン受容体に結合してニコチンより弱い作用を生じ，ニコチン離脱症状を緩和するとともに，喫煙した場合にニコチンが受容体に結合するのをブロックして喫煙の満足感を減弱する効果がある．

2）周術期の使用

禁煙補助薬の周術期使用に関しては，ニコチンの交感神経刺激作用や血管収縮作用の点から安全性を疑問視する向きがあるが，最近のメタアナリシスで，バレニクリンは心血管イベントの発生に有意差を生じないことが確認され，一方でニコチン置換療法は心血管イベントの増加に関連していたが，イベントは主に動悸や頻脈など軽症なもので，重篤なイベントでは有意差がないと報告されている．同様の所見で，ニコチンパッチは麻酔時の気管挿管後の心拍数を有意に増加させることが示されているので，虚血性心疾患患者では手術当日には除去すべきである．ニコチンが創治癒に悪影響を及ぼすことも危惧されるが，皮膚血流に関して，喫煙者で低下していた手指の血流がニコチンパッチ使用の禁煙1週間で非喫煙者と同等に改善することが報告されているほか[9]，実際の創治癒に関しても，ニコチンパッチは悪影響を及ぼさないことが示されている．これらのことは，ニコチン置換療法によって生じるニコチンの血中濃度が喫煙によって生じるピーク濃度より低いことと，タバコ煙中に含まれるニコチン以外の有害物質が禁煙によって体内に入らなくなったことが反映されているものと考えられる．

以上のことから禁煙補助薬の周術期使用には，ニコチン置換療法の動悸，頻脈といった軽微な症状以外に有意な悪影響はないため，**手術当日にニコチン置換療法を避けさえすれば，その他は安全に使用できる**といえる．

7 周術期に禁煙を推進する意義

手術患者に禁煙を勧める利点は大きく2つある．1つは，**禁煙によって周術期の合併症が減るという短期的な効果があること**，もう1つは，**手術は禁煙する絶好の機会であり，手術を契機とした禁煙が永続的になれば長期的な健康改善効果がもたらされる**ということである．周術期の禁煙が永続できた場合には，外科疾患の予後も改善されることが明らかとなっている．

心疾患などの大きな病気と診断された場合に禁煙率が上がることは多くの研究で報告されているが，同様に手術前の患者は，一般集団に比べて禁煙に取り組む準備ができているため，禁煙に導きやすいとされている．さらに手術を受けた患者は，禁煙率が一般集団より高く維持されることが示されている．したがって手術は患者を禁煙に導く絶好の教育機会なのである．周術期は病院という無煙環境に入ることで喫煙が制限され，さらに術後は安静が必要で全く喫煙できなくなるため，一時的な禁煙は避けられない．こうした周術期の状況は，喫煙者にとってニコチン離脱症状が生じにくく，特別なストレス増強もないことが報告されており[10]，禁煙する機会としての大きな利点だといえる．さらに手術の前には内科医や外科医，麻酔科医といった各種の医療従事者と複数回のコンタクトがあり，禁煙を勧める機会が何度もあるということも大きな意味をもっている．

周術期の禁煙介入の経済効果を分析した研究で，禁煙介入は，それにかかるコスト以上に，合併症減少によって在院期間が短縮するコスト削減効果が大きく，経済的にも意義があることが証明されている．したがって，周術期に患者に接する医療者は，禁煙指導の意義を理解して，積極的に禁煙を推進すべきである．

文献

1) 『日本麻酔科学会：周術期禁煙ガイドライン』［http://www.anesth.or.jp/guide/pdf/20150409-1guidelin.pdf］
2) Warner MA, Divertie MB, Tinker JH：Preoperative cessation of smoking and pulmonary complications in coronary artery bypass patients. Anesthesiology 60：380-383, 1984
3) Moller AM, Villebro N, Pedersen T, et al：Effect of preoperative smoking intervention on postoperative complications: a randomised clinical trial. Lancet 359：114-117, 2002
4) American Cancer Society：Guide to Quitting Smoking.［http://www.cancer.org/acs/groups/cid/documents/webcontent/002971-pdf.pdf］
5) Warner MA, Offord KP, Warner ME, et al：Role of preoperative cessation of smoking and other factors in postoperative pulmonary complications: a blinded prospective study of coronary artery bypass patients. Mayo Clin Proc 64：609-616, 1989
6) Wong J, Lam DP, Abrishami A, et al：Short-term preoperative smoking cessation and postoperative complications: a systematic review and meta-analysis. Can J Anaesth 59：268-279, 2012
7) Warner DO, Klesges RC, Dale LC, et al：Clinician-delivered intervention to facilitate tobacco quitline use by surgical patients. Anesthesiology 114：847-855, 2011
8) Kai T, Maki T, Takahashi S, Warner DO：Perioperative tobacco use interventions in Japan: a survey of thoracic surgeons and anaesthesiologists. Br J Anaesth 100：404-410, 2008
9) Fulcher SM, Koman LA, Smith BP, et al：The effect of transdermal nicotine on digital perfusion in reformed habitual smokers. J Hand Surg Am 23：792-799, 1998
10) Warner DO, Patten CA, Ames SC, et al：Smoking behavior and perceived stress in cigarette smokers undergoing elective surgery. Anesthesiology 100：1125-1137, 2004

第2章 術前管理

6 周術期リハビリテーション

黒澤　一

- 合併症や麻酔の影響を最小限にし，早期離床を図り，スムーズに在宅生活に移行させる
- 術前は入念な評価と運動療法を基本とし，呼吸器のコンディショニングを実施する
- 術後は状況に合わせて体位管理と換気や排痰を適切に行わせ，早期の運動療法に結びつけるようにする
- インセンティブスパイロメトリーは，術後無気肺などの合併症予防，呼吸の強化などの目的で使用されている

　近年，患者の高齢化，医療技術の専門化，社会通念上の変化，などによって周術期におけるさまざまなリスクが多様化している．それらは大別して，"手術や術後回復過程に影響を与えるリスク（併存症，肥満，高齢，喫煙，飲酒習慣など）""術後にリハビリテーションや自己管理の習熟が必要となるような後遺障害が生じるリスク""手術に対する不安などの精神神経的リスク"などに分けられる．このように多様化したリスクに対しては，主治医が単独で行うよりも，複数の医療プロフェショナルがチームで連携して評価から退院まで継続したケアを行うような方向性が勧められる．それぞれの医療機関の実情に合わせて，外科医，麻酔科医，リハビリテーション科医，呼吸器科医，糖尿病専門医，看護師（ICU，病棟，外来），栄養士，理学療法士，言語聴覚師，歯科医，薬剤師，などの連携が考えられる．本項では，これら周術期にかかわる医療者にむけて，周術期リハビリテーションの概要について述べることにしたい．

1 リハビリテーションの目的・対象

1）目的

　周術期リハビリテーションは，合併症や麻酔による影響が最小限に抑えられて手術が無事に行われることが目的である．同時に，スムーズな術後回復で早期離床を図り，退院後の機能制限を最小限とするとともに在宅生活がよりよく行えるようにする．

2）対象患者

手術（特に全身麻酔）を実施するすべての患者が対象となる．肺や心臓などの手術は胸郭への直接的アプローチであるため，また，腹部手術は呼気筋である腹筋へのアプローチであるため，いずれも呼吸リハビリテーション的アプローチが大きな部分を占めてくる．乳がんの手術や消化管の手術でストーマ造設を伴うものなど，術後の後遺障害に対して専門的なリハビリテーションアプローチが必要になることもある．

3）早期離床の重要性

臥床生活は骨格筋をはじめとする全身器官の廃用と衰弱を急速に招く．骨格筋の廃用は，体幹および下肢筋などの抗重力筋に起こりやすく，坐位や立位などの姿勢保持や歩行などの移動機能を障害する．関節拘縮や骨粗鬆症などが同時に進行するため，運動器機能の障害をさらに進めてしまう．廃用は嚥下筋などにもおよび，摂食障害や誤嚥のリスクを増大させる．さらには，心血管系のイベントリスクの増大，心機能の低下，不安・うつ，認知機能障害など，精神神経機能の低下，等々，それらはADL（日常生活動作）およびQOL（生活の質）を損なう要因となり，回復を遅らせるだけでなく，誤嚥性肺炎等の合併症リスクを増大させる．術前から筋力・持久力を強化し，また，術後早期から身体機能にアプローチし，早期離床を図ることは，これらに対して予防的な意味をもつ．

❷ リハビリテーションの実際

1）術前

a）術前診察と評価，患者説明

術前診察によって，栄養状態，併存症，喘息や各種アレルギー等の背景疾患や体質，喫煙，飲酒習慣，コミュニケーション能力，認知機能など周術期のリスクになりそうな問題点，リハビリテーション的アプローチが必要そうな点を評価しておく．機能評価としては，心機能および運動器の能力評価（筋力，関節可動域，持久力等）とともに，血液ガス，呼吸機能，呼吸筋力（筋力計がない場合，呼気はピークフロー，咳の強さなどである程度評価可能），嚥下機能，睡眠時無呼吸，等について問題がないか確認しておく．

手術直後の早期リハビリテーションのため，術前から丁寧に麻酔が覚めたあとのプログラムについて説明し，可能であれば術後のプログラムの一部を事前に行わせてみる．これらは，患者や家族の術前の不安緩和にも役立つ．

b）禁煙

喫煙している患者には，可能な限りすみやかに禁煙してもらう（p86）．

c）運動療法

術前リハビリテーションで運動療法は最も基本で重要なプログラムである．実施前，運動療法が可能かどうか，あるいは制限が必要か，心肺機能等全身症状の許容状況の確認が

必要である．特に高齢者では，虚血性心疾患，低心拍出量，致死的不整脈等が潜在する場合も想定しておく．

医療施設内で医療者の監視下で行う場合には，最大酸素摂取量あるいはそれに準じる指標の50〜80％程度の中等〜強度を目安とした運動強度の持久力トレーニングを実施する．在宅や入院時の自由時間など，医療者の監視がない場合には，歩行を中心にした低〜中等強度の運動を積極的に行ってもらう．事前に相談があった場合で，機器の使用が可能な場合には，医療者の指示の下，自転車エルゴメータなどによる運動療法も有効である．術前の運動療法については，術後の主要なアウトカムに対して有効とするエビデンスが多数みられる[1)〜4)]．

d）呼気筋および吸気筋に対するアプローチ

わが国では，インセンティブスパイロメトリーおよび各種のトレーニング機器などを用いた呼気筋および吸気筋の強化が術前に行われている．呼気筋は主に腹筋群を指し，咳の強さを直接左右する（p36参照）．**術後の排痰などである程度の強度の咳は必要であり，術前からの呼気筋強化は意義がある**と考えられている．吸気筋トレーニングは主に横隔膜がターゲットであり，吸気筋力を強くする．これらは，術後の呼吸筋疲労耐性に有効であることや，装着された人工呼吸器や非侵襲的陽圧呼吸器のトリガー検知等に役立つであろうと期待されて行われている．

高齢者等の身体活動が日常的に低下している患者では廃用が潜在することがあり，抗重力筋である腹筋群も廃用で筋力が低下している．このような場合，咳が弱いだけでなく，肺活量や嚥下機能が低下していたりする．呼気および吸気の呼吸筋強化のトレーニングプログラムはこれらの機能障害の対策としても有効である．

e）呼吸器のコンディショニング

呼吸リハビリテーションの運動療法は，筋力・持久力トレーニングのみならず，自立を促すADLトレーニングおよびコンディショニングの3つのカテゴリーからなっている（図1）[5)]．コンディショニングは呼吸トレーニングや呼吸理学療法の各種テクニックを含んでいる．

① 腹式呼吸と口すぼめ呼吸

呼吸トレーニングは，いわゆる腹式呼吸と口すぼめ呼吸をセットにして，適宜深呼吸等

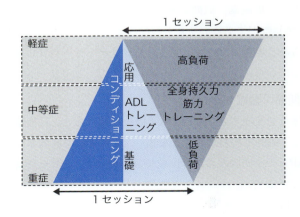

図1 安定期における開始時のプログラム構成
（文献5より引用）

を組合わせて行うものである．**口すぼめ呼吸**は，開口部を意識的に狭くして呼気を行うもので，その際に生じるバックプレッシャーが気道内腔を腔の内側から拡張させる人工呼吸器のPEEPのような働きをする（図2）．また，呼気を調節することで呼吸リズムの調節のトレーニングともなる．そのため，術後に呼吸困難などでパニックとなって，呼吸が捉拍した際の対策として有効なことが多く，術前からよく練習してもらうとよい．

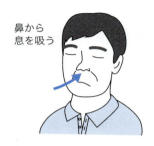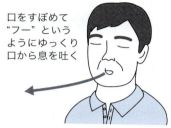

図2● 口すぼめ呼吸
長めに時間をかけて（吸気1に対して呼気2〜4程度を目安に）呼出させる

② **呼吸介助**

呼吸介助は患者の胸郭の呼気運動を用手的に介助するもので，患者の換気補助や胸郭の柔軟性の改善・維持を目的として行われ，適切な体位と組合わせて行うことで排痰にも役立てることができる．呼吸器疾患患者や過去喫煙者を含む喫煙者などで術後の喀痰が懸念される場合には，術前から口すぼめ呼吸と組合わせて行っておき，患者に手技に慣れておいてもらうとよい．COPDのように呼吸器疾患がある場合には，一般的に呼吸努力が軽減され[6]，施術後しばらくは呼吸が軽くなって呼吸困難が緩和される感覚が残るため，手技自体は患者には歓迎される．

③ **自己排痰手技**

自己排痰手技は術後にも重要であり，術前から指導し練習してもらうとよい．

2）術後

a）評価と方針決定

全身状態，呼吸循環動態，創部，装着機器等について評価する．この時期の注意点は，麻酔・鎮静による意識低下，低酸素，低換気量（高炭酸ガス血症），排痰障害，不良肢位（体位や頭位なども含んで）などである．リスクとなるような状況がなければ，あるいは，回復促進的に働くとみられる場合には，適応するリハビリテーションプログラムを積極的に実施し，可能な限り早期から段階をふんで離床に向けたリハビリテーションを進める．

b）体位管理，他動による関節可動域トレーニング

可能な限り積極的に体位を変換する．漫然と水平臥位を続けることは褥瘡などの皮膚障害のみならず，いわゆる下側肺障害のリスクとなる．人工呼吸器を装着している場合，人工呼吸器関連肺炎（VAP）の予防のため，仰臥位では管理せず，30°を目安として頭位を上げることが推奨されている[7]．

麻酔・鎮静による意識低下の状況が長く続く場合，あるいは，身体の不動状態が長引い

た場合，筋の廃用萎縮と関節拘縮は避けられない．リハビリテーション的な考えとしては，麻酔・鎮静から覚醒したあと，ADLの低下を最低限とするように，意識低下中からケアをしなければならない．ベッド上での良肢位保持，他動による関節可動域トレーニングが主なケアとなる．なお，足をもち上げたりする場合には，創部の保護と血行動態に十分に注意しながら，実施する．

c）リハビリテーション的な呼吸管理

術後は呼吸機能が低下しやすい．創部痛，手術侵襲による呼吸筋自体の障害，腸管ガスや腸管浮腫などによる腹部膨満による横隔膜押上げなどがその要因となる．また咳ができないための喀痰貯留も呼吸機能を障害する要因となり得る．これらに対しては治療が行われるが，リハビリテーション的には適切な体位管理や呼吸理学療法的アプローチが行われる．

胸郭への用手的アプローチは，理学療法士などによって行われる．代表的手技は呼吸介助であるが，その他にも状況に応じて用いられる手技がいくつか存在する．これらはいずれも，換気補助，胸郭の柔軟性の改善，などの効果を有する．酸素化の改善は換気改善を通して得られる．

d）気道管理

喀痰貯留がみられる場合，自己排痰手技を促し，排痰に努めさせる．自己排痰は術前から指導しておく．自己排痰ができない場合，あるいは，無気肺，他の過剰な喀痰貯留状態がみられる場合，呼吸介助などの胸郭への用手的アプローチを試みる．可能であれば，排痰目的部位を上部にするような排痰体位を併用する．吸入療法あるいは場合によって振動を外的に加えるような排痰を促進する機器が単独で，あるいは平行して行われる．

e）早期の運動療法

可能な限り術後すみやかに，ファーラー位，ベッド上坐位，端坐位，立位，歩行など段階を経ながら運動療法を進めていく．

f）回復期のリハビリテーション

在宅での日常生活が十分に可能なレベルまで運動療法を進めていく．喀痰や呼吸困難など，呼吸器に問題が残っていれば対応する理学療法手技などを併用する．

手術特異的な障害が残る場合には，在宅生活を念頭に，専門的なリハビリテーションを進める．例えば，咽頭部や上部消化管手術後の摂食トレーニング，喉頭摘出術後の代用音声や食道発声のトレーニング，整形外科疾患手術後の四肢体幹の運動療法，肺切除術の呼吸トレーニング，乳がん手術後の術側の上肢帯の可動域トレーニング，直腸がん手術後のストーマの取り扱い，脳手術後の肢体不自由や高次機能障害に対するリハビリテーション，などがあげられる．

3）退院後

一般に，退院時には体力的な面で術前レベルに及ばず，在宅生活に戻ると疲れやすい状態となる．特に高齢者では，その後の漫然とした生活によって廃用に陥りやすい状況となる．身体活動性を向上させ維持させるような動機付けを行い，廃用への進行を阻止するよ

うに指導を行う．手術による障害が残る場合には，対応する治療介入やリハビリテーションの継続を指導する．

❸ インセンティブスパイロメトリーなどの方法，効果

インセンティブスパイロメトリー（以下，IS）は，1960年にRadiganらにより術後に使用する無気肺予防として開発され[8]，周術期呼吸理学療法においてISを使用することで術後の呼吸器合併症予防に効果があったとする報告[9]がなされてから，多くの医療機関において使用されるようになった．海外におけるガイドライン[10]は存在するものの，有効性のエビデンスが明確に呈示されているわけではなく，方法等も確立されたものはない．しかしながら，ガイドライン等で早期離床・運動療法との組合わせにより効果があるかもしれないとされ，否定されているわけでもない[11]．

ISには容量型（ボリュームタイプ）と流量型（フロータイプ）があり，それぞれトレーニング時の容量や流量の情報が得られ，トレーニング時の目安となるしくみになっている．容量型は吸気量を増やすことで，胸郭が拡張し，ゆっくりした吸気の練習などにもなる．流量型は呼気筋あるいは吸気筋の呼吸筋トレーニングなどの目的で使用される．わが国でも各種のISが購入可能であるが，費用は自己負担である．

❹ リハビリテーションの効果

呼吸トレーニング，運動療法などで構成された周術期リハビリテーションは術後合併症を減少させ，気道クリアランスを保つ[11)12)]．術後，できるだけ早く離床を促し，積極的に運動療法を行うことは，機能低下を最小限にし，術後の回復を促進する[12)13)]．術前および術後早期からの介入によって術後の合併症を予防し後遺症を最小限にする目的で，がん周術期のリハビリテーションに対しては一定の条件下で保険診療が適用される．人工呼吸器が装着されている場合，**VAPバンドル**[7]とよばれる取り組みの中で，周術期の呼吸理学療法はVAPを予防する効果があると考えられている[14]．ICU領域の人工呼吸器管理を要するような症例に対する**ABCDEバンドル**[15]では，集学的治療と同時に，自発呼吸トライアル，鎮静・鎮痛薬の調整，せん妄の管理，早期離床の導入等を並行し行う（図3）．人工呼吸器からの早期離脱が促進され，せん妄の軽減のみならず予後の改善までもたらしうることが明らかにされており，不可欠な要素と認識されてきている．周術期のリハビリテーションにオーバーラップする部分が多い．

● おわりに

周術期にリハビリテーション的観点をもつことは，特別な技術ではなく必須のことである．

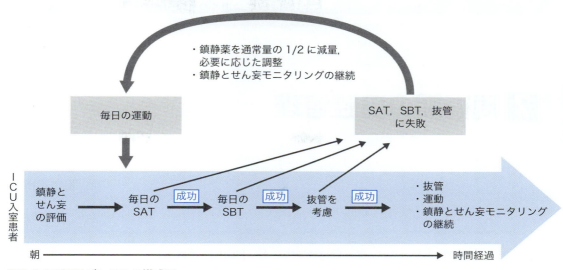

図3 ● ABCDEバンドルの模式図
（文献15を参照して作成）

予後をはじめとした手術の種々のアウトカムに影響する．チーム医療によって包括的にアプローチする医療機関も多くなったのではないだろうか．周術期リハビリテーションは今後ますます，基本的で必然の治療介入の1つとして認識されていくと考えられる．

文献

1) Granger CL, et al : Exercise intervention to improve exercise capacity and health related quality of life for patients with non-small cell lung cancer : a systematic review. Lung Cancer 72 : 139-153, 2011
2) Cavalheri V, Tahirah F, Nonoyama M, et al : Exercise training for people following lung resection for nons-mall cell lung cancer : a Cochrane systematic review. Cancer Treat Rev 40 : 585-594, 2014
3) Crandall K, Maguire R, Campbell A, et al : Exercise intervention for patients surgically treated for non-small cell lung cancer（NSCLC）: a systematic review. Surg Oncol 23 : 17-30, 2014
4) Sommer MS, Trier K, Vibe-Petersen J, et al : Perioperative Rehabilitation in Operable Lung Cancer Patients（PROLUCA）: A Feasibility Study. Integr Cancer Ther pii : 1534735416635741 [Epub ahead of print], 2016
5) 『呼吸リハビリテーションマニュアル―運動療法―第2版』（日本呼吸ケア・リハビリテーション学会，日本呼吸器学会，日本リハビリテーション医学会，日本理学療法士協会 編），照林社，2012
6) 松本香好美，他：呼吸理学療法が重症肺気腫患者の肺気量に及ぼす即時的効果についての検討．総合リハ 32：577-582，2004
7) 『人工呼吸関連肺炎予防バンドル2010改訂版（略：VAPバンドル）』（日本集中治療医学会ICU機能評価委員会） http://www.jsicm.org/pdf/2010VAP.pdf
8) Radigan LR, King RD : A technique for the prevention of postoperative atelectasis. Surgery 47 : 184-187, 1960
9) Thomas JA, McIntosh JM : Are incentive spirometry, intermittent posituive pressure breathing, and deep breathing exercises effective in the prevention of postoperative pulmonary compkications after upper abdominal surgery? A systemic overview and meta-analysis. Phys Ther 74 : 3-10, 1994
10) Restrepo RD, Wettstein R, Wittnebel L, et al : Incentive spirometry. Respir Care 56 : 1600-1604, 2011
11) Strickland SL, Rubin BK, Drescher GS, et al : AARC clinical practice guideline : effectiveness of nonphar-macologic airway clearance therapies in hospitalized patients. Respir Care 58 : 2187-2193, 2013
12) Garcia RS, Brage MIY, Moolhuyzen EG, et al : Functional and postoperative outcomes after preoperative exercise training in patients with lung cancer : a systematic review and meta-analysis. Interact CardioVasc Thorac Surg 2016, 1-12. doi : 10.1093/icvts/ivw152, 2016
13) 森沢知之，他：肺切除術後早期からの肺機能回復過程と運動耐容能の変化．理療科 21：381-386，2006
14) Ntoumenopoulos G, Persneill JJ, McElholum M, et al : Chest physiotherapy for the prevention of venti-lator-associated pneumonia. Intensive Care Med 28 : 850-856, 2002
15) Vasilevskis EE, et al : ICU-acquired delirium and weakness-crossing the quality chasm. Chest 138 : 1224-1232, 2010

第2章 術前管理

7 周術期の口腔管理

梅田正博

- 歯の損傷予防としては，暫間固定やマウスガードの作製がある
- 手術部位感染（SSI）と術後肺炎のリスクがある場合には，抜管前の口腔咽頭洗浄と頻繁な含嗽や口腔ケアを行うことが望ましい
- 麻酔科医は，抜管直前に口腔内を十充に清浄化すべきである

はじめに

　　周術期の口腔に関連する重要な合併症として，挿管時の歯の損傷や術後手術部位感染（SSI），術後肺炎の発症などがある．2012年度の歯科診療報酬改定において，「周術期口腔機能管理」に係る点数が新設された．これは全身麻酔下におけるがん，心臓，臓器移植手術など医科疾患の治療時に，口腔衛生状態を良好に保つことにより，治療に伴う合併症を予防しようとするものである．2014年度の改定において，周術期口腔機能管理を実施して手術を行った場合，医科の診療報酬にも手術料の加算が認められるようになり，現在では多くの病院において周術期口腔機能管理が行われるようになった．ここでは全身麻酔下の手術時の合併症として，歯の損傷，手術部位感染，術後肺炎について歯科の立場から予防法の現状について記す．

① 挿管時の歯の損傷と予防法

　　挿管操作により主に前歯部に機械的な外力が加わり，歯の破折，歯冠補綴物の破損や脱離，歯根の亜脱臼や脱臼（脱落）などを生じることが稀にある．特に**開口障害を伴う場合や挿管困難例に生じることが多い**．不適切な挿管操作に起因することもあるが，ほとんどが補綴物の不適合や進行した歯周病が背景にあることから，あらかじめこれらの合併症を予測することが可能であり，歯科的に予防策を講じることにより発生を防ぐことができる．歯の損傷を予防する方法としては，**暫間固定**やマウスガードの作製がある．暫間固定と

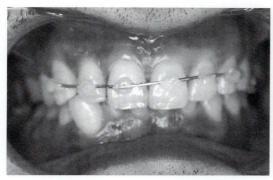
図1 ● ワイヤーとレジンによる動揺歯の固定

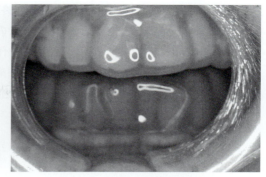
図2 ● マウスガードによる動揺歯の固定

は歯周病や歯の外傷により動揺を生じた歯と周囲の動揺していない歯をワイヤーとレジン（合成樹脂）などを用いて連結固定する方法である（図1）．暫間固定は歯科臨床でしばしば用いられる方法であるが，固定力はそれほど強くなく，ワイヤーやレジンが挿管時に脱落する可能性もあるので注意が必要である．マウスガードはあらかじめ印象採得を行い作製しておくもので，ボクシングなどのスポーツ時のマウスピースのようなものである（図2）．

> **ワンポイント**
>
> 暫間固定やマウスガードは歯の本数が多い場合は非常に有効な手段であるが，残存歯が少数の場合や孤立歯の場合には固定力はそれほど強くない．残存歯が少数で，かつ適合の良好な義歯を装着している患者では，義歯自体が動揺歯の固定になることから，義歯を装着したまま手術に臨むのも有効な方法である．さらに動揺が著明な歯がある場合には，手術前に抜歯をしておくことも推奨される．

挿管時に歯が抜けてしまうと，たとえ術前から歯周病が進行しており予後の見込めない歯であったとしても，挿管時のインシデントとしてとらえられる．このような状況を避けるためにも，術前に歯科受診をさせることが重要である．

❷ 手術部位感染（SSI）

一般に術後1カ月以内に創部に生じた感染を**手術部位感染（SSI）**と呼ぶが，SSIは特に**術後48時間以内に発症することが多い**．頭頸部がんの術後SSIの頻度は10.9〜45.0％と高いことが報告されており，リスク因子として，高齢，糖尿病などの合併症，高侵襲の手術などの他，術後一定期間の挿管や気管切開があげられている[1]．頻度の高い起炎菌は口腔内常在菌であるブドウ球菌や口腔レンサ球菌であることから，周術期の口腔衛生状態を良好に保つことが必要である．

SSIの予防法としてCDCガイドライン[2]では抗菌薬の適正な使用の他にさまざまな方法が推奨されているが，それにもかかわらず皮弁再建と気管切開を伴うような頭頸部がん手術の場合にSSIの頻度が特に高いことから，何らかの対策の必要性がある．**全身麻酔挿管後には唾液嚥下が起こらないため口腔咽頭貯留液中の細菌数は急速に増加し，挿管前は10^6 cfu/mLレベルであったものが数時間後には10^8 cfu/mLレベルに達することが明らか**

となっている[1].したがって手術が終了し**抜管を行う前に口腔咽頭を十分に洗浄すること**,術後も嚥下ができるようになるまでの間は頻繁な口腔ケアを行うことが望ましい.

われわれは皮弁再建と気管切開を伴う口腔がん手術後に舌背部にテトラサイクリン軟膏を塗布すると口腔咽頭貯留液中の細菌の増殖を約6時間の間抑制できることを明らかにした[1].現在,術後48時間の間舌背表面にテトラサイクリン軟膏を6時間ごとに塗布することにより口腔がん術後SSIを予防できるかどうかについて,ランダム化比較試験が進行中である.

❸ 術後肺炎と口腔ケア

侵襲が大きな手術,高齢者や免疫能の低下した患者,食道がんや頭頸部がんのように術後嚥下障害をきたしやすい手術などでは,術後に誤嚥性肺炎を生じることがある.術後肺炎の主な原因は病原性微生物を含んだ口腔咽頭貯留液の誤嚥に生体の免疫能低下が加わって生じると考えられている.内視鏡切除を除いた食道がん手術の場合,術後肺炎の発症率は7.4〜50％と報告されている[3].食道がん術後肺炎のリスク因子として,喫煙,肺機能低下,糖尿病などの合併症,高齢,手術侵襲などがあげられているが,口腔衛生状態や嚥下機能について検討した報告はほとんどみられない.

術前の口腔ケアにより食道がん術後肺炎の頻度が減少したとする報告[4][5]も散見されるが,いずれもエビデンスレベルは低く,口腔ケアの効果については検証されていなかった.最近,食道がん術後肺炎と口腔ケアに関する多施設共同後ろ向き観察研究が行われた結果,術後嚥下障害や糖尿病と並んで**周術期の口腔ケア施行の有無が術後肺炎発症に関する独立したリスク因子であることが判明した**[3][6].これらのように,**術後肺炎のリスクがあると考えられる手術の際には,術前の口腔ケアや抜管前の口腔咽頭洗浄,術後経口摂食が可能になるまで頻繁な含嗽や口腔ケアを行うことが望ましい**.

❹ 口腔ケアの実際

術前には患者に対して**歯ブラシ,歯間ブラシ,フロスのセルフケア指導**を行う(図3).また,歯石除去や歯面清掃を歯科医師,歯科衛生士により行い,**歯垢や歯石の付着を最小限にした状態で手術に臨む**.舌苔も細菌増殖の温床となるため,歯ブラシを用いた舌清掃を患者に指導するとともに,手術直前にはオキシドールにより**舌苔を除去しておくのが望ましい**(図4).

術直後で経口摂食が行われていない時期には,食物残渣や歯垢の再付着は少ないが,口腔の自浄作用の低下により唾液中細菌数は増加する.そのため**含嗽指導を徹底**する.含嗽剤は使用してもよいが,水道水でも効果は変わらない.また,術直後より舌苔が増加する場合はオキシドールによる舌清掃を行う.

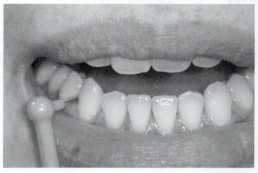
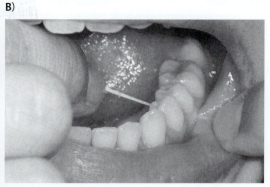

図3 ● 歯間ブラシ（A），フロス（B）による歯垢除去

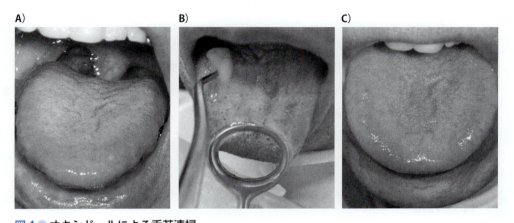

図4 ● オキシドールによる舌苔清掃
A）清掃前，B）オキシドール綿球による清掃，C）1分間の清掃後（巻頭カラー 2 参照）

　経口摂食が可能となった後は，日常の口腔清掃と同様，患者自身によるセルフケアを励行させる．

文献

1) Funahara M, Hayashida S, et al : Efficacy of topical antibiotic administration on the inhibition of perioperative oral bacterial growth in oral cancer patients: a preliminary study. Int J Oral Maxillofac Surg 44：1225-1230, 2015
2) Mangram AJ, Horan TC, et al : Guideline for prevention of surgical site infection, 1999, Centers for disease control and prevention (CDC) hospital infection control practices advisory committee. Am J Infect Control 27：97-132, 1999
3) Soutome S, Yanamoto S, et al : The preventive effect of oral health care on postoperative pneumonia among patients who undergo esophageal resection：a multicenter retrospective study. Surg Infect, 2016（in press）．
4) Akutsu Y, Matsubara H, et al : Pre-operative dental brushing can reduce the risk of postoperative pneumonia in esophageal cancer patients. Surgery 147：497-502, 2010
5) 岸本裕充，他：食道癌手術患者の周術期口腔管理による術後肺炎予防．口腔感染症学会雑誌 13：25-28，2006
6) 五月女さき子，船原まどか，他：食道がん術後肺炎予防に対する周術期口腔機能管理の有効性 －多施設共同後ろ向き研究による検証－．口科誌（投稿中），2016

第3章　導入時

1 日本麻酔科学会　気道管理ガイドライン 2014

車　武丸

- 日本麻酔科学会の気道管理ガイドラインには，主に手術室における麻酔導入時の気道管理上の推奨事項が記載されている
- 気道管理における最重要事項は，絶え間ない換気（酸素化）の維持である
- 適切な気道管理方法はその場の状況（患者・手術・施設環境・施行者）によって異なる
- 気道確保手段として気管挿管に固執すべきではない
- 換気の有効性は動脈血酸素飽和度（SpO_2）の値でなく，その時点の換気状態で判断する

はじめに

　2014年，日本麻酔科学会（The Japanese Society of Anesthesiologists：JSA）は公式の気道管理ガイドライン（以下，本ガイドライン）を発表した[1]．

　本ガイドラインには，主に**手術室における麻酔導入時**の気道管理上の推奨事項が記載されており，その内容は気道管理アルゴリズム［JSA Airway Management Algorithm．以下，本アルゴリズム（図1)][2]に集約されている．既存の海外のガイドライン・アルゴリズムの多くが**気管挿管困難時の対策**に主眼を置いているのに対し，本ガイドラインならびにアルゴリズムは**日常の麻酔導入時からも活用可能**である点が特徴的である．

　日本語訳[2]は学会ホームページ［http://www.anesth.or.jp/guide/index.html］から入手可能である．また，日本語による解説[3]も発表されている．

　本項ではこれらをもとに本ガイドラインについて俯瞰するが，一部には筆者個人の見解も含まれることはご理解いただきたい．

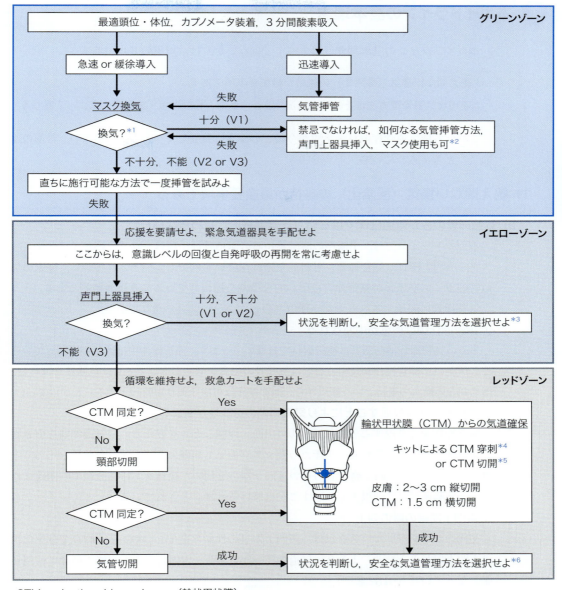

CTM：cricothyroid membrane（輪状甲状膜）
*1：次項「3-2」表1（p113）に列挙された方法を使ってマスク換気を改善するよう試みる
*2：同一施行者による操作あるいは同一器具を用いた操作を，特に直視型喉頭鏡またはビデオ喉頭鏡で3回以上繰り返すことは避けるべきである．迅速導入においては誤嚥リスクを考慮する
*3：(1) 意識と自発呼吸を回復させる，(2) ファイバースコープの援助あるいはなしで声門上器具を通しての挿管，(3) 声門上器具のサイズやタイプの変更，(4) 外科的気道確保，(5) その他の適切な方法，などの戦略が考えられる
*4：大口径の静脈留置針による穿刺や緊急ジェット換気は避けるべきである
*5：より小口径の気管チューブを挿入する
*6：(1) 意識と自発呼吸を回復させる，(2) 気管切開，および (3) 気管挿管を試みる，などの戦略が考えられる

図1 ● JSA気道管理アルゴリズム
(『日本麻酔科学会気道管理ガイドライン2014（日本語訳），より安全な麻酔導入のために』(日本麻酔科学会)，p5，図2，2014 より引用)

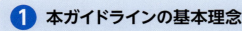 本ガイドラインの基本理念

本ガイドラインの基本理念（のすべてではないが）は，以下の2点である．

①絶え間ない換気（酸素化）の維持が最重要事項である
②適切な気道管理方法はその場の状況（患者・手術・施設環境・施行者）によって異なる

これは各種気道管理器具・手段が今後どのように発展しようとも変わらない，普遍の原則[3)4)]と考えられている．

1）絶え間ない換気（酸素化）の維持が最重要事項である

a）気管挿管のみが気道確保ではない（気管挿管にこだわらない）

本ガイドラインでは，手術中の麻酔維持時の気道管理手段は，状況に応じてフェイスマスク，声門上器具，気管挿管，外科的気道確保のいずれでもよいとされている．従来の気道管理ガイドラインが気管挿管に中心的な役割を担わせているのとは対照的である．

気管挿管に固執するべきでない理由（のいくつか）は次の通りである．

① 挿管操作中は換気が中断される

多くの気管挿管補助器具は換気器具ではない．つまり，挿管操作中は換気が中断していることが多い．挿管操作が長引くことは無呼吸の患者を低酸素血症にさらす危険性をはらむ．絶え間ない換気の維持という観点から，挿管操作は可能な限り短時間とすることが望ましい．

② 挿管操作をくり返すことにより気道損傷の可能性が高まる

挿管操作をくり返すことで気道損傷（出血・浮腫など）をきたし，上気道閉塞を引き起こす危険性がある．それまで可能だったマスク換気も困難にしてしまう危険性がある．本ガイドラインでは「同一施行者あるいは同一器具を用いた操作を，特に直視型喉頭鏡またはビデオ喉頭鏡で3回以上くり返すことは避けるべき」とされている．

③ 声門上器具の質の向上

初代のラリンジアルマスク以降，声門上器具の性能は進化しつつある．昨今では第二世代声門上器具とよばれ，より高い気道内圧がかけられ，胃内容吸引も可能な種類も使用可能となっている（p182参照）．

b）動脈血酸素飽和度（SpO_2）の値でなく，その時点の換気状態で換気の有効性を判断する

本ガイドラインには以下のような記述がある．

「換気を評価するため，パルスオキシメーターによる動脈血酸素飽和度（SpO_2）モニタリングが理想的とはいえないことは明白である．なぜなら，換気ができず酸素供給が絶たれた状態で酸素消費が進行していても，SpO_2の値は比較的長く安全域に維持されるからである．しかし，SpO_2が急速に低下しはじめると，そこから致死的不整脈や心停止が起きるまでの時間は短い」

すなわち，換気が不十分なままその手技を継続した場合，SpO_2が低下しはじめた時点では対処が遅過ぎる可能性があるということである．SpO_2の値ではなく，「1回1回の換気を正確にモニターする」ことが重要視されている．

表1 ● 換気状態の評価方法

	麻酔施行者が最大限に努力をして換気を行った場合		
換気状態の表現方法	V1	V2	V3
換気の状態	正常	正常ではない	異常
気道確保の難易度	容易	困難	不可能
重篤な低酸素血症へ進展する可能性	なし	通常はない	あり
重篤な高二酸化炭素血症へ進展する可能性	なし	あり	あり
期待できる1回換気量	5 mL/kg以上	2から5 mL/kg	2 mL/kg以下
カプノグラムの波形	第Ⅲ相まで	第Ⅲ相欠落	なし
典型的なカプノグラムの波形	INSP Ⅰ/Ⅱ Ⅲ	INSP	INSP

この評価分類システムは、フェイスマスク、声門上器具あるいは気管チューブを通しての人工呼吸中または自発呼吸中の麻酔患者に適応可能である。INSP：吸気相
(『日本麻酔科学会気道管理ガイドライン2014（日本語訳）．より安全な麻酔導入のために』(日本麻酔科学会), p3, 図1, 2014 より引用)

具体的な換気状態の評価方法として、本ガイドラインでは換気の状態をV1〜3に分類し（表1）、本アルゴリズム内のゾーン移動についても、それに基づいて判断するよう推奨されている。ここではカプノグラム波形と1回換気量測定が中心的役割を果たしている。

この評価方法はマスク換気時のみならず、声門上器具、気管挿管、外科的気道確保のいずれの換気時にも適用される。

2) 適切な気道管理方法はその場の状況（患者・手術・施設環境・施行者）によって異なる

最適な気道確保器具とは、少ない試行回数で、短時間で、少ない血行動態変動で、気道損傷をきたすことなく、気道確保できるもの[5]と考えられる。米国麻酔科学会のガイドラインではビデオ喉頭鏡を第一選択とすることも考慮する旨の記載がある[6]が、本ガイドラインでは（特に安全領域であるグリーンゾーンでは）具体的な気道管理器具（特に挿管補助器具）は推奨されていない。

その理由は以下のように記述されている。

「どんな挿管方法・気道確保器具が理想的かは、さまざまな要因によって変わってくる可能性があるからである。その要因とは、例えば、その器具を使用可能かどうか、手技に熟練した指導者が存在するかどうか、どんな気管チューブを挿管するのか、といった環境要因や施行すべき麻酔に関連した要因、あるいは、技能や気道確保器具の好みといった麻酔施行者要因、そして、協力が得られるかどうか、低酸素血症になりやすいかどうか、心血管病変があるかどうか、といった患者要因などである」

「臨床の気道管理の現場で、ただ1つの完璧な正解というものは存在しない」

一方、準緊急領域であるイエローゾーンでは声門上器具、緊急領域であるレッドゾーンでは輪状甲状膜穿刺キットあるいはメスを用いた外科的輪状甲状膜切開がそれぞれ推奨されており、これらの器具を「可能な限り麻酔施行者の近くに準備しておくこと」とされている。

■ 日本麻酔科学会 気道管理ガイドライン2014

❷ "JSA 気道管理アルゴリズム" の要点

> **Pitfall**
> 本アルゴリズム（図1）は全身麻酔を導入した後の気道管理戦略である．全身麻酔を導入する前に気道確保する戦略（例えば意識下挿管）についてはガイドライン本文内には総論的記載があるものの，詳細な言及はない．

　本アルゴリズムは3つの領域に分類されている．全身麻酔を導入した後，採用した各気道管理手段の換気の有効性を評価したうえで次にすべきことを判断していく．各領域に関する詳細は別項で解説される．本項ではそれらの概略を述べる．

　くり返しになるが，ゾーンの移動は動脈血酸素飽和度（SpO_2）の値が低下してからで**はなく**，**換気状態で判断する**点に注意が必要である．

1）グリーンゾーン：安全領域

　「麻酔導入方法や使用予定の気道確保器具の種類にかかわらず，全身麻酔はグリーンゾーンからはじまる．ここでは患者の安全はフェイスマスクによる換気状態がV1であることにより担保される」と記載されているように，グリーンゾーンでは特定の気道確保手段，気道管理器具は推奨されていない．麻酔維持中の気道確保手段は，気管挿管，声門上器具，用手的気道確保（フェイスマスク換気），外科的気道確保のいずれでもよいとされている．どれを選択するかは施行者の判断に委ねられている．

　フェイスマスク換気が不十分（V2）または不可能（V3）で，初回の気管挿管も不成功だった場合，イエローゾーンに進む．

2）イエローゾーン：準緊急領域

　イエローゾーンに入った場合，すみやかに声門上器具での換気を確立することが推奨されている．具体的にどの声門上器具を選択するかは明示されていないが，ここでは明確に気道確保・換気器具として声門上器具が指定されている．

　また，これ以降は，麻酔から覚醒させることと，自発呼吸を再開させることとを常に考慮すべきとされる．もちろん，「麻酔科上級医師を含めた他の医療従事者の援助を要請」することも必要となる．

　声門上器具による換気が不可能（V3）であればすみやかに（SpO_2が低下する前に）〔レッドゾーン：緊急領域〕に移行する．

　一方，声門上器具による換気が十分（V1）または不十分（V2）であれば「状況改善のためにとり得る次の手段を考えるべき」とされるが，具体的にどうするかについては，これもまた施行者に判断が委ねられている．

3）レッドゾーン：緊急領域

レッドゾーンでは外科的気道確保（輪状甲状膜穿刺キット，あるいはメスを用いた外科的輪状甲状膜切開）による換気が推奨されている．

「それとともに，重篤な低酸素血症と高二酸化炭素血症の結果として発生しうる重症不整脈や心停止に備え，救急薬剤などを備えた緊急カートも要請されるべきである」と記載されている．

● 最後に

本項では日本麻酔科学会の気道管理ガイドラインについて概説した．

「この気道管理ガイドラインを遵守すれば患者予後が改善するということを保証するわけではない」ものの，このガイドラインを念頭に置きながら麻酔導入を施行することで，より安全な気道管理が実現できることが期待される．

文献

1) Japanese society of anesthesiologists：JSA airway management guideline 2014：to improve the safety of induction of anesthesia. J Anesth 28：482-493, 2014
2) 『日本麻酔科学会気道管理ガイドライン2014（日本語訳），より安全な麻酔導入のために』（日本麻酔科学会），2014
3) 磯野史朗：JSA 気道管理ガイドライン（案）：有用？ Lisa, 21：1180-1189, 2014
4) Hung O, Murphy M：Context-sensitive airway management. Anesth Analg 110：982-983, 2010
5) Asai T：Videolaryngoscopes;Do they truly have roles in difficult airways? Anesthesiology 116：515-517, 2012
6) Apfelbaum JL, et al：Practice guidelines for management of the difficult airway：An updated report by the American society of anesthesiologists task force on management of the difficult airway. Anesthesiology 118：251-270, 2013

第3章　導入時

2 グリーンゾーン

鈴木昭広

- グリーンゾーン内での管理はプロが周囲に対し常に魅せるべき技術である
- すべての症例で適切な体位・頭位のもと酸素化して導入しよう
- 呼気ガスモニターは酸素化達成の指標としてはじめから使おう
- $EtCO_2$のプラトー相を出せる「最良の気道確保」をめざそう
- 挿管は目的ではなく手段！ 最初から成功率が高く簡単な方法を選択しよう
- ビデオ喉頭鏡のとりこぼし症例をカバーできるスキルの維持を考えよう

1 概説　グリーンゾーンの重要性

　前項で述べられた通り，日本麻酔学会から出された気道管理ガイドライン（JSA-AMA）では信号機にならってグリーン・イエロー・レッドの3つのゾーン設定が行われた（p105参照）．術前診察とリスク評価を行った手術患者を予定通り「想定内」のグリーンゾーンの範囲で安全に管理し，それを学生・研修医・外科医や看護師に"見せる"ことは，気道管理のプロである麻酔科医の証である．そもそもグリーンゾーン以外は，すべて「想定外」の状況である．常に換気状態V1を維持できるよう，導入中は最大限の工夫を心がけよう．

2 導入前の準備

　導入前には，必ず，①前酸素化を行い，かつ患者の②体位，③頭位を適切に保つ．この小さな努力が安全性向上に大きく貢献する．

1）酸素投与は患者と自分のための保険だ！

　導入時には挿管操作中を筆頭に，無呼吸あるいは換気不十分な場面が待ち受ける．21%のroom airでは健常成人は無呼吸後に1〜2分程度で経皮酸素飽和度が90%以下となる

(desaturation) のに対し，十分な前酸素化を行えばその許容時間を8分程度にまで延長できる．

2）体位は仰臥位とは限らない！[1]

手術患者は一般に水平なベッドに横たわるが，仰臥位では腹腔内臓器の頭方シフトに伴い横隔膜が挙上し背側肺が虚脱して機能的残気量が減る（p38）．これは酸素の予備タンクが少なくなることを意味し，前酸素化に適さない．予備タンクを最大限活用するには患者を20〜25度ほど頭高位にする，坐位をとる，10 cmH$_2$O程度の持続呼気陽圧（CPAP）を付加するとよい．これらはdesaturationまでの時間を延長するのに役立つ．肥満患者では頭のもとに枕を入れるだけでは頸部が前屈して逆に気道閉塞をきたすため，複数の枕をくさび形に背中にまで挿入し，上半身が坂の上にのるような**ランプポジション**とする．ポイントは外耳道と胸骨切痕の高さを揃えることである（図1）(p273も参照).

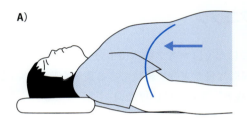

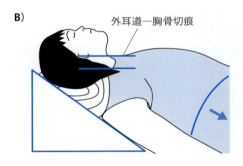

図1 ● 肥満患者で特に重要な導入前体位
A）平坦なベッドに寝せると，横隔膜が腹腔内臓器により頭側に移動し，機能的残気量が減るため酸素化のメリットを受けにくい．またマスク換気・挿管操作すべてが実施しにくい
B）ランプポジションとし，必要ならベッドをチルトさせて逆トレンデレンブルグ位も併用する．横隔膜が下がり肺容量が増すのみならずマスク換気，挿管などがしやすい．入眠してから体位変換するのでは遅い

❸ 頭位も事前準備の1つ！

いわゆるスニッフィングポジション＝嗅ぐ体位は（マッキントッシュ型の）喉頭展開時に重要なだけではなく，前酸素化とマスク換気にも有用である．先に述べた肥満患者のランプポジションでは，外耳道と胸骨切痕が同じ高さになるようにする．体位をしっかりとったうえでマスクをしっかりとあてて前酸素化をはじめよう．

> **Pitfall**
>
> **前酸素化は確実なマスクフィットで！ 効果は呼気終末酸素濃度で確認！**
>
> 　前酸素化をする際に，マスクを顔から離して保持する者がいる．おそらく患者の不快感を懸念してのものと考えられるが，安全をないがしろにした親切心は本末転倒である．マスクが浮いていると患者は周囲から室内空気を吸ってしまい，前酸素化が一向に進まない．嘘だと思ったら導入直前にぴったりフィットさせて一度深呼吸させ，そのときの呼気終末酸素濃度を見てみるとよい．思っているより酸素化が進んでいないことがわかる．目標とすべき85～90％を超えるように短時間で効率的な前酸素化を心がけよう．

> **ワンポイント**
>
> 　マスクフィットしたうえで8回深呼吸すると約1分で前酸素化は十分となる．または3分間の自発呼吸でもよい．3分の自発呼吸開始直前に患者に最大呼出させるとより効果的とされる．マスクの密着性向上には，手でマスクを保持するよりもヘッドバンドを使うと確実だ．ただし，バンドで眼球を圧迫していないか，またポップオフ弁の設定圧が高くなっていないかに留意しよう．

4　マスク換気を確実に行うテクニック

　患者の酸素化に気管挿管は必須ではなく，マスク換気で十分である．
　この必要最小限のスキルを麻酔科医は日々実践・維持できる貴重な職種である．決してV2換気を許容し続けるような"手抜き"をしてはいけない．

1）気道確保は4つの振り返りを！

　確実なマスク換気のためには，気道確保がまず重要である．「頭部後屈」「下顎挙上」「開口」の3つは"triple airway maneuver"とよばれる．マスク換気でV1が達成できない場合にはまずこの3点を確実にする．マスクをおさえる力は頭部後屈の方向と相反するため，定期的に後屈が甘くなっていないか確認する．下顎挙上は顎関節の前方移動である滑走運動を，開口は顎関節の蝶番運動を意識し，両方を確実に行うこと．4点目は「マスクの密着」であり，周囲からのリークがないかチェックする．器具に問題がない前提で，この4つを正しく行っても換気が良好（V1）にならない場合，何らかの工夫が必要である．JSA-AMAに詳述されているように（表1）[2]，原因（マスクリークか気道閉塞か）を考え適切に対処する．エアウェイの挿入は麻酔深度が不十分な状況では喉頭痙攣や嘔吐などトラブルのもとなので挿入時期は慎重に判断する．

2）片手法は導入初期のみ使う技と心得る

　多くの麻酔科医は入眠後から気管挿管まで片手法換気を実践していると思われるが，片手法でV1を維持できることは意外に多くない．後輩や研修医指導にあたって手本を示すには，片手法でV2換気の場合にすみやかに両手法に移行し，V1換気の確立をデモンストレーションしよう．逆に，初期研修医指導にあたっては，筋弛緩薬が効いてくる数分間に，片手・両手法換気を万遍なく行わせ，スキルの充実をはからせる．

表1 ● マスク換気を改善させる手段

		賛成率※
1. 気道内圧を増加させることができない場合	● 両手法や他の方法でマスクフィットを改善させる ● ガスリークを代償するために酸素の定常流量を増加させる	(96%) (92%)
2. 気道内圧を適切に増加できる場合	● 経口あるいは経鼻エアウェイを挿入する ● 両手を用いて triple airway maneuvers を確実に行う 　　（頭部後屈，下顎前方移動，開口） ● 逆トレンデレンブルグ体位あるいは半座位とする ● 麻酔器の人工呼吸器を用いて両手マスク換気を行う 　　（PEEPを高め設定し，PIPを制限したPCVモード） ● CPAPまたはPEEPを負荷する ● 筋弛緩薬が投与されていなければ投与する ● 筋弛緩薬がすでに投与されていれば回復させる ● 他の麻酔科医の援助を要請する	(92%) (92%) (92%) (77%) (92%) (88%) (92%) (92%) (92%)

PCV：従圧式換気，PIP：最大気道内圧，CPAP：持続陽圧呼吸
※（ ）内の％は，示された意見に対するガイドライン作成委員26名の賛成率
(『日本麻酔科学会気道管理ガイドライン2014（日本語訳），より安全な麻酔導入のために』(日本麻酔科学会)，p10，図5，2014より引用)

3) 両手法はいつでも使えるように鍛錬する

　両手法はECクランプを両手で実施するもの（図2A），下顎挙上を行いつつ母指球でマスクをおさえるもの（図2B），の2つが一般的である．もう1つ，下顎角を第2〜4指で引き上げて下顎を前突させ，マスクを母指であてがいながら開口させる方法（図2C）が千葉大学で実践されており，4つの気道確保の振り返りポイントを網羅しているユニークな方法である．

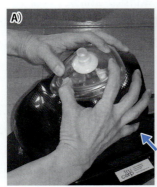 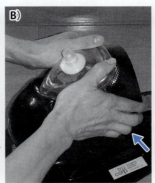 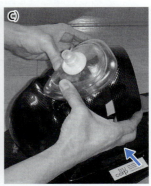

図2 ● 必ず習得したい両手法マスク保持
A) ダブルE-Cクランプ法．第1,2指でマスク密着，第5指は下顎角のひきあげ（↑），第3,4指は下顎骨に添えて後屈の補助程度．口が閉じやすい印象がある
B) 両母指球圧迫法（と筆者はよぶ）．第2,3,4指で下顎挙上と後屈（↑），第1指と母指球でマスクを密着，開口をはかる．筆者は第5指をあまり使っていない．疲れにくく長く保持できる
C) 千葉大式（CC式：両手をC型にする）．筆者は第2,3,4指で下顎挙上し（↑）下顎歯を上顎歯より高く，つまり下顎前突をしっかり行う．介助者にマスクをあててもらい，母指を背側・尾側に圧迫して開口とマスク密着をはかる．後屈はあまり意識しなくてもよく，下顎挙上法のマスク換気版という印象．きわめて有効な気道確保である

4）人工呼吸器を使用した換気

換気がうまくいかない場合，麻酔器の人工呼吸を使った両手法もよい．このときは麻酔器の設定は従圧式換気とし，初期の圧設定は最高気道内圧 12〜20 cmH$_2$O，PEEP 5〜10 cmH$_2$O 程度とする．痩せた高齢者などでは過換気になりやすいので換気量に応じて調節する．同じ呼吸器設定でマスク保持を片手，両手に切り替えながら実測換気量を観察してみるとよい．自分の気道確保のどれが最も効果的なのか理解でき，また後輩指導にも役立つ．

> **Pitfall**
> **麻酔患者で安心するな！　急変患者の気道確保は甘くない！**
>
> 病棟急変などで心停止の患者を換気する場合に留意すべき点は，彼らの噴門括約筋のトーヌスが麻酔患者のそれとは全く異なり弛緩しきっていることである．低圧であっても胃内への送気が発生するとされ[3]，油断すると数回の陽圧換気で胃はパンパンになる．麻酔中の気道管理は，健常患者，すなわち簡単なのである．だからこそ常に，より低い気道内圧で換気が行える最良の気道確保の実践を心がけるべきなのだ．麻酔科を回る初期研修医が将来の病棟急変で困ることのないよう，片手法，両手法を含めたさまざまなマスク換気の工夫をしっかりと叩き込もう．そのためには教える麻酔科医自らが彼らの将来の「現場」を考えた指導をし，手本を示し続ける必要がある．

❺ 器具を用いた気道確保法

マッキントッシュ型とミラー型が東西横綱であった時代は終わり，現在は非常に多様な気管挿管器具が存在する．70 年以上使われ続ける器具を永遠に使い続けても気道管理の未来は今更大きく変わりようもない．むしろ新しい器具によって従来の問題点を解決し，新しい課題へと向かうべき時期が来ている．耳鼻科医が額帯鏡ではなく軟性喉頭ファイバーを使うようになったのと同じく，われわれも直視型の喉頭鏡ではなくビデオ喉頭鏡を使う方がよい．モニター画面などで情報共有できる器具は教育目的のみならず，チーム医療のためにも重要である．

1）マッキントッシュ型喉頭鏡（第 1 世代）（図 3A）

声門を直視観察する喉頭鏡を第 1 世代とよぶ．第 1 世代は，目と声門を結ぶ直線的視野空間を構築してチューブの通り道とする．そのためには視界に入り込む下顎・舌・喉頭蓋などの前方成分と，上顎歯・上顎骨・顔面・頭部などの後方成分を視野空間から排除しなければならない．その意味では視野確保にある程度の「力」を要する．一般にはスニッフィングポジションをとり，顔面を天井と平行にすること，開口を十分に得てから喉頭鏡を挿入することが重要である[4]．いろいろ工夫しても声門がうまく視認できない場合は **BURP 手技**などを併用する[※1]．なお，開口時にクロスフィンガー法を用いる場合には，親指で下顎を押し下げる（顎関節の蝶番運動）だけではかえって気道を閉塞させ，舌が喉頭鏡を進める際の邪魔になりうまくいかない．母指はむしろ滑走運動の補助として用い，下方ではなく前上方に動かすことで，舌と軟口蓋の間に喉頭鏡が進む空間をつくれるのである[5]．

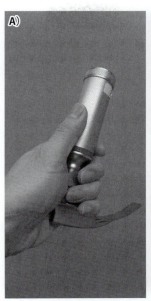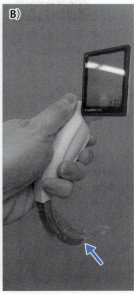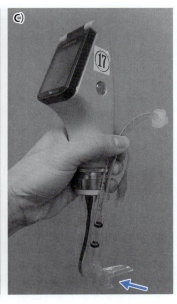

図3● 喉頭鏡の分類
A) 直視観察を行うマッキントッシュやミラーは第1世代．L字型の形状を呈する
B) カメラで間接的に声門を視認するMcGRATH MACなどは第2世代．形状はマッキントッシュ類似のもの，C字型，釣り針状の湾曲をもつものなどさまざまある
C) 間接視に加えてチューブ誘導溝をもつエアウェイスコープなどが第3世代．気道解剖に沿ったJ字型を呈する
↑はカメラ部分

※1 **BURPとは？**…喉頭視認性の改善のために体の外から喉頭を用手的に操作することをELM（external laryngeal manipulation）とよぶ．そのなかでもBURPは甲状軟骨を後方（Backward），頭側（Upward），右方向（Rightward）に圧迫（Pressure）して声門を見やすくする手法である．これに対してSellick手技とは輪状軟骨を後方に約10Nの力で圧迫し，フルストマック患者での迅速導入時に用いられる（図4）．両者を混同しないように注意されたい．なおSellick手技の有効性については近年圧迫で食道自体の位置が変わるので効果がないのでは？などの否定的な意見があるが，マスク換気時の胃内ガス送気予防効果は非常に高い．Sellick施行時に喉頭視認性が悪い場合はBURPに移行してもよい．いずれにせよ，現在はこのような力技で患者の解剖を無理やり実施者の視線に沿わせるような操作を行わなくても視野を改善できる器具が多数利用可能である．

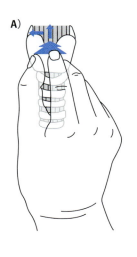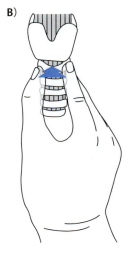

図4● BURPと輪状軟骨圧迫（Sellick手技）の違いを正しく認識しよう
A) BURPは甲状軟骨を操作する
B) Sellick手技（cricoid pressure）は輪状軟骨を押す

2) 見えるけど入らないことがある第2世代（図3B）

　間接視用のカメラをブレード先端につけて視野改善を図るものが第2世代である．McGRATH MAC，GlideScopeなどがある．第2世代はMacintosh型より視野が改善するが，十分な開口を得なくても声門が視認できる．このためチューブを操作するための口角周囲のワーキングスペースが小さい場合，先端をうまく声門に誘導できないことがあり，スタイレット角度の調整（アイスホッケーのスティックのようにより強い角度とする）など追加の工夫を要する．また，モニターだけをみてチューブを口腔内に挿入した場合，カメラで映っていない軟口蓋周囲をチューブで傷つけたり，極端な例では軟口蓋をチューブが貫通するなどの外傷をきたすことがある．チューブを口腔内に挿入してからモニタに映し出されるまでは直視観察下に愛護的な操作を心がける．

3) チューブガイドつきの第3世代（図3C）

　カメラなど光学技術に加えてチューブを声門方向に誘導するガイド溝を内蔵するタイプ．エアウェイスコープ，エアトラック，KingVisionがある．カメラケーブルが本体〜ブレード部分に内蔵されており，同じ経路で気管チューブがガイド溝に装てんされるため，声門が見えればチューブは声門直前に到達ずみであり，押し込み操作で声門方向に容易に誘導できる．気管挿管のためには視線上にある障害物を排除する必要があるが，喉頭蓋も視野を妨げる重要な前方成分の1つである．エアトラック，KingVisionは基本的にはMacintosh同様に喉頭蓋谷に先端を挿入するのに対し，エアウェイスコープはこの最後の障害物となる喉頭蓋を直接挙上して排除するため，最も理想的なアプローチを有する器具といえる[6]．挿管困難事例を解析した他施設研究のデータを解釈すると，エアウェイスコープは麻酔科医でも困難と判断した事例の99.3%を容易に解決し，理論上挿管困難に遭遇する頻度が従来の5.8%から0.05%と2桁のオーダーで激減させることになる．

　挿入のコツは，①カメラの視線とチューブの進行方向のずれを意識することである（図5）．カメラが声門を真正面からとらえるとチューブは声門開口面に対して斜めに侵入するため披裂部にあたりやすくなる．声門を斜めに見ながらチューブが開口面に垂直に進入するべきことを理解すること．また②気管の方向とチューブ進行方向を合わせるために喉頭鏡本体の先端角度の微調整も重要である．モニタ上に表示される的を声門にあわせてもチューブが入らない，という人のほとんどはこの「チューブのためにカメラは道をゆずる」という原則が理解できていないパターンである．

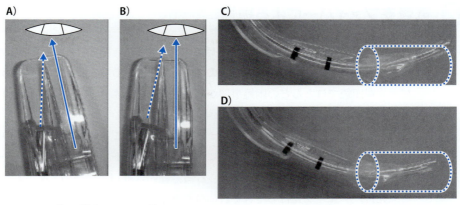

図5● 第3世代を正しく使うコツ

第3世代は見えれば挿入できる器具である．挿入できない場合は実施者の使い方に工夫が必要で，三次元的な位置関係の理解を心がけよう
A) 声門が正面からよく観察できている場合は往々にしてチューブの進入角度は斜めとなり披裂部にあたるなど失敗のもと
B) むしろカメラは声門を斜めから観察し，チューブを声門に垂直に挿入することが必要である
C) 上下方向はチューブの進行方向が気管軸に沿うことが大事．この図の場合，声門を超えた後でチューブが気管前壁にあたるため挿入が困難となる
D) ブレード本体の角度を調整してチューブをいかに気管軸に合致させるかが成功の秘訣である．初心者でも簡単に使えるからこそ，気道管理のプロとして正しい使用方法を知っておこう

6 声門上器具を介した挿管（図6）

次のイエローゾーンでも重要な役割を果たす声門上器具は，挿入して換気を確立できれば気管チューブのガイドとして挿管にも利用できる．

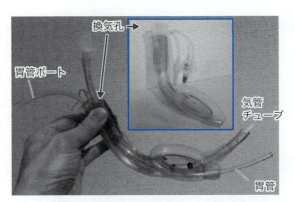

図6● 挿管補助器具として使用できる声門上器具の1例

青枠内はAmbu LMA Suctionというアングルタイプの声門上器具．換気だけではなく胃管誘導ポートを介した胃内容除去が可能な第2世代型である．換気孔から気管チューブを挿入して声門方向へ誘導すれば挿管補助具となる．盲目的に挿管できなくはないが，成功率は100％ではないため，困難事例の対応ならなおさら気管支鏡補助などで愛護的かつ確実に実施すべきである

7 気管支ファイバーによる挿管

　気道管理の成功率を100％に近づけるには，①第2，第3世代型喉頭鏡，②声門上器具に加え，③気管支ファイバー挿管，の3つをマスターしておくことをお勧めする．近年はビデオ喉頭鏡でほとんどの困難事例が解決してしまうため，気管支鏡を使用する頻度が減り，スキルの充実やメンテナンスをする機会が失われつつある．困ったときだけファイバーを手にしても使いこなせるはずはない（図7）．日ごろの歯科口腔外科の経鼻挿管や分離換気手術の二腔チューブ使用の際にファイバーガイド下挿管の技術維持を積極的にはかることでいざというときに役に立てられる．経路は経口，経鼻の2種があり，またファイバー先行，チューブ先行のそれぞれにコツとポイントがある．すでにある成書に詳しいのでぜひご一読いただきたい[7]．

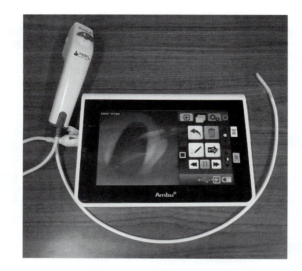

図7 ● 気管支ファイバー
アイピース情報を共有する旧式のものと比べ，新しいものはモニターを介した情報共有が可能であり，教育を受けやすく，指導もしやすい

文献

1) Dixon BJ, Dixon JB, Carden JR, et al : Preoxygenation is more effective in the 25 degrees head-up position than in the supine position in severely obese patients: a randomized controlled study. Anesthesiology 102 : 1110-1115, 2005
2) 『日本麻酔科学会気道管理ガイドライン2014（日本語訳），より安全な麻酔導入のために』（日本麻酔科学会），2014
3) Gabrielli A, Wenzel V, Layon AJ, et al : Lower esophageal sphincter pressure measurement during cardiac arrest in humans: potential implications for ventilation of the unprotected airway. Anesthesiology 103 : 897-899, 2005
4) Isono S : Common practice and concepts in anesthesia : time for reassessment: is the sniffing position a "gold standard" for laryngoscopy? Anesthesiology 95 : 825-827, 2001
5) Henderson JJ, Suzuki A : Rigid indirect laryngoscope insertion technique. Anaesthesia 63 : 316-317, 2008
6) Suzuki A, Toyama Y, Katsumi N, et al : The Pentax AWS® rigid indirect video laryngoscope : clinical assessment of performance in 320 cases. Anaesthesia 63 : 641-647, 2008
7) 青山和義，竹中伊知郎 著『これならできるファイバー挿管』，MEDSi, 2011

第3章 導入時

3 意識下気管挿管方法

内田寛治

- 意識下気管挿管の適応を理解する
- 患者の状態に応じて適切なデバイス，方法を選択することが重要である
- 意識下気管挿管成功への6つのエッセンスを理解する
- ファイバーの正しい操作法の取得が重要である
- 個々の技術，チーム医療，患者との意思疎通のすべてにハイレベルが求められる

1 意識下気管挿管の適応患者

　麻酔導入時の気道関連トラブルは，麻酔関連患者死亡の主要な因子である[1]．意識下気管挿管は，麻酔導入時の気道確保トラブルを安全に回避する際に必要である．したがって意識下挿管は，麻酔導入前にトラブルを予想することからはじまる．本法は患者にはストレスの強い挿管方法であり，**患者の安全のため，快適性を犠牲にせざるを得ない場合**に適応となる．

①全身麻酔導入後，挿管不能，またマスク換気不能である可能性が高い場合
　　⇒ 自発呼吸が維持されているうちに気管挿管を完了させる必要がある
②頸椎不安定性があり（外傷，リウマチなど），挿管中〜後に神経学的評価をするため患者の意識を保っておきたい場合
③通常の全身麻酔導入に用いる薬剤でバイタルサインが保てない可能性がある場合
　（ショック患者，高齢者急性腹症など）
　　⇒ 麻酔薬による循環虚脱リスクがあり，自発呼吸と循環動態が維持されているうちに，気管挿管を完了する必要がある
④誤嚥のリスクが高い場合
　　⇒ 気道防御能が保たれているうちに挿管を完了させる必要がある

❷ 意識下気管挿管で用いる方法

　ファイバースコープを用いた方法が現在ゴールドスタンダードとされる．その他に古典的喉頭鏡，ビデオ喉頭鏡を用いた挿管，盲目的経口・経鼻挿管，ラリンジアルマスクを用いた挿管，外科的気道確保（局所麻酔下気管切開）などがある．近年開発されているビデオ喉頭鏡も有望なオプションである．ビデオ喉頭鏡は，ファイバースコープよりも操作が簡単とされ，ファイバー挿管と比較した報告がある[2) 3)]．それぞれの状況に対する各種挿管方法の有効性を表1に示した．この他にも，挿管者が方法に習熟しているかどうかも選択基準となる．また，いずれの方法も気道への局所麻酔を行ったうえで挿管する．可能であれば患者が協力的でストレスを感じにくい程度の鎮静を行う．

表1 ● 意識下挿管を行う際の方法の比較

	ファイバースコープ	古典的喉頭鏡	ビデオ喉頭鏡	盲目的挿管	ラリンジアルマスク経由の挿管	外科的気道確保
開口制限がある	経鼻◎，経口○	△〜×	△	○（経鼻）	△〜×	○
喉頭展開困難	○	△〜×	○	○	○	○
口腔内の出血，唾液，嘔吐物	△〜×	△	△〜×	△	△〜×	○
頸椎不安定	○	△〜×	○〜△	○	○	○
頸部感染，膿瘍	○	○	○	○	○	△〜×
時間的余裕がないとき	△	○	○	○	△	○

患者が十分に気道の麻酔をされており，操作者がそれぞれの方法に熟達していることが前提である
盲目的挿管は高度の技術を要し，かつ成功率が低い．外科的気道確保はそれ以外の方法をよく検討したのちに考える

❸ 意識下ファイバースコープの適応

　本項では，「準備」「実際の操作」については，挿管困難のさまざまなタイプに最も多く対応可能であるファイバースコープを用いた挿管法について詳説する．その他の「鎮静方法」「局所麻酔方法」などは，それ以外の方法とも共通する．

　前述の意識下気管挿管の適応のうち，①②が主たる適応となる．直接喉頭展開での挿管が困難と予想される場合（表2）[4)]（p59参照），特に既往歴でわかる場合，過去の麻酔チャートの記述が参考になる．表2に加えて，以下の因子もある場合はより適応を検討する．また非適応，慎重適応を表3に示す．

- ◆ スキサメトニウムや吸入麻酔薬の使用が禁忌
- ◆ 誤嚥リスク
- ◆ 外科的気道確保が困難（輪状軟骨や気管領域にアクセスが難しい）
- ◆ 通常のマスク換気，挿管操作が制限される：
  ハローベスト装着中，頭部定位手術でフレームが付いている場合など

表2 ● 喉頭展開困難，マスク換気困難の予測因子

気管挿管困難		マスク換気困難
● 過去の挿管困難の既往 ● 関節炎 　リウマチ性関節炎　強直性脊椎炎 ● 感染 　歯の膿瘍　　Ludwig's angina 　喉頭蓋炎　　クループ ● 腫瘍 　舌　　喉頭　　甲状腺 ● 医原性 　口腔，頸部への放射線治療 　過去の気道手術 　過去の頸部手術（例：頸椎癒合術）	● 外傷 　頸椎骨折，不安定性あり 　顔面骨折　　気道浮腫　　気道熱傷 ● 先天性 　Pierre-Robin症候群 　Treacher Collins症候群 　Klippel-Feil症候群　　ダウン症 　Goldenhar症候群 ● 肥満 ● 末端肥大症	● 過去のマスク換気困難 ● 肥満，BMI＞26 ● 歯がない ● 年齢＞55歳 ● ひげ ● 閉塞性睡眠時無呼吸症，いびき

（文献4より改変）

表3 ● 意識化ファイバー挿管非適応と慎重適応

非適応	慎重適応
● 患者が拒否，あるいは協力的でない ● 担当医師に気道確保スキルがない ● 局所麻酔薬アレルギーがある ● 頭蓋底骨折（経鼻ルートは禁忌）	● 気道確保困難かつ切迫気道閉塞の場合 ● 上気道狭窄音の聞こえる上気道腫瘍（ファイバー刺激で気道閉塞となるリスクがある）：成功例報告もある．ファイバー使用者の操作技術に依存する．また気道を観察するためのファイバースコープは有効 ● 上気道の感染・汚染がある（血液，脆い腫瘍，開放膿瘍）（間接視の場合は，分泌物や血液で観察不能となることがある） ● ひどく歪んだ解剖：ファイバースコープの挿入に成功しても，気管内チューブが挿入できないことがある．直接視による挿管，硬性気管支鏡を使用した挿管，外科的気道確保を考える ● 挿管困難が予想され，かつ進行性の気道狭窄・閉塞がある場合［上気道外傷，急速に進行する感染（急性喉頭蓋炎，クループ，扁桃膿瘍など），異物による窒息］：時間的猶予がない場合が多く，外科的気道確保も適応となりうる．これらは閉塞の状態，場所，進行度，また対応麻酔科医師のスキルに応じて気道のマネジメントは異なる

4 準備（器具，体位など）

　術前評価結果，施設にある道具，医師のスキルから，**成功率が最も高いと考えられる**プランを立てる．プランがうまくいかないときの次のプランも立てておく．
　蘇生に必要な道具，薬剤，さらに必要と考えられる気道確保器具は**すべて手元に準備しておく**．熟練したアシスタントを確保し，プランを共有する．外科的気道確保のできる医師も確保する．

1）器具，薬剤準備

- 吸引機器
- ファイバースコープ（外径5 mm，6 mm）：
  使用する気管内チューブの内径との差が少ないものを選ぶ

- ファイバースコープモニター：
  操作者にとって楽な姿勢で確認できるようにセットアップできることが望ましい（図1）
- 鼻腔処置（血管収縮，充血防止）用器具：ナファゾリン硝酸塩（プリビナ®液0.05％），あるいはオキシメタゾリン塩酸塩（ナシビン®0.05％），綿棒（鼻，咽頭処置用）
- ジャクソン型喉頭麻酔スプレー：
  最近はシリンジ接続タイプでディスポ製品がある（図2）
- 患者バイタルサインモニター：血圧，SpO_2，心電図のモニターは必須である．呼吸モニターとして，カプノグラフィーが有用
- 酸素投与器具：鼻カニューレなど．経鼻で高流量酸素を投与するとファイバー挿管中の酸素化と，気道開存性が維持されるとの報告もある[5]
- 静注用ルート
- 各種蘇生薬，全身麻酔導入用薬，鎮静薬，麻薬

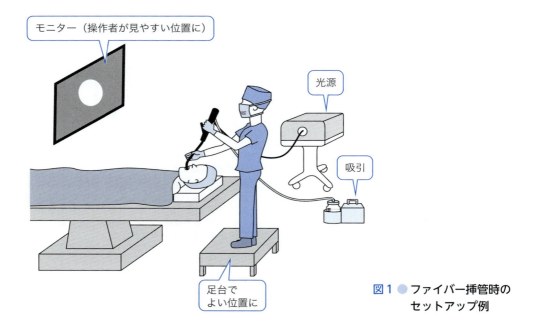

図1 ● ファイバー挿管時のセットアップ例

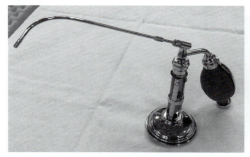

A）ジャクソンスプレー

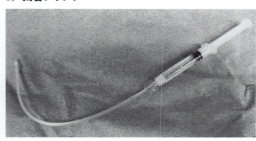

B）気管シリンジ

図2 ● 気道の麻酔用デバイス

2）体位

仰臥位が可能であれば，枕を入れて，**スニッフィングポジション**をとる．患者が仰臥位で気道狭窄症状を呈する場合は，15〜30度上体を起こした体位をとる．患者の状態で坐位，側臥位をとらざるを得ない場合もある．気道がより開通する意味で坐位は有効だが患者と術者が対面で挿管を行うことになる．

❺ 意識下気管挿管時の実際

Rosenbattは，6つの重要なエッセンスを提唱している[6]．

1）患者への説明　　2）気道分泌物抑制　　3）鼻腔処置
4）気道の麻酔：反射抑制　5）鎮静　　6）時間に余裕をもつ

1）患者への説明

丁寧に行うと成功率と患者の満足度が上がる．意識下挿管の必要性，局所麻酔で気道反射を抑制し行うこと，安全な範囲で鎮静すること，協力が必要であることを理解，納得してもらう．また挿管操作中も会話を続けることは大切である．

2）気道内泌物抑制

禁忌でなければ，挿管開始15分前にアトロピン0.5 mg（欧米ではグリコピロレート3〜4 µg/kg）を静注または筋注して気道内分泌物を抑える．

3）鼻腔処置

経口挿管予定でも，禁忌でなければ，鼻腔の処置もルーチンで行う[6]．鼻腔処置で口腔咽頭にも多少麻酔効果があり，また経口でうまくいかないときにすみやかに経鼻アプローチへ変更ができる．

鼻腔内にナファゾリン硝酸塩（プリビナ®液0.05％）と4％リドカイン液を浸した綿棒を鼻腔（下鼻道と後鼻腔）に通し，血管収縮と表面麻酔を行う．少しずつ進めながら5分程度かけて麻酔を浸潤させる．

4）気道の麻酔

a）口腔〜咽頭の麻酔

舌根部と口腔咽頭後壁の麻酔：嘔吐反射抑制のため，舌咽神経をブロックする．リドカインを含ませた綿棒を舌に添わせて口蓋弓の基部に当てる．嘔吐反射が出るようなら少し戻してから再度進める．その状態で口を閉じてもらい，5分ほど置いておき麻酔を浸潤させる．

b）下咽頭〜喉頭，気管の麻酔

いわゆる，①spray as you goの方法と，②**局麻誤嚥法**および，③**注射による麻酔法**を紹介する．いずれの方法も，まず2％リドカイン5 mLを含んで1分間うがいする．これを2回くり返すことで中咽頭付近まで麻酔する．うがい後，内容は吐き出してもらう（局麻薬の投与量を最小化するため）．

① spray as you go

ファイバースコープで進みながら，局所麻酔薬を噴霧する方法．ファイバースコープのワーキングポートから，硬膜外カテーテルを挿入し，1 cm程度ファイバー先端から出る位置に固定しておき，カテーテルを通して4％リドカイン液1〜2 mLを噴霧すると確実に目的部位を麻酔できる（図3）．ワーキングポートに直接局麻入りシリンジをつけることも可能であるが，効率に劣る（「Pitfall」参照）．後鼻腔（経鼻の場合），咽頭背部，喉頭蓋，声帯，気管にそれぞれ噴霧することを意識する（「Pitfall」参照）．

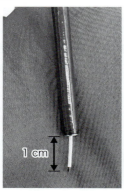
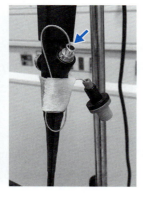

図3 ● spray as you go
A）ファイバー先端から1 cm程度出した状態で固定する
B）ワーキングポートから挿入した硬膜外カテーテル

Pitfall

確実に麻酔する工夫

局麻薬をワーキングポートから直接投与するときは，ファイバーの管内に薬液が留まってしまい，実質的に噴霧されていないことがある．また吸引ボタンを誤って押してしまって，局麻薬が投与されないまま吸引されてしまう失敗もある．本文で述べたように硬膜外カテーテルなどを挿入して行うと確実である．

spray as you goでよくやる失敗

スムーズにいかない場合，口腔内の唾液量が多くなってしまって，実質的に表面に麻酔が届かなくなることがある．分泌物が多い場合はしっかり吸引をしてからファイバースコープを挿入すべきである．

② 局麻誤嚥法

仰臥位で，口を開けて舌をできるだけ前に出してもらい，ガーゼなどで舌を保持した状態にし，1.5％リドカイン液を0.2 mL/kg（最大20 mL），舌根部にドリップする．通常10 mL程度使用する．患者は最初咳き込むが，麻酔が効くと咳がおさまり，リドカイン液が声門を超えて誤嚥され，気管にも浸透する．気道奥でゴロゴロいう音が聞こえると十分麻酔が効いたと考える．この方法では，追加の麻酔は必要なく，成功率が高い[7]．

③ 注射による麻酔法

輪状甲状膜から23Gの針で気管内に麻酔薬を3〜5 mL投与すると声門直下を確実に麻酔できる（「ワンポイント」参照）．患者が咳嗽を起こすことで，声門上部にも麻酔がかかる．咽頭，喉頭の支配神経に対するブロック注射を行う方法も知られているが，必然性があるケースは必ずしもないと考える[8]．

> **ワンポイント**
>
> 経輪状甲状膜から穿刺して局麻薬を投与する際は，咳嗽反射が起きることをあらかじめ患者に伝え，局麻投与直前に息を呼出してもらった後に注入し，すみやかに針を抜去する．咳嗽によって，気管膜様部まで針によって傷つけないように細心の注意を払う．

5）鎮痛・鎮静

ショックなど循環動態が不安定な場合は，循環抑制をきたす鎮静鎮痛薬の使用は控えるべきである．また挿管実施者とは別に鎮静担当医がいないと理想的な鎮静状態に調節することは困難である．

鎮痛薬投与を基本とし，鎮静薬はその補助程度にすべきである．ミダゾラムやプロポフォールなどは意識（覚醒）の維持が困難であるので，気道確保困難症例にはあまり推奨しない．

少量ずつ反応を見ながら投与し，拮抗薬がある場合は準備する．従来はフェンタニル，ベンゾジアゼピン（ミダゾラム）の使用が一般的であったが，調節性の高いレミフェンタニル，呼吸抑制が少なく，コミュニケーションがとりやすいが患者の満足度が高いデクスメデトミジンが登場してからはその有効性が報告されている．表4に一般的に成人で使用されている補助鎮静方法を示す[8]．

表4 ● 成人の意識下気管挿管を行う時に一般的に使用される鎮静薬剤

薬剤	投与量，投与方法，タイミング	拮抗薬
プロポフォール*	持続静注TCI（目標血中濃度） 0.8 μg/mL 程度	なし
ミダゾラム*	0.5〜4 mg，静注，効果を見ながら少しずつ	フルマゼニル
フェンタニル	25〜100 μg，静注，効果を見ながら少しずつ	ナロキソン
レミフェンタニル	ローディング：0.75 μg/kg 持続投与：0.075 μg/kg/分	ナロキソン
デクスメデトミジン	ローディング：1 μg/kg/時間 10分以上かけて 持続投与：0.7 μg/kg/時間	なし

* 気道確保困難症例にはあまり推奨しない
（文献8より改変）

6）時間に余裕をもつ

患者の状態が許せば，患者への説明や，鼻腔，口腔処置には十分な時間をかけることが必要である．

6 実際の挿管手順

1）ファイバー挿管

　ファイバー操作（Pitfall参照）には日頃から慣れておき，特にファイバーがS字にならないように，まっすぐにもつよう意識する（図4）．通常頭側に立つときは，手術台を下げるか足台をつけて高い位置から行うとやりやすい（図1）．

　ファイバーの先端部に唾液，痰など分泌物や，血液が付着して，カメラ映像が見えなくなることをそれぞれ**ホワイトアウト**，**レッドアウト**という．ホワイトアウト，レッドアウトを防ぐために，ファイバー先端が，粘膜壁へ当たらないように常に意識する．

　咽頭スペースを広げるために，介助者が下顎挙上を行うか，舌をガーゼで包んで引き上げる方法がある．経口アプローチの場合は，各種エアウェイ（Berman, Williams, Ovassapianエアウェイなど）を挿入すると喉頭までスムーズに進みやすい．

　酸素投与目的で，ファイバーの吸引ポートに酸素供給管をつけると，吹送される酸素によって周囲の液体が吹き飛ばされ，ホワイトアウト，レッドアウトが起こりにくい．しかし，後述の合併症があることに注意する．

　spray as you goの方法では，未麻酔の場所へ局所麻酔を噴霧するたびに咳嗽反射が起きるため，その都度戻り，何度かに分けてファイバー操作を行う．他の方法でも，麻酔不十分で嘔吐反射や声門が閉じる場合は，局所麻酔薬の追加が必要である．

　適切に口腔，咽頭が麻酔されていれば，喉頭蓋まではスムーズにいく場合が多い．ファイバーが声門を通過し，気管内に局所麻酔が噴霧できれば，次のファイバー操作時に挿管可能である．ファイバーに気管内チューブをセットしてから挿入する（図5）．

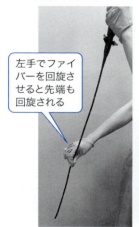
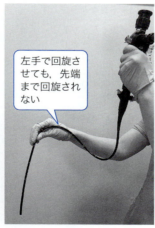

図4 ● ファイバーの正しい持ち方

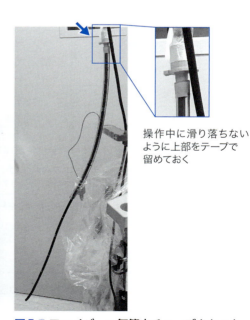

図5 ● ファイバーへ気管内チューブをセット

> **Pitfall**
> **ファイバー操作に伴う注意**
> 　口腔内に手を突っ込んだりすると錯乱した患者，あるいは中途半端な鎮静状態の患者に噛まれることがあるので，注意．ファイバーを経口で挿入しているときもファイバーを噛まれないようにバイトブロックまたはエアウェイを使用することを推奨する．挿管直後の気管内チューブも同様．すみやかにバイトブロックを挿入する．

> **ワンポイント**
> 　ファイバースコープを通じて気管内チューブを挿入する際に，チューブが喉頭へ向かなかったり，チューブの先端が喉頭の構造物（右披裂軟骨）に当たって入らないことがある．経口ファイバー挿管45例を検討した報告では，53.3％が最初の挿入に失敗した[9]．チューブを引き戻して，90度反時計回りに回転させると通常うまくいく．ファイバーとチューブのギャップを少なくするために，気管内チューブの内径とファイバースコープの外径の差が少ないものを選択するか，パーカー気管内チューブ（Parker Medical）のような先端が加工され，ファイバーとのギャップが少ないチューブでは成功率が高くなる．

2）ファイバー以外の方法での挿管

　喉頭鏡，ビデオ喉頭鏡の場合は，患者に自発呼吸を促しつつ，喉頭展開し，喉頭蓋，声帯，声門下へ4％リドカイン液を気管シリンジ（図2）から噴霧する．咳嗽反射が出たところではいったん戻る．喉頭鏡をかけると唾液の分泌が増えるので，必要に応じて吸引する．声門の視認が不十分な場合は，ガムエラスチックブジーを挿入してから挿管する．

7 意識下気管挿管時の合併症とその対応

a）低酸素血症

　意識下ファイバー挿管で最も頻発する合併症である．鎮静薬投与あるいは高度上気道狭窄患者に対する局所麻酔薬投与が，完全気道閉塞を起こす可能性がある．挿管中は鎮痛を基本とし，鎮静はごく軽度にとどめるべきである．鎮静薬は注意深く投与し，かつ常にモニターしておく．短時間作動薬あるいは拮抗薬があるものを使用することが理想的である．

b）誤嚥

　局麻を進めて気道防御能がなくなっているときに胃内容逆流が起きたら誤嚥性肺炎のリスクがある．局所麻酔を行った後はすみやかに挿管を完了させることを意識する．誤嚥が疑われる場合は挿管後にすみやかに気道内を吸引浄化する．胸部X線上肺炎像が認められる場合は，状況に応じて抗生物質などの治療を考慮する．

c）鼻出血

　経鼻ルートで起こりやすい．事前の鼻腔処置による予防とチューブ操作を丁寧に行うことで防止できる．

d）喉頭気管外傷

　ファイバー挿入は直視下で行えるが，気管内チューブは挿管時盲目的に進める．喉頭付

近にチューブ先端があるときに抵抗を感じたら，無理に押し込まないことは重要である．頻度は低いが，ファイバーから酸素を吹送している場合に，胃の膨張と破裂，気管裂傷による皮下気腫，縦隔気腫も報告がある．

e）局所麻酔中毒

Woodallらによると，1施設での180例のうち，リドカインによると思われる症状が36％に発生したという[10]．**上限をあらかじめ把握しておくことは重要である**．英国胸部疾患学会は，**8.4 mg/kg**を超えなければ問題ないとしている．使用している局所麻酔薬の総量を常に意識しておくことが重要である．

おわりに

麻酔科医師にとっては，高度な技術と局面に応じた判断力が要求される．稚拙な技術では患者に多大な苦痛を与えるのみならず，患者を危険に晒しかねない．個々のスキルアップのみならず，**診療チームとして日頃からトレーニング**が必要である．

文献

1) Peterson GN, Domino KB, Caplan RA, et al : Management of the difficult airway. A closed claims analysis. Anesthesiology 103：33-39, 2005
2) Rosenstock CV, Thøgersen B, Afshari A, et al : Awake fiberoptic or awake video laryngoscopic tracheal intubation in patients with anticipated difficult airway management: a randomized clinical trial. Anesthesiology 116：1210-1216, 2012
3) Kramer A, Müller D, Pförtner R, et al : Fibreoptic vs videolaryngoscopic (C-MAC® D-BLADE) nasal awake intubation under local anaesthesia. Anaesthesia 70：400-406, 2015
4) Leslie D, Stacey M : Awake intubation. Continuing Education in Anaesthesia, Critical Care & Pain. Advance Access published April 25, 2014
5) Badger S, John M, Fearnley RA, et al : Optimizing oxygenation and intubation conditions during awake fibre-optic intubation using a high-flow nasal oxygen-delivery system. British Journal of Anaesthesia 115：629-632, 2015
6) Rosenblatt WH : Awake intubation made easy! American society of anesthesiologists refresher course lectures 2007. 218
7) Chung DC, Mainland PA, Kong AS : Anesthesia of the airway by aspiration of lidocaine. Canadian Journal of Anaesthesia 46：215-219, 1999.
8) Doyle DJ : Topical and regional anesthesia for tracheal intubation. Anesthesiology news guide to airway management. 9-13, 2014
9) Johnson DM, From AM, Smith RB, et al : Endoscopic study of mechanisms of failure of endotracheal tube advancement into the trachea during awake fiberoptic orotracheal intubation. Anesthesiology 102：910-914, 2005

第3章 導入時

4 フルストマック

増田孝広, 中澤弘一

- 「最終経口摂取」だけではなく「胃内貯留のリスク」や「逆流のリスク」をチェックすることも術前評価では重要である
- フルストマックであると判断したら, 誤嚥阻止の気道確保戦略をとる
- 低酸素血症のリスクがある場合は, 低圧でのマスク換気を行う
- 誤嚥をきたしてしまった場合は, まず化学性肺炎への移行に注意する

1 全身麻酔とフルストマック

　全身麻酔が臨床で普及をはじめたのは19世紀後半に遡るが, 当初は気道確保の技術やデバイスはなく, エーテルを用いた自発呼吸での麻酔管理が行われていた. 全身麻酔で反射のなくなった気道は無防備であり, 胃内容物の誤嚥とその結果発生する肺傷害は周術期における死亡率の高い合併症であり, 手術の安全な遂行にとって大きな脅威であった. 20世紀前半になると周術期誤嚥が報告されるようになり, 1946年にはMendelson[1]が誤嚥をきたした産科麻酔症例66例を報告した. 彼の名をとって胃内容物の誤嚥によって引き起こされた誤嚥性肺臓炎（aspiration pneumonitis）はのちにMendelson症候群と呼ばれるようになった[※1].

　こうした歴史的背景の中で, 20世紀半ばに気管挿管が普及すると, 術中の気道確保は保証される一方で麻酔導入法やその際の合併症が注目されるようになった. 麻酔導入時や抜管後の誤嚥は相変わらず大きな問題であり, 術前の絶飲食は欠かせなくなった. 今日では麻酔導入前は不必要に患者に制限を加えることがないよう, 欧米において絶飲食のガイドラインが策定され[2,3], 全身麻酔の質および安全性向上に資している. **禁飲食時間によっ**

※1　**Mendelson症候群**…誤嚥症例の臨床報告のみならずchemical pneumonitisの機序を動物実験でも実証したMendelsonの報告が有名となったため, 特に誤嚥による化学性肺炎をさす言葉として麻酔科医のみならず内科医もこの用語を用いてきた. しかしMendelsonがはじめて報告した病態ではないし, またpneumonitisとpneumoniaを臨床的に区別することもできない場合も多い. それゆえ, Mendelson症候群という名称は用いられなくなってきているのが現状である.

て安全が担保されない症例は，誤嚥のリスクを踏まえ，何らかの対策を講じるべきである．このような症例が**フルストマック**である．

❷ フルストマックを考慮すべき症例

　フルストマックとは，物理的に胃内容物が充満していることは言うに及ばず，逆流のリスクの高い症例も含めるべき概念であろう（表1）．また禁飲食だけでは必ずしも規定できない場合があり，機械的な閉塞だけではなく，さまざまな要因による消化管運動の障害によっても起こりうることを念頭に置くべきである（Pitfall参照）．さらに脂肪分の高い食事や水分のうちでも乳製品は胃内停滞時間が遅延することを考慮すべきである．

表1 ● フルストマックを考慮すべき症例または誤嚥のリスクの高い症例

A．フルストマックを考慮すべき症例	B．逆流のリスクを考慮すべき症例
● 妊婦 ● イレウス ● 外傷 ● 緊急手術（術前絶飲食を守れなかった症例） ● オピオイド使用 ● 糖尿病	● 胃食道逆流・食道裂孔ヘルニア

Pitfall

妊婦はフルストマックか？

　妊婦がフルストマックであるか否かについては賛否両論あり，妊娠によっても胃内容物排泄時間に差はないとする報告は複数ある．ただし，全身麻酔で行われる帝王切開術は，脊椎麻酔や硬膜外麻酔などの局所麻酔薬により行われるものと比べ16倍の死亡率と報告されており，誤嚥のみならず現在では気道確保の失敗に起因するものが多い．妊婦の気道確保には合併症が多く，注意が必要であることは間違いないだろう．

❸ フルストマック症例の気道確保戦略

　フルストマック症例の気道確保の戦略においては，前述の通りいかに**胃内容物逆流と誤嚥を防ぐ**かが鍵となる．今日の臨床で全身麻酔導入において選択されるのは，**意識下挿管か迅速導入**のいずれかである．

　意識下挿管については，詳細を別項に譲る（p119）．万が一患者が嘔吐した場合でも，患者自身の咳嗽反射や嚥下運動など上気道の防御機構が働けば誤嚥を防げるため，特に**気道確保困難が予測される症例では第一選択とすべき**である．ただし，これには**患者自身の協力が不可欠**であり，最近では迅速導入（rapid sequence induction）を用いることが多い．

4 迅速導入について

　本法は1970年に発表された麻酔導入法[4]である．迅速導入を構成するのは，「十分な前酸素化」「麻酔薬・筋弛緩薬の急速投与」「輪状軟骨圧迫」「マスク換気をしない」の4要素である（ワンポイント参照）．**気道確保困難が予測される症例ではこの方法は禁忌**となる．

> **ワンポイント**
>
> **迅速導入の時，頭高位？ 頭低位？**
> 　迅速導入を実施する際，胃内容物の逆流を防ぐために頭高位がよいとする意見と，逆流した吐物の気管内への迷入を防ぐために頭低位がよいとする意見がある．導入時は逆流を阻止し酸素化を有利にする点から頭高位が有利である．いったん逆流を認めた際には頭低位にすべきかもしれないが，逆流を助長させる可能性もある．

1）前酸素化

　前酸素化では，全身麻酔薬の導入に先立ち，十分に酸素投与を行う．とりわけ迅速導入ではマスク換気を行わないため，麻酔薬導入から気管挿管までの無呼吸時間の際の低酸素を避ける重要なポイントとなる．具体的にはフェイスマスクを密着させ，麻酔回路から純酸素投与を行うが，通常の自発呼吸下に3～5分で達成させる方法と，深呼吸を4回行う方法がある．カプノメーターで測定可能ならば，終末呼気酸素濃度モニタリング（EtO_2）で肺胞レベルの酸素分圧を推測することも可能である（理想的には90％になる）．

2）麻酔薬・筋弛緩薬の投与

　麻酔薬は伝統的にチオペンタールとスキサメトニウム1～1.5 mg/kgが投与されてきたが，今日ではプロポフォールとロクロニウム1.2 mg/kgが用いられることが多い．脱分極性筋弛緩薬投与に付随してみられるfasciculationの抑制や非脱分極性筋弛緩薬の効果発現促進を期待して少量のロクロニウムをあらかじめ投与しておくことが行われていたこともあったが，少量のロクロニウムでも嚥下などの気道防御機能が低下するため，現在では推奨されない．

3）輪状軟骨圧迫

　輪状軟骨圧迫は，1961年にSellickによって考案されたもので[5]，胃内圧に対抗できる圧を輪状軟骨にかけることで胃内容物の逆流を防ぐ手技である．30 N（約3 kg）の圧力が適切といわれている．（Pitfall参照）

> **Pitfall**
>
> **輪状軟骨圧迫は本当に有用？**
> 　輪状軟骨圧迫はランダム化比較試験などで有効性が評価されていないため，行わない麻酔科医もいる．コクランレビューでも有効性を示すためにRCTが必要とのコメントが出ている[6]．イギリスで行われた迅速導入の調査[7]においては，8％が輪状軟骨圧迫を使用していないという報告であった．また，行っているという回答者も，圧迫のタイミングはまちまちであった．

4）予期せぬ挿管困難に遭遇した場合

　迅速導入を開始したところで気管挿管に失敗した場合の対処はきわめてchallengingである．2014年に日本麻酔科学会が発表した気道管理ガイドライン（p105）[6)8)]では，輪状軟骨圧迫を併用しながら，低圧でマスク換気を試みることを推奨している．ここでマスク換気も困難であることが判明したら，イエローゾーンに進んで低酸素の回避を行うべきである．**誤嚥が直ちに生命の危機をもたらすことはないが，低酸素は生命の危機である**．優先順位を誤らないことが重要である．ロクロニウム投与時であればスガマデクス16 mg/kgを用いて自発呼吸の回復を図ることも考慮すべきである（図1）[9)]．

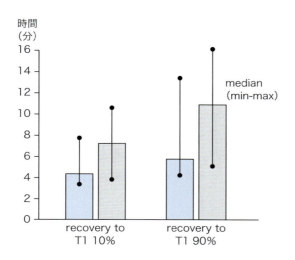

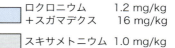

図1 ● 筋弛緩薬投与と筋弛緩からの回復
ロクロニウム1.2 mg/kg投与後にスガマデクス16 mg/kgを用いて拮抗したとき（■）とスキサメトニウム1 mg/kg投与時（■）のT1＝10％（左）およびT1＝90％（右）までの回復時間を棒グラフ（正中値）で示す．ヒゲは最小値と最大値を表す．ロクロニウムで導入してスガマデクスを用いて拮抗させた方がスキサメトニウム1 mg/kg投与時よりも回復が早いことがわかる（文献9より作成）

> **ワンポイント**
> 　低酸素血症や気道管理困難リスクの高い患者の場合，迅速導入では「マスク換気をしない」原則が浸透しているが，そのエビデンスはない．輪状軟骨を適切に行うと最高気道内圧40 cmH$_2$O程度でも胃内ガス送気は起こらない．マスク換気を行わないと低酸素血症となることが予想される患者では，従圧式人工呼吸モードとし，低圧（最高気道内圧15 cmH$_2$O程度．PEEPは高めでもよい）で換気を維持することが望ましい．

❺ 誤嚥の診断と治療

1）診断

　フルストマックの術前評価を行い，患者の状況に応じた気道確保の戦略を立てたとしても，誤嚥の発生を完全に防げるわけではない．**誤嚥を疑ったら，気道確保後，直ちに気管内吸引を施行するべきである**．気管内から誤嚥内容物が吸引できれば，誤嚥の診断は確実である．誤嚥内容物は可及的に除去すべきである．誤嚥直後に画像所見が出現することは

多くないが,自覚ないし他覚症状の発現や胸部X線画像やCT画像などの継時的変化をフォローして経過観察することが重要である.

2) 治療

胃内容物はpHが低ければ無菌であり,胃内容物を誤嚥したことにより直ちに細菌感染症を生じるわけではない.誤嚥の急性期では口腔内の常在菌などによって生じるいわゆるaspiration pneumoniaとは異なり,酸による化学性傷害が問題となりやすい(chemical pneumonitis)[10].誤嚥性肺炎に対するステロイド投与は必ずしも推奨されていない.発症すると1週間以上の長期の人工呼吸管理が必要になることもあり,この場合は集中治療医との連携が必要となる.

動物実験での塩酸注入肺障害モデルでは,ステロイドによる肺血管透過性の軽減を示唆する報告はあるが[11],胃内容誤嚥患者に対するステロイドの有効性は示されていない[12].

表2 化学性肺臓炎,誤嚥性肺炎の初期治療法

chemical pneumonitis(急性期)	aspiration pneumonia(亜急性)
● 誤嚥した液体や口腔内容物の除去	● 喀痰培養,起炎菌の検索
● 必要に応じ気道確保,人工呼吸	● 必要に応じ気道確保,人工呼吸
● 通常,抗菌薬投与は不要	● 抗菌薬治療を開始する
● ステロイド投与は予後を改善しない	

(文献10より作成)

文献

1) Mendelson CL:The aspiration of stomach contents into the lungs during obstetric anesthesia. Am J Obstet Gynecol 52:191-205, 1946
2) Smith I, Kranke P, Murat I, et al:Perioperative fasting in adults and children:guidelines from the European Society of Anaesthesiology. Eur J Anaesthesiol 28:556-569, 2011
3) American Society of Anesthesiologists:Practice guidelines for preoperative fasting and the use of pharmacologic agents to reduce the risk of pulmonary aspiration:application to healthy patients undergoing elective procedures:an updated report by the American Society of Anesthesiologists Committee on Standards and Practice Parameters. Anesthesiology 114:495-511, 2011
4) Stept WJ, Safar P:Rapid induction-intubation for prevention of gastric-content aspiration. Anesthesia and analgesia 49:633-636, 1970
5) Sellick BA:Cricoid pressure to control regurgitation of stomach contents during induction of anaesthesia. Lancet 2:404-406, 1961
6) Algie CM, Mahar RK, Tan HB, et al:Effectiveness and risks of cricoid pressure during rapid sequence induction for endotracheal intubation. Cochrane database of systematic reviews 11:Cd011656, 2015
7) Sajayan A, Wicker J, Ungureanu N, et al:Current practice of rapid sequence induction of anaesthesia in the UK – a national survey. British J Anaesth epub. 2016
8) Japanese Society of Anesthesiologist:JSA airway management guideline 2014:to improve the safety of induction of anesthesia. J Anesth 28:482-493, 2014
9) Lee C, Jahr JS, Candiotti KA, et al:Reversal of profound neuromuscular block by sugammadex administered three minutes after rocuronium:a comparison with spontaneous recovery from succinylcholine. Anesthesiology 110:1020-1025, 2009
10) Marik PE:Aspiration pneumonitis and aspiration pneumonia. N Engl J Med 344:665-671, 2001
11) Toung TJ, Bordos D, Benson DW, et al:Aspiration pneumonia:experimental evaluation of albumin and steroid therapy. Ann Surg 183:179-184, 1976
12) Wolfe JE, Bone RC, Ruth WE:Effects of corticosteroids in the treatment of patients with gastric aspiration. Am J Med 63:719-722, 1977

第3章 導入時

5 イエローゾーンとレッドゾーンでの対応

水本一弘

- 日本麻酔科学会（JSA）気道管理ガイドライン2014（p105）では，全身麻酔導入後，フェイスマスク換気が十分（V1）である安全領域（グリーンゾーン）を起点に，患者の換気状態を指標に準緊急領域（イエローゾーン）と緊急領域（レッドゾーン）へ移行しながら実施すべき気道確保戦略を示している．ここでは，イエローゾーンとレッドゾーンについて解説する
- 気道確保戦略の核となるのが，イエローゾーンでは「声門上器具」，レッドゾーンでは「外科的気道確保」である
- イエローゾーンとレッドゾーンでは，「患者の覚醒」「自発呼吸の再開」を常に意識すべきである

1 イエローゾーンの判断

1）イエローゾーンの判断基準

グリーンゾーンで開始したフェイスマスク換気状態が正常ではなく，改善策を講じてもV1ではなく，不十分（V2）もしくは不能（V3）である状況．

2）イエローゾーンと判断したら直ちに行うこと

①準緊急状況（イエローゾーン）発生を周知する意味も込めて，**応援を要請する**．
②イエローゾーンとレッドゾーンで必要となる緊急気道確保器具を確保する．
③患者を全身麻酔から覚醒させて自発呼吸を再開させることの可否と必要性を判断する．

> **ワンポイント**
>
> **緊急気道確保器具**
> イエローゾーン以降，対応のわずかな遅れが致命的である．気道確保に有用な機材をフル装備したDAM（difficult airway management, 困難気道管理）カートの手術室フロア配備は推奨されるが，必要時にはとりに行く手間がかかる．各手術室内に最低限必要な機材を常備することが望ましい．

〈各手術室に常備すべき機材〉
①声門上器具（使い慣れているもの，成人用サイズ）
②輪状甲状膜穿刺キット（使用方法を習熟しているもの）
③外科的輪状甲状膜切開に必要な器具：
　　メス，滅菌済みID（内径）6.0カフ付き気管チューブ（マーフィー孔付），滅菌済み先曲がり鉗子（ペアン鉗子，コッヘル鉗子など），滅菌済み気管チューブイントロデューサー
④バッグバルブマスク（酸素供給停止時も陽圧換気可能）

❷ 覚醒と呼吸再開の方法

イエローゾーンでの患者の覚醒と呼吸再開に関する戦略を図1に示す．

1）覚醒させるか否かの判断要件

a）全身麻酔の中断可否
救命目的手術，緊急帝王切開などは中断不可．

b）フェイスマスク換気状態
V2では時間的猶予があるが，V3では覚醒させるか否かにかかわらず，酸素化維持・改善の努力を継続しながら声門上器具挿入を試みる．

c）患者因子の確認
妊娠後期，高度肥満，呼吸機能障害，代謝亢進状態の患者では，低酸素血症までの許容時間が短い[1]．また，脳血管障害や心疾患では，低酸素血症や高二酸化炭素血症への許容度が低い．

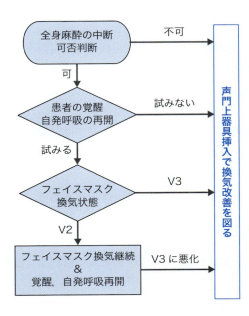

図1● イエローゾーンでの患者の覚醒と呼吸再開に関する戦略

d) 気道管理実施者，応援者および施設（機材，薬剤）の質や充実度
e) グリーンゾーンでの処置による上気道の出血，浮腫
   覚醒が気道開存につながらない可能性がある．

2) 覚醒と呼吸再開の手順

自発呼吸再開は必ずしも有効な換気再開に直結しない．覚醒がより重要である（睡眠時無呼吸患者がそのよい例である）．

① フェイスマスク換気状況がV2ならば，その状態を維持しながら，換気改善手段で未実施のものを試みる．
② 麻酔薬，筋弛緩薬やオピオイドは投与中止し，100％酸素にする．
③ 拮抗可能な薬剤に対して，十分量の拮抗薬を迅速に投与する．
　i) 非脱分極性筋弛緩薬の拮抗は，ネオスチグミンではなくスガマデクス（16 mg/kg）を準備できた投与量から投与する．拮抗効果は，筋弛緩モニター4連刺激でのtrain-of-four ratio＞0.9回復で確認する．
　ii) μ受容体作働性オピオイド（フェンタニル，レミフェンタニルなど）に対しては，ナロキソンを初回0.2 mg投与する．
　iii) ベンゾジアゼピン系催眠鎮静薬（ミダゾラム，ジアゼパムなど）に対しては，初回0.2 m投与する．
　iv) 拮抗薬のない薬剤に対しては，効果消失まで換気と酸素化維持の努力を続ける．

❸ イエローゾーンでの声門上器具の使用方法

1) 声門上器具とは

　気道確保器具カテゴリーの1つで，「咽頭に挿入留置して，陽圧換気可能な気道を声門より頭側に確保する器具」の総称である．先端部が声門より下位の下咽頭〜食道入口部に位置するものも含まれており，「supraglottic：声門上」より「extraglottic：声門外」の表現が正しいかもしれない．
　日本国内で市販されている声門上器具は10品目以上あるが，気道確保機能のみを有する「第1世代」器具と，留置時の嘔吐，誤嚥のリスク軽減目的の胃管挿入可能な「第2世代」器具に分類される[2]．
　気管挿管補助機能を有する製品は，第1世代，第2世代のいずれにもある．

2) イエローゾーンで求められる声門上器具の条件とは

　JSA気道管理ガイドラインは，特定の器具を推奨しない．各施設に慣れている声門上器具があれば，その使用で問題はない．
　イエローゾーンでの使用を前提とした場合，次の要件が重要である．

> ◆ 挿入・留置が迅速かつ容易で，気道確保成功率が高いこと
> → 使用時に補助器具（挿入用イントロデューサー）や補助動作（カフ部分の脱気，送気）が不要ならば，操作はより容易で時間も短縮できる
> ◆ 気管挿管補助機能を有すること
> → 換気確保後，声門上器具を通じて気管挿管可能であれば戦略上有利である

上記の条件を満たす製品としては，インターサージカル i-gel や air-Q®sp 気道確保チューブがある．

3）実際の使用

使用経験のない器具を緊急時に使用することは不可能である．声門上器具には，通常の全身麻酔時使用などで慣れておく．各声門上器具の使用方法に関しては，添付文書で確認する必要がある．

具体的な使用方法は，p182 を参照のこと．

❹ イエローゾーンでのV1，V2達成後の対応

イエローゾーンでの声門上器具挿入後の対応は，換気状態により異なる．
【V3】レッドゾーンへの移行となる．
【V2】酸素化維持は可能で，状況に応じていずれかの対応を選択する．
　①異なるサイズや種類の声門上器具を挿入し直して，換気の改善を図る
　②患者の覚醒と自発呼吸の再開を促進する
　③声門上器具を通じての気管挿管を試みる
　④気管切開を行う
【V1】いずれかの対応を選択する．
　①そのまま全身麻酔を継続して手術を行う．ただし，発生しうる声門上器具位置異常や換気障害への戦略を準備する
　②声門上器具を通じての気管挿管を試みる

❺ レッドゾーンの判断

1）レッドゾーンの判断基準

イエローゾーンで挿入した声門上器具による換気がV3である状況．

2）レッドゾーンと判断する前に考慮すべきこと

グリーンゾーンでのフェイスマスク換気がV2であった場合，声門上器具を抜去し，フェ

イスマスク換気に戻すことを考慮すべきである．V2に回復すれば，患者の覚醒と自発呼吸回復の選択も可能となる．

3) レッドゾーンと判断したら直ちに行うこと

①外科的気道確保が必須で，**第一選択手技である輪状甲状膜穿刺**，切開に習熟したスタッフと必要な機材を確保する．
②換気不能による低酸素血症と高二酸化炭素血症に備えて除細動器，もしくはAED（自動体外式除細動器）や救急カートを確保し，**適切な二次救命処置を実施する．**
③フェイスマスク換気，気管挿管試行，覚醒と自発呼吸再開促進や声門上器具挿入など**換気・酸素化を改善させうる試みを継続する．** 試みの優先順位に関するエビデンスはない．

6 輪状甲状膜周囲の解剖

輪状甲状膜とその周辺を図2に示す．
成人男子で比較的容易に触知するのが喉頭隆起，いわゆる「喉仏」で，甲状軟骨の最も前方に突出した部分である．甲状軟骨とその尾側に位置する輪状軟骨は，後方で互いに関節を形成し，前方では膜様の線維で互いに結合している．この膜様部が，輪状甲状膜である．輪状甲状膜は，皮膚表面から通常1cm以内で，声門下の気道では最も浅く，前面に重要血管や神経は走行していない．成人では上下約1 cm，左右約3 cmの大きさがあり，通常，内径6.5 mm以下の気管チューブが挿入可能である．

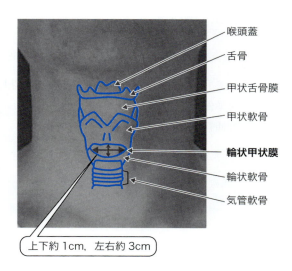

図2 ● 輪状甲状膜と周辺

7 輪状甲状膜アプローチの方法と酸素化維持確立後の対応

1) 輪状甲状膜アプローチ（輪状甲状膜の位置同定）

　　　　　　輪状甲状膜の位置同定は，前頸部の触診が基本となる．頸部を伸展させ，母指と中指で左右からはさみながら頭側から尾側へ頸部をなぞると甲状軟骨を触知する．さらに尾側で輪状軟骨を触知する．その位置で，両指の間を示指で探ると輪状軟骨と甲状軟骨の間に窪みを触知する．これが輪状甲状膜である．気道管理開始前に触知しておくことが望ましい．皮膚へのマーキングは緊急時対策として有用である．

　　　　触診で輪状甲状膜が同定できない場合は，**超音波診断装置（エコー）による輪状甲状膜の描出，同定が有用である**．横断像（水平断），縦断像（矢状断）のいずれでも描出可能であるが[3]，緊急時に迅速に描出・同定するためには，事前の学習が必要である．または，CT，MRIなどの画像情報も位置同定に有用である．

2) 穿刺，切開方法の選択

　　　　JSA気道管理ガイドライン2014は，原則として大口径（16G以下）の静脈留置針による穿刺，留置を推奨しない．**穿刺キットを用いることを推奨する**が，キットを準備できない場合や輪状甲状膜の同定が困難な場合には，外科的輪状甲状膜直接切開を行う．最近の報告では穿刺キットよりも外科的切開の方が合併症も少なく成功率も高いとされている[4]．

　　　　穿刺キットは，以下の2群に分類される．キットに関する推奨はない．

① 直接穿刺で気管留置チューブを挿入するタイプ

　　　　　　輪状甲状膜を穿刺しそのまま気管留置チューブを挿入するため，短時間で完了可能であるが，チューブの気管外誤留置の可能性がある．気管後壁誤穿通の危険性を低減する安全機構を備えた製品もある．

　　　　　　クイックトラック，トラヘルパーが購入可能だが，後者は麻酔回路に直接接続できない．

② セルジンガー法で気管留置チューブを挿入するタイプ

　　　　　　ガイドワイヤーを挿入留置する工程があり，直接穿刺タイプに比べて時間はかかるが重篤な合併症が少ないとされる．ガイドワイヤーの屈曲や声門側への挿入によるチューブ挿入困難に注意が必要である．

　　　　　　メルカー緊急用輪状甲状膜切開用カテーテルセット，ミニトラックⅡセルジンガーキット，トラファインが市販されている．

3) 穿刺，切開前の準備

　　　　イエローゾーンでの実施者，介助者は換気・酸素化の努力を継続し，準備していた他のスタッフが輪状甲状膜穿刺，切開をすることで時間を短縮できる．

　　　　標準的感染予防策は必須で，超緊急時以外は皮膚消毒すべきである．非引火性消毒薬の直接散布ならば瞬時に実施可能である．

4）穿刺，切開の実施

穿刺キット使用時の具体的手順は，各製品の添付文書やメーカーのホームページに提示されている．手順を熟知し確実な技能を有した者が実施すべきである．シミュレーション訓練などによる全スタッフの修得が望ましい．

ここでは，外科的輪状甲状膜直接切開の手順を図説する（図3）．

a) 準備器材

- ID6.0～6.5のカフ付き気管チューブ（マーフィー孔付）
- 外科用メス（刃先の形状は，No.11やNo.20が適当である）
- 滅菌済み先曲がり鉗子（ペアン鉗子，コッヘル鉗子，ケリー鉗子など）
- 滅菌済み気管チューブイントロデューサー（酸素投与可能なタイプ．準備した気管チューブ内腔を通過可能であることを事前確認）

b) 手順

①実施者が右利きならば，患者の右側に立つ．
②患者の頸部を軽度伸展させる．
③左手の指先で甲状軟骨を挟んで，皮膚を約3cm縦切開する（図3①）．輪状甲状膜を同定している場合は，皮膚切開時に輪状甲状膜まで縦切開して構わない．輪状甲状膜が同定できない場合は，おおよその位置で皮膚を約3cm縦切開する．
④切開部に左手示指を挿入し，輪状甲状間膜を探す（図3②）．輪状甲状膜を触知でき

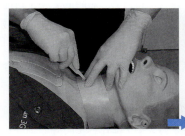
①メスで約3cm縦切開する

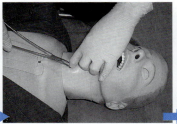
②皮下を剥離し広げながら，示指で輪状甲状膜を探索する

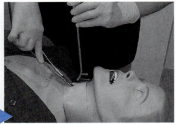
③輪状甲状膜切開部を鉗子で左右に広げ，メスで約1cm横切開する

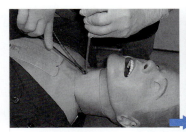
④左右に広げた鉗子の間から気管チューブイントロデューサーを気管へ挿入する

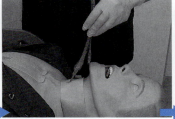
⑤気管チューブイントロデューサーガイド下に気管チューブを挿入する

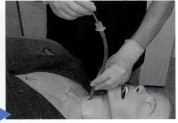
⑥気管チューブイントロデューサーを抜去する

図3● 外科的輪状甲状膜直接切開の手順

ない場合は，先曲がり鉗子で皮下組織を左右に広げて剥離しながら左手示指をさらに挿入し，輪状甲状膜を探り当てたら，メスで約1 cm横切開する（図3③）．
⑤左手示指で輪状甲状膜の切開部を触知したら，先曲がり鉗子先端を気管に挿入して切開部を十分広げる．
⑥広げた鉗子の間から気管チューブイントロデューサーを気管内に挿入する（図3④）．スムーズに挿入できない場合は，気管外への迷入を疑って，手順⑤からやり直す．可能ならば，介助者は，気管チューブイントロデューサーを通じて気管内への酸素投与を行う．
⑦挿入した気管チューブイントロデューサーをガイドに気管チューブを挿入する（図3⑤）．
⑧気管チューブのカフを膨らませてからイントロデューサーを抜去し，換気する（図3⑥）．

5）酸素化維持確立後の対応

日本国内で使用可能なキット製品にはカフ付きチューブがないため，酸素化維持確立後も換気維持は困難である．「i. 患者の覚醒と自発呼吸の再開」「ii. 気管挿管の再試行」「iii. 気管切開の実施」のいずれかを選択する必要がある．

外科的直接切開による酸素化維持確立後の対応もキット製品使用時に準ずるが，陽圧換気が可能であり，緊急性の高い手術は，所用時間や体位を考慮したうえでそのまま実施することも可能である．

8 気管切開の判断，PCPSの判断

1）気管切開の方法

気管切開には，前頸部を切開して気管を露出させる従来からの外科的気管切開法と，セルジンガー法を用いる経皮的気管切開キットを使用する方法がある．

日本国内で使用可能な経皮的気管切開セットは，すべて緊急時気道確保での使用は禁忌である．

2）外科的気管切開は，どの時点で準備すべきか？

事前に選択した場合には，局所麻酔下に外科的気管切開を実施する．

JSA気道管理ガイドライン2014で，外科的気管切開は，輪状甲状膜穿刺，切開に比べ完了までの時間が長いため，レッドゾーンでの第2選択となっている．

レッドゾーンは時間的余裕がきわめて少ないため，レッドゾーン移行時に，次善の策として準備を開始することが望ましい．

輪状甲状膜同定不可能患者では，頸部の異常（高度肥満，頸部腫瘍，他）の可能性が高いため，熟練した術者確保が必須で，耳鼻咽喉科医や救急科専門医へ応援要請すべきである．キットによる輪状甲状膜穿刺では換気維持が困難であり，救命目的の手術などでは，

外科的気管切開が必要となる．

3) PCPSの判断

　　　　PCPS（経皮的心肺補助装置）は，回路の準備（プライミング），大腿動静脈への経皮的カニューレ挿入に5分間以上必要であり，外科的気道確保不成功後の準備開始では，患者救命（脳蘇生）の可能性が低いため，遅くとも外科的気道確保困難を予見した時点でその適応を判断すべきである．

　　　　グリーンゾーンやイエローゾーンで，患者に嘔吐誤嚥や気道内の大量出血を認めた場合は，その後の気道確保では酸素化が保障されないため，PCPSの適応を検討すべきである．

　　　　以下の場合には，全身麻酔導入前のPCPS準備，導入を検討すべきである．

◆ 外科的気道確保によっても気道確保困難である
→ 腫瘍，異物などにより声門下で気管が閉塞，高度狭窄している場合
◆ 末梢気道〜肺胞レベルで酸素化維持が困難で，気道確保が酸素化確保を保障しない
→ 重症肺炎，重症肺水腫，気管支喘息重責発作，広範囲の肺実質損傷

ワンポイント

ECMOとPCPSは，別のもの？

　　ECMO（extracorporeal membrane oxygenation）は，膜型人工肺を用いた体外循環の総称である．その使用目的により，呼吸機能の補助目的のrespiratory ECMO，循環機能と呼吸機能の補助目的のcardiac ECMOに分かれる．脱血と送血の部位により，静脈脱血−静脈送血（veno-venous：VV）ECMOと 静脈脱血−動脈送血（veno-arterial：VA）ECMOとに区別され，前者はrespiratory ECMOとして，後者はcardiac ECMOとして使用される．

　　ECMOが蘇生時に使用される場合は，ECPR（extracorporeal cardiopulmonary resuscitation）とよばれる．

　　PCPSは，経皮的心肺補助装置という名前の通り，①経皮的アプローチで，②心臓と肺の両方を補助する装置である．大腿静脈と大腿動脈から経皮的にカニューレを挿入し，遠心ポンプと膜型人工肺を閉鎖回路で接続し，静脈脱血−動脈送血で心肺補助を行う．脱血路や送血路を切開確保した場合もPCPSとよぶため，臨床的にはVA ECMOとほぼ同義である．

文献

1) Benumof JL, et al：Critical hemoglobin desaturation will occur before return to an unparalyzed state following 1mg/kg intravenous succinylcholine. Anesthesiology 87：979-982, 1997
2) Ramachandran SK, et al：Supraglottic Airway Devices. Respir Care 59：920-932, 2014
3) Kristensen MS, et al：A randomised cross-over comparison of the transverse and longitudinal techniques for ultrasound-guided identification of the cricothyroid membrane in morbidly obese subjects. Anaesthesia 71：675-683, 2016
4) Heymans F, et al：Emergency cricothyrotomy performed by surgical airway-naive medical personnel. A randomized crossover study in cadavers comparing three commonly used techniques. Anesthesiology 125：295-303, 2016

6 小児の全身麻酔導入

鈴木康之

- 全身麻酔導入の成功のための第一のポイントは，子どもの恐怖をとり，泣かせないことである
- 輸液路のない小児での全身麻酔導入は，マスクによる吸入麻酔で導入が一般的で，マスク換気が重要である
- 小児用サイズの気道管理器具をそろえておく → 各種の大きさのマスク，oral airway，nasal airway，喉頭鏡ブレードサイズ，小児用のビデオ喉頭鏡
- 細径の気管支ファイバーは気管挿管の器具のみではなく，チューブの確認に有用である
- カプノグラムは早産児や新生児では役に立たないことがある

1 小児と成人との違い

　小児において，気道確保困難例への導入成功の鍵は，解剖学的および生理学的相違を熟知することである．小児の解剖学的特徴，生理学的特徴を表1にまとめた．

2 「日本麻酔科学会 気道管理ガイドライン2014」に準拠した全身麻酔導入方法について

　本ガイドラインは，麻酔導入時換気状態の診断と分類を，他のガイドラインにみられるように酸素化の維持やSpO_2値で行うのではなく，1回1回の換気をモニターすることで，換気状態の持続的な診断を行い，うまくいかない場合にはすみやかに別の換気手段に移行するというものである（p105）．換気状態の診断にはカプノグラムの波形を用いているが，新生児や乳児においては，1回の換気量に比較して，マスク等の死腔が大きい，マスクからの漏れ，サンプリング量が換気量よりも大きいなどの理由でカプノグラムの波形が必ずしも換気の状態と一致しないことがある．したがって，小児において換気の状態を把握するためには，**胸郭の動きを看視する，呼吸音を連続的に聴取する**など理学所見を重視し，

表1 ● 小児の特徴

特徴（新生児・乳児）		発生する問題・対応
解剖学的特徴	鼻呼吸が主体	後鼻孔閉鎖のような長期間の鼻気道の閉塞は新生児の呼吸不全の原因となり，生命の危険がある
	口腔内の容積に比較して舌が大きい	マスク換気や気管挿管が困難になる
	頭部が身体に比較して大きい	挿管時，頭の下よりも肩の下に枕を置いた方がよいこともある
	喉頭の位置が頸椎3-4と高い 短い頸部	喉頭鏡による直接視が困難
	喉頭蓋は幅が狭く，長く軟弱な形状．気管軸と角度がついている	挿管時に気管チューブが声門を通過するのが困難
	声帯の付着部は前方が低く，後方が高く傾斜がついている	
生理学的特徴	酸素消費量は多く，心係数および体重あたりの分時換気量は成人の2～3倍	機能的残気量は患者の体格と胸郭の柔軟性と肺の内側へ戻る力のバランスにより規定される
	胸郭は小さく柔軟	麻酔下において，機能的残気量はクロージングボリュームよりも小さくなり，短時間で無気肺を形成
	preoxygenationに非協力的	マスク密着が困難．迅速導入のときに低酸素になりやすい

カプノグラム波形にのみ頼らず，総合的に判断することが重要で，状況の変化に対して遅れなく瞬時に判断し，対応することが必要となる．

❸ 小児の困難気道のマーカーは何か？

1）病歴

　病歴の聴取と診察は重要である．例えば，出生直後よりのいびき，呼吸，喘鳴，体位によるいびきや喘鳴の変化，哺乳量や体重増加，頻回の咳嗽やチアノーゼなどの病歴は重要である．気道感染時や哺乳時に伴う呼吸悪化がある患者は，鎮静薬や麻酔導入後の呼吸悪化の可能性が高い．**過去に麻酔歴，挿管歴のある患者では必ず麻酔記録等を参照し，マスク換気困難がなかったかや，喉頭展開時のCormack分類，喉頭鏡の種類を確認する**．抜管時の情報も重要で，抜管後の喘鳴，クループ症状，アドレナリン吸入等の症状や治療介入，再挿管の有無などの情報収集を行う．

2）診察

　呼吸困難の症状がないか，つまり努力呼吸，陥没呼吸や胸郭の変形がないかを診察する．チアノーゼや低酸素血症はパルスオキシメーターを装着し確認する．喘鳴がないかどうか，喘鳴は吸気性，呼気性，両方聴取されるか確認する．気道の診察は鼻腔から口腔，咽頭と進めていく．特に鼻腔狭窄や後鼻孔閉鎖は新生児期から発症する致命的な所見である．また鼻腔狭窄や閉鎖は頭部顔面奇形のApert症候群やCrouzon症候群にみられ，経鼻挿管の可不可にかかわる所見である．乳幼児においては，Mallampatiスコアで喉頭展開の難

しさは予測できない．診察時に開口の大きさ，歯牙欠損や突出した歯牙，舌の大きさ，軟部組織の腫脹や口腔内の腫脹，下顎の大きさ，頸部伸展度，顎関節の動きなどに注意して診察を進める．小児における下顎の大きさを計測した標準値はないため，小顎かどうかは側面で丁寧に診察し，判断する．

3）術前の特殊検査

パルスオキシメーターによるSpO_2値測定は基本である．

頭頸部〜胸部の気道の正面側面のX線写真は撮影が可能であるが，小児患者のCTスキャン，MRI検査はときに鎮静が必要となるため難しい．

スリープスタディやOvernight Pulse Oximetryで夜間や睡眠時のdesaturationの程度や無呼吸低換気の重症度を判定可能である．

経鼻内視鏡検査は経鼻ルートの確認や咽頭喉頭周囲の情報を得るのに有用である．

❹ 導入時気道確保困難予測小児への対応

協力が得られない小児では基本的に啼泣や興奮により，分泌物が増加し，気道確保がさらに困難となることがあるため，泣かせないことが重要である．可能な限り導入前から本人とコミュニケーションを十分にとり，恐怖感を取り除く努力をする．導入前の前投薬としてのミダゾラム等の鎮静薬は気道確保困難患者の閉塞性無呼吸を悪化させる可能性があり慎重に対応する．もし使用するならば観察ができる手術室に来てから投与するのがよい．

1）意識下挿管

小児では一般的に意識下挿管は困難であるが，理解協力が可能な年長児，知的に問題ない中学生以上であれば成人と同様の意識下挿管が可能である．

一方，早産児および新生児においては少量の鎮静薬による呼吸抑制や上気道閉塞症状の悪化があり，鎮静薬投与後に無呼吸となり，あわててマスク換気が必要となることもあるため，導入薬として硫酸アトロピン静注および塩酸リドカイン1.5 mg/kgを静注し意識下挿管を行う．

同様に意識下に声門上器具を挿入して，声門より上の気道閉塞を解除し，声門上器具を導管としてファイバースコープをガイドに挿管する方法がある[1]．**2.3 mmの極細径のファイバースコープは，小児の気道困難症例に対して，気管挿管のツールとしてのみではなく，気管挿管後のチューブ位置確認を迅速に行うことができる利点があり，チューブの屈曲や気管狭窄症などの気道異常やチューブ位置異常の診断に有用である．**

2）呼吸不全の場合

呼吸不全の新生児，乳児では酸素のリザーブが少ないため，麻酔導入時に自発呼吸を残し，呼吸抑制による低換気，機能的残気量減少による低酸素を防ぐことが需要となる．

吸入麻酔薬のマスクによる緩徐導入は自発呼吸を残しながら，補助換気を併用し，麻酔を徐々に深くすることが可能なため，小児麻酔ではよく使われる方法である．**自発呼吸を残すには，啼泣させずに，ゆっくりセボフルラン濃度をあげ，麻酔深度を上げていくことである**．鎮静薬，麻薬を併用すると自発呼吸が消失してしまうので，投与のタイミングや量に注意が必要である．麻酔深度が深くなったところで，局所麻酔薬の口腔，咽頭への8％リドカイン（キシロカイン®ポンプスプレー）噴霧や4％リドカイン（キシロカイン®液4％）の声門，喉頭周囲および気管内への投与を行い，導入時の喉頭痙攣や気管支痙攣を防ぐ．ただし，8％リドカインスプレーは1噴霧が0.1 mLで8 mgのため，噴霧回数が多くなるとリドカインの極量を超えてしまうため注意が必要である．

プロポフォールはフェンタニルや吸入麻酔薬に比べて，喉頭痙攣を防ぐ作用があり，導入時や抜管時に喉頭痙攣を起こしたときに0.5〜1 mg/kg静注すると有効である[2]．

> **ワンポイント**
>
> 麻酔導入時に酸素飽和度モニタリングは，気管挿管に伴う無呼吸や低換気での対応が遅くなる可能性があり，Masimo社Root®で測定できるORI（oxygen reserve index）モニタリングが有用かもしれない．Szmukらは小児に気管挿管後，呼吸回路をはずして無呼吸にした場合，ORI急速低下のアラームが，SpO_2 98になるよりも平均で31.5秒早く検知でき，ORIモニタリングが臨床上有用であることを示した[3]．まだ臨床経験が少ないモニターであるが，今後のデータの蓄積が期待される．

3）マスク換気困難例

マスク換気が難しい場合は，頤挙上，下顎挙上を行い，肩の下に枕を挿入，頭の位置を調整し，過伸展や前屈を防ぐ．また舌が口蓋にはりついて閉塞を起こしていることもあるため，口を開口させることで閉塞を解除できることもある．マスク換気を2人法に切り替える．これでも換気がうまくできなければ，マスクを密着させ10〜15 cmH_2O 程度のCPAPをかける．口腔エアウェイや経鼻エアウェイの挿入を考慮する．口腔エアウェイは麻酔深度が浅いと喉頭痙攣を誘発する可能性があり注意が必要である．経鼻エアウェイとしてカフなし気管チューブを代用して利用することができる．経鼻エアウェイは口腔エアウェイよりも気道への刺激が少ないため，喉頭痙攣誘発のリスクは低い．しかし，鼻腔粘膜やアデノイドを傷つけることがあるため，ゼリーを塗布する，細いチューブ（気管吸引チューブなど）をガイドにして挿入するなどの工夫が必要となる．

4）喉頭痙攣への対応

麻酔導入時に喉頭痙攣が起きた場合には，CPAPをかけつつ，麻酔深度を深くする．この場合**静脈路が確保されていれば0.5〜1 mg/kgのプロポフォール静注が有用である**[4]．導入時の喉頭痙攣やマスク換気困難なときに筋弛緩薬のエスラックス投与により改善することが多いが，症例によってはマスク換気に難渋する場合もある．例えば，声門下狭窄，クループ，気管狭窄（先天性気管狭窄や縦隔腫瘍などによる圧迫）などの気道狭窄病変合併例では，患者自身の努力呼吸で酸素化と換気が維持されているため，自発呼吸消失とともに，あっという間に極度の低酸素血症になることがあり，筋弛緩薬は慎重に投与する．

> **ワンポイント**
>
> マスク換気が困難なときに，陽圧換気により胃内へのガス貯留による腹部膨満が横隔膜を胸部へ押し上げ，さらに換気が困難となることがあり，適時胃内ガスの脱気が必要となる．新生児や未熟児でのマスク換気は換気量を少なくし，呼吸回数を多くするコツが必要である．

❺ イエローゾーンでの対処

　フェイスマスク換気状態がV2またはV3である場合には，イエローゾーンへ移行となる（p105参照）．麻酔科上級医を含めた他の医療従事者の援助を要請し，緊急気道確保器具を使用できるように準備し，適切なサイズの声門上器具を遅滞なく挿入する．これにより，多くの場合，換気状態がV1またはV2イエローゾーンからグリーンゾーンに改善する．ガイドラインではV2またはV3である状態が継続している場合に筋弛緩薬を投与することにより，フェイスマスク換気が改善する可能性があるとなっている．この筋弛緩薬を投与した場合，エスラックスの筋弛緩効果が出現するのに数十秒かかる．さらに筋弛緩薬投与で改善する理由は，喉頭痙攣等の機能的な気道閉塞症状が起こったときであり，筋弛緩薬投与により胸郭のコンプライアンスが上昇し，換気が容易になることがあるためである．しかしその一方で自発呼吸努力が完全に消失し，口腔，咽頭部の呼吸運動時に緊張を維持して気道開存を担う支持筋肉が弛緩し，気道閉塞症状が悪化することもある．さらに，声門下狭窄，気管狭窄の中枢性の気道狭窄や喘息発作のような末梢気道閉塞がある場合には，自発呼吸では換気ができていたものが，自発呼吸が消失し，横隔膜や肋間筋が弛緩することにより，肺胞虚脱が起こり低酸素血症があっという間に進行する可能性がある．**筋弛緩薬投与に関しては状況を判断し，慎重に行った方がよい．**

> **Pitfall**
>
> ロクロニウムの拮抗薬のスガマデクスは投与量を多くすることにより，深い筋弛緩状態から短時間に回復させることが可能であるが，導入時に他の鎮静薬や麻酔薬（プロポフォール，ミダゾラム等），麻薬（フェンタニル）を使用していた場合，アネキセート®，ナロキソン等で拮抗も行い，自発呼吸のみではなく意識を回復させないと酸素化不能，換気不能状態から改善しない可能性がある[5]．つまりこの薬理学的な拮抗にかかる時間は，小児患者にとっては，致命的であり，低酸素，徐脈から心停止になる可能性が十分にあるため，筋弛緩薬投与は慎重に行わなければならない[5]．

❻ レッドゾーンでの対応

　小児において，輪状甲状膜切開は簡単ではなく，緊急時には14Gの太い留置針で穿刺を行い，酸素化の確保を行うことが勧められている．Quicktrack®（小児用）による穿刺は10kg以上の患者で適応があるが，穿刺手技を動物モデルで行ったところ成功率が低い[6]．2歳のCVCI（Cannot ventilate Cannot intubate）症例へ使用したわれわれの経験では，喉頭組織そのものが脆弱で弾力があり，皮膚そのものを穿通するのに強い穿刺力が必要なため，穿刺が成功しなかった．また，新生児や乳児では輪状甲状膜の位置の同定が難しい

こと，新生児では輪状甲状膜のサイズが縦径2.6 mm，横径3 mm程度であり[7]，輪状甲状膜の部分を正確に切開することは困難と思われる．また穿刺も難しく，食道を穿刺，穿通，縦隔気腫などの合併症を起こす可能性がある．ウサギや新生児のブタを用いた動物実験では穿刺の成功率は60％程度である[6]．NAP4において小児気道確保困難で，CVCIとなり外科的な気道確保を試みて救命できた症例はすべて近くにいた外科医（耳鼻科医）が気管切開を行った症例である[8]．したがって，レッドゾーンにならないように対応することと，もしその可能性がある場合には小児気管切開に熟練した外科医（耳鼻科医）にスタンバイを依頼し，レッドゾーンとなったら，可及的すみやかに気管切開へ移行することが救命の鍵と思われる[8]．

文献

1) Asai T, Nagata A, Shingu K：Awake tracheal intubation through the laryngeal mask in neonates with upper airway obstruction, Pediatr Anaeth 18：77-80, 2006
2) Mihara T, Uchimoto K, Morita S, et al：The efficacy of lidocaine to prevent laryngospasm in children：a systematic review and meta-analysis, Anaesthesia 69：1388-1396, 2014
3) Szmuk P, Steiner JW, Olomu PN, et al：Oxygen Reserve Index, Anesthesiology 124：779-784, 2016
4) Obecrer C, von Ungern-Sternberg BS, Frei FJ, et al：Respiratory reflex responses of the larynx differ between sevoflurane and propofol in pediatric patients. Anesthesiology 103：1142-1148, 2005
5) Curtis R, Lomax S, Patel B：Use of sugammadex in a'can't intubate, can't ventilate'situation. Br J Aaesth 108：612-614, 2012
6) Stacey J, Heard AM, Chapman G, et al：Ungern-Sternberg BS. The'Can't Intubate Can't Oxygenate'scenario in pediatric anesthesia：a comparison of different devices for needle cricothyroidotomy. Paediatr Anaesth 22：1155-1158, 2012
7) Navsa N, Tossel G, Boo JM：Dimensions of the neonatal cricothyroid membrane-how feasible is a surgical cricothyroidotomy? Pediatr Anaeth 15：402-406, 2005
8) The Royal College of Anaesthetists National Audit Project: Major complications of airway management in the UK（NAP4）[http://www.rcoa.ac.uk/system/files/CSQ-NAP4-Section2.pdf]

第4章 手術中

1 人工呼吸管理

花崎元彦

- 調節換気を主体に考える
- 調節呼吸の方法として，従量式換気（VCV）と従圧式換気（PCV）がある
- 従来は大きな1回換気量で人工呼吸が行われていたが，現在は肺保護的な換気が主流となっている（p167参照）
- 1つの様式やパラメーターが決定的な要素ではなく，1回換気量，気道内圧，PEEP，リクルートメント，酸素濃度などを複合的に設定することが重要である

1 全身麻酔中の人工呼吸の特徴

　集中治療領域における人工呼吸は主に治療目的で施行時間も長いため，患者の状態にあわせた設定の重要性が議論されてきた．

　対して全身麻酔中の人工呼吸の意味合いは少し異なる．鎮痛，鎮静，不動化という人工的な状態をつくり出した代償として生じた呼吸抑制，呼吸停止に対して，気道確保，人工呼吸を行うものであり，治療目的ではなく麻酔中の生命維持としての比重が高い．また多くの予定手術患者の肺は健常であり，人工呼吸の施行は手術中の数時間に限定されている．そして従来の麻酔器に装備されていた人工呼吸器は簡単な構造で細かな設定はできなかった．このような背景から集中治療領域に比べて全身麻酔中の人工呼吸は長らくシンプルに考えられてきた．

　一方で，全身麻酔に特有な要素もある．全身麻酔中は多くの症例で筋弛緩薬が投与され自発呼吸が存在しないため，基本的には調節換気となる．これは自発呼吸を極力温存しこれを補助することが重要とする集中治療とは明らかに異なる．さらに咳嗽がなく喀痰の貯溜による気道内圧上昇も起きやすい．

　また手術操作，腹腔鏡手術における気腹など肺を圧迫する要因も多い．さらに頭低位，腹臥位，側臥位など体位の影響をうける手術も少なくない．手術侵襲が大きくなれば炎症性サイトカイン放出により全身性炎症反応症候群（systemic inflammatory response syndrome：SIRS）の状態になり，このこともまた呼吸に大きな影響を及ぼす．

近年は全身麻酔中の人工呼吸の設定が術後肺合併症の頻度や予後に影響を与えることが明らかになってきた[1]〜[4]．麻酔器に装備されている人工呼吸器も，さまざまな設定と同時に気道内圧などをグラフィックで確認できるようになっており（図1），患者の状態にあわせてより細やかな設定を行うことが望まれる．

本項では気管挿管された症例の人工呼吸（片肺換気を除く）を中心に述べる．

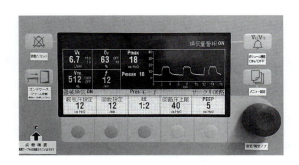

図1 ● 人工呼吸器の画面
各種設定が行えるとともにグラフィックも備わっている

❷ 換気モードと設定

通常，人工呼吸では強制的に吸気をつくり出す調節換気と，患者の自発呼吸が混在している．調節換気と自発呼吸が衝突しないように自発呼吸をトリガーするのが同期式間欠的強制換気（SIMV）であり，すべてが自発呼吸でこれを補助するのが圧補助換気（PSV）である．

しかし先述の通り，気管挿管による全身麻酔では特殊な状態や麻酔からの覚醒時をのぞいて自発呼吸は考慮せず，すべて調節換気である持続強制換気（CMV）として考えてよい．

調節換気はその吸気を形成する方法から従量式換気（VCV）と従圧式換気（PCV）に大別される（表1）．

表1 ● VCVとPCVの比較

		VCV	PCV
設定項目	呼吸回数	○	○
	吸気時間	○	○
	吸気：呼気比	○	○
	1回換気量	○	
	分時換気量	○	
	吸気圧		○
モニターすべき項目		気道内圧	1回換気量

1）従量式換気（VCV）

　　　VCVは吸気量と吸気時間を設定するモードで，最大の利点は**設定した1回換気量が確実に得られる**ことである．1回換気量が設定値になるまで送気し，吸気ポーズ（EIP）の後に呼気に転じる．EIPの間に気道内圧は低下して一定値（プラトー）となる．EIPは不均等換気分布の是正に有効である（p155参照）．

　　　同じ1回換気量を得る設定で，VCVはPCVよりも最高気道内圧が高くなる．開腹（特に上腹部）手術，開胸手術では術操作によって肺が一時的に圧排されることがあり，VCVでは気道内圧の急上昇，循環抑制の可能性がある．これにより気道内圧上昇による圧損傷（varotrauma）や，ブラが存在する慢性閉塞性肺疾患（COPD）では気胸のリスクもある．このため**VCV施行中は気道内圧のモニタリングが重要**であり，気道内圧の急上昇を示す警告にはすみやかに対応する必要がある．

2）従圧式換気（PCV）

　　　PCVは吸気圧と吸気時間を設定するモードである．
　　　設定された吸気時間を通して気道内圧が一定に保たれるため，気道抵抗が高い症例，コンプライアンスが低い症例に有用である．

　　　PCVの利点は，VCVに比べて低いプラトー圧で同じ1回換気量を得られるため，肺の圧外傷や，胸腔内陽圧による循環抑制が少ないこと，設定された吸気圧に当初から達するため気道内圧の変化が少なく不均衡換気が起こりにくいことである．また小児でカフのない気管チューブを使用している場合はリークがあるため，PCVの方が安定した1回換気量が得られやすい．

　　　PCVは状況にかかわらず設定した吸気圧と時間に達したら吸気は終了となる．このため呼吸回路トラブル，気管チューブ屈曲，気道分泌物，手術操作による気管圧排や腹圧上昇など，気道内圧に影響を及ぼす因子が存在したときもトラブルの有無は判断できず1回換気量が保証されない．これがPCVの最大の欠点であり，初期設定時はもちろん術中は継続して**換気量のモニタリングが重要**であり，換気量が低下した際はすみやかに原因を調べ対応する．

> **ワンポイント**
>
> **VCVか，PCVか**
>
> 　現状では「PCVがVCVに対してすぐれている」もしくは「PCVでなければならない」と明らかに示した報告はない．近年推奨されている「肺保護的換気」を行ううえで1回換気量と気道内圧を低く保つことは重要であるが，VCVで1回換気量を6〜8 mL/kgに設定し，その結果として気道内圧が低く設定できるのであれば，PCVと同等の効果は得られる．
>
> 　しかしVCVでは手術手技などが加わることで同じ1回換気量でも気道内圧が急上昇する状況が起こりうる．この点では気道内圧の上限が設定され，また吸気の当初より一定の気道内圧を保てるPCVの方が肺保護的な観点からすぐれている．
>
> 　現在の麻酔器に装備されている大半の人工呼吸器はPCVが行えるので，あえてVCVにすることはなくPCVをデフォルトの設定としてよい．ただし1回換気量を厳密にモニターすることは言うまでもない．

3) SIMV, PSV

　最近の麻酔器に装備されている人工呼吸器にはSIMVやPSVが行えるものも多い．これらは**自発呼吸を温存した人工呼吸には必須であり，声門上器具を用いる場合などは有効である**．しかし本項で設定した気管挿管患者ではその使用は限定的であり，巨大なブラが存在して麻酔覚醒時にバッキングを避けたいときや，低肺機能患者で術後に人工呼吸からすぐに自発呼吸にして抜管すると再挿管の可能性がある症例などでは有用である．

4) 1回換気量

　従来，術中の人工呼吸では1回換気量は10 mL/kgが標準とされていたが，肺保護的な観点から現在は**6～8 mL/kg（予測体重）が推奨される**[5]．

5) 酸素濃度

　高濃度酸素投与による吸収性無気肺，肺の器質的傷害はよく知られている．麻酔導入時に気道確保困難や挿管困難に備え100％酸素を投与することはベネフィットがリスクを上回っており，あえて低下させる必要はない．しかし麻酔導入の短時間でもすでに吸収性無気肺は生じている[6) 7)]．術中は不必要に高濃度の酸素投与は行わず，麻酔導入後すみやかに60％以下に低下させ，経皮的酸素飽和度（SpO_2）を確認しながら30～50％で維持する[5]．

6) 吸気呼気比（I：E比）

　通常は1：2で設定する．COPD症例では呼気が延長して内因性PEEP（auto-PEEP）が生じており，十分に呼気が終了していないうちに次の吸気に移行して肺の過膨張をきたすリスクがある（p280）．このような場合は呼気を延長させる（1：3～5）が，カプノグラムで呼気終末にプラトーが生じるようにする．

7) 呼気終末陽圧（PEEP）

　呼気終末陽圧（PEEP）は呼気でも気道内圧を陽圧に保つことで肺胞の虚脱を防ぐ．
　自発呼吸時，横隔膜は背側の収縮が優位であるが，仰臥位，筋弛緩薬使用の人工呼吸下では横隔膜の偏位は腹側優位となるため，背側の肺胞が虚脱しやすくなる（p38参照）．
　開腹術（特に上腹部）では手術手技により肺組織が圧迫され，腹腔鏡手術では炭酸ガスによる腹腔内での持続的な陽圧が肺に加わる．また麻酔導入時の純酸素投与による吸収性無気肺[6) 7)]，頭低位などの体位の影響，さらには患者側の因子である肥満など，さまざまな要素の総和として全身麻酔中は機能的残気量（FRC）が低下する．
　集中治療における人工呼吸では，PEEPは肺胞の持続的開存による酸素化の改善，という治療的な意味合いが強い．対して，基本的に健常な肺で行われる手術中の人工呼吸におけるPEEPの位置づけは少し異なり，**図2に示すようにさまざまな要因で低下したFRCを是正することにより，同じ換気量をより低い圧で得ることを目的としており，これは近年**

推奨される肺保護的な換気にもつながる．必要となるPEEPの値は術式，体位，肥満度，手術時間などの因子から各症例で異なり，これらを総合的に考慮して設定される．

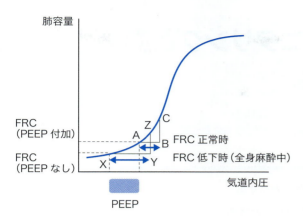

図2 ● 全身麻酔中の人工呼吸におけるPEEPの意義

全身麻酔中はさまざまな要因からFRC（機能的残気量）は低下する．圧–肺容量曲線において，PEEPのない人工呼吸（FRC低下時）では，FRC正常時（BC）と同じ1回換気量（YZ）を得るために必要な圧は増加する（AB＜XY）．PEEPの付加でFRCを上昇させることにより，コンプライアンスの高いエリアでの換気が可能となり（X→A，Y→B），必要とする圧は低下する

8) リクルートメント手技

比較的高い気道内圧を持続的に付加していったん虚脱した肺胞を再開大させるのがリクルートメント手技（recruitment maneuvers：RM）である．その方法に一定のものはなく，用手的に行うもの，人工呼吸で高いPEEPを一時的に付加するもの[7]，段階的にPEEPを上昇させるものなどがある．RMとPEEPを組合わせることで虚脱した肺胞の開存が有効となる．

文献

1）Imberger G, McIlroy D, Pace NL, et al：Positive end-expiratory pressure (PEEP) during anaesthesia for the prevention of mortality and postoperative pulmonary complications. Cochrane Database Syst Rev 8：CD007922, 2012
2）Futier E, Constantin JM, Paugam-Burtz C, et al：A trial of intraoperative low-tidal-volume ventilation in abdominal surgery. N Engl J Med 369：428-437, 2013
3）Levin MA, McCormick PJ, Lin HM, et al：Low intraoperative tidal volume ventilation with minimal PEEP is associated with increased mortality. Br J Anaesth 113：97-108, 2014
4）PROVE network investigators for the clinical trial network of the European society of anaesthesiology, Hemmes SN, Gama de Abreu M, et al：High versus low positive end-expiratory pressure during general anaesthesia for open abdominal surgery (PROVHILO trial)：a multicentre randomised controlled trial. Lancet 384：495-503, 2014
5）Futier E, Marret E, Jaber S：Perioperative positive pressure ventilation：an integrated approach to improve pulmonary care. Anesthesiology 121：400-408, 2014
6）Tusman G, Böhm SH, Warner DO, et al：Atelectasis and perioperative pulmonary complications in high-risk patients. Curr Opin Anaesthesiol 25：1-10, 2012
7）Rothen HU, Neumann P, Berglund JE, et al：Dynamics of re-expansion of atelectasis during general anaesthesia. Br J Anaesth 82：551-556, 1999

第4章 手術中

2 麻酔中のモニタリングと血液ガス分析

小倉玲美，大塚将秀

- VCVでは気道内圧をモニタリングする
- PCVでは1回換気量をモニタリングする
- 換気様式ごとに正常波形を理解する
- 不適切な換気設定の波形を診断する
- 波形をみながら適切な換気設定を行う
- カプノグラムの正常波形を理解する
- カプノグラムの異常波形を診断し対処する
- 麻酔中にみられるPEtCO$_2$変化の原因を理解する
- 血液ガス分析の適応について理解する
- 酸素化の指標を理解し，酸素化を評価する
- 二酸化炭素が体内に及ぼす影響を理解する
- 酸塩基平衡障害の原因について理解する

1 換気様式ごとに正常波形（呼吸流量・気道内圧波形）を理解する

　　　　麻酔中であっても，呼吸流量や気道内圧を持続的にモニターできる患者監視装置や麻酔器が普及している．麻酔科医はこれらのモニターを正しく解釈し患者の呼吸状態を把握すべきである．
　　　　麻酔器の換気モードは機種によって選択肢が異なるが，ここでは一般的に用いられる量規定換気（volume controlled ventilation：VCV）と圧規定換気（pressure controlled ventilation：PCV）のモニタリングについて説明する．

1）VCVでは気道内圧をモニタリングする

　　　　VCVは1回換気量と換気回数，吸気フローを設定するモードである．
　　　　1回換気量は保証されるが，気道抵抗の上昇や，コンプライアンスの低下で気道内圧が

上昇する．VCVでは**気道内圧のモニタリングが必須**である．

気道内圧は肺胸郭のコンプライアンスにより生じる成分と気道抵抗により生じる成分の和である．吸気フローがゼロの吸気ポーズ相では，終末時の気道内圧であるプラトー圧は肺胞内圧を反映する．プラトー圧は肺胸郭コンプライアンスで変化し，最高気道内圧とプラトー圧の差は気道抵抗を反映する．

設定1回換気量が多いと肺胞が過膨張して肺傷害を引き起こす可能性がある．プラトー圧を25～30 cmH$_2$O以下にすることが推奨されている．図1AにVCVの正常波形を示す．

筋弛緩薬を使用することが多い全身麻酔中は，自発呼吸がない状態が基本となる．
一般に**1回換気量は6～8 mL/kg，換気回数8～10回/分**とすることが多い．

吸気開始から吸気ポーズ相終了までを吸気時間，呼気開始から次の吸気開始までを呼気時間という．その比をI：E比という．麻酔器付属の人工呼吸器の初期設定は，呼吸回数10回/分，I：E比＝1：2（吸気時間2秒，呼気時間4秒）であることが多い．吸気フローは吸気時間やI：E比の設定で決まるが，吸気時間を設定して決めるものもある．

2）PCVでは1回換気量をモニタリングする

PCVは吸気圧と吸気時間，換気回数を設定するモードである．気道内圧が制限されて肺傷害のリスクが減る一方で，コンプライアンスや気道抵抗の変化で1回換気量が変化するので，**1回換気量のモニタリングが必須**である．

吸気圧は6～8 mL/kg程度の1回換気量が得られるように設定する．吸気圧は呼気終末陽圧（PEEP）からの圧上昇（ドライブ圧）を指すことが多いが，PEEPも含めた絶対圧

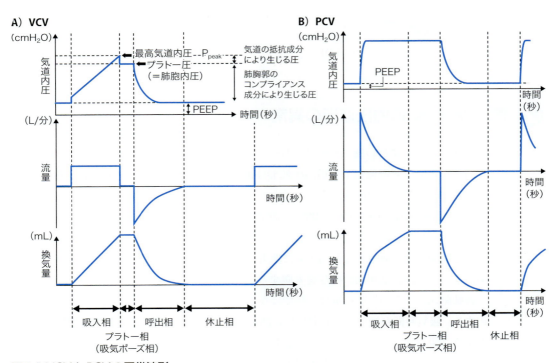

図1 ● VCVとPCVの正常波形

（最高気道内圧）を指す場合もある．

通常，**吸気時間は 0.7 ～ 1.2 秒に設定**するが，閉塞性換気障害などでは流量波形を見ながらさらに長くする場合もある．図 1B に PCV の正常波形を示す．

3) P-V curve と F-V curve の正常波形

麻酔器によっては圧-換気量曲線（pressure-volume curve：P-V curve）や流量-換気量曲線（flow-volume curve, F-V curve）をモニタリングできる機種がある．図 2 に P-V curve と F-V curve の正常波形を示す．

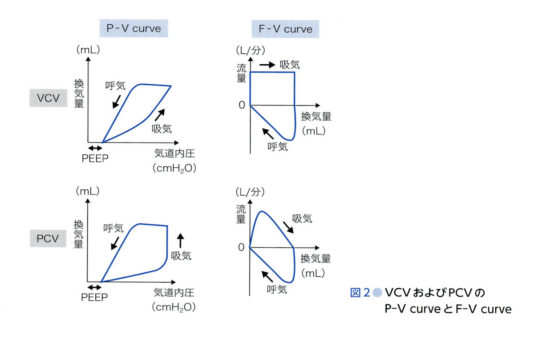

図 2 ● VCV および PCV の P-V curve と F-V curve

2 呼吸流量・気道内圧波形の異常

VCV，PCV いずれの換気モードであっても，患者側の要因または不適切な換気設定，回路異常などで，呼吸流量や気道内圧波形は正常波形から解離する．図 3（A ～ G）に代表的な異常波形とその原因を示す．

VCV で換気中に自発呼吸が出現し，設定の 1 回換気量より大きな換気量を得るための吸気努力が生じると，2 段呼吸が生じることがある（図 3D）．その場合は吸気流量や 1 回換気量を増加させて対処するが，PCV に変更するとよい同調性が得られることも多い．また手術中であれば筋弛緩薬の投与を考慮する．

各肺胞ユニットの気道抵抗は一様ではなく，拡張しやすい肺胞と拡張しにくい肺胞が存在する．**吸気時間が短いと，気道抵抗が高い肺胞は十分に拡張しないため 1 回換気量が減少する**（図 3E）．これを代償しようとすると高い吸気圧が必要になる．吸気時間を延長させれば，低い吸気圧でも十分な 1 回換気量を得られることがある．

A) プラトー圧が高くなった場合（VCV）＝コンプライアンス低下：拘束性障害（肥満, 気腹, 頭低位, 胸壁硬直, 気胸, 無気肺, 片肺, 拘束性肺疾患など）の存在を考える

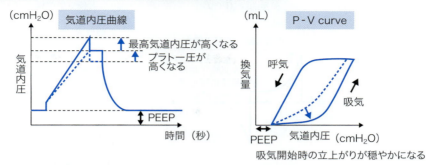

B) プラトー圧は変化せず最高気道内圧が増加した場合（VCV）：閉塞性障害（気管チューブの折れ・閉塞, 細い気管チューブ, 気道内分泌物増加, 喘息発作, COPDなど）の存在を考える

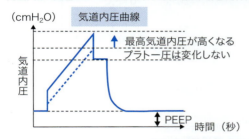

C) 吸気時の圧上昇が途中から急峻となる場合（VCV）＝換気量が多く肺の過膨張による内圧の上昇（換気量設定を少なくする）

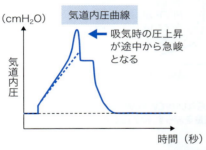
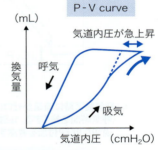

D) 2段呼吸を認める場合（VCV）：自発呼吸の出現（換気量を増加させる, 筋弛緩薬を投与する）

E) 吸気終了時に流量がゼロにならない（PCV）：吸気時間設定が短い

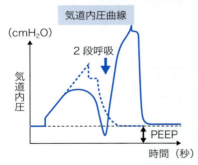
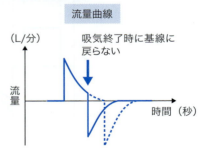

図3 ● 呼吸流量・気道内圧波形の異常

F） 回路リーク，カフリークによる波形異常（PCV, VCV）

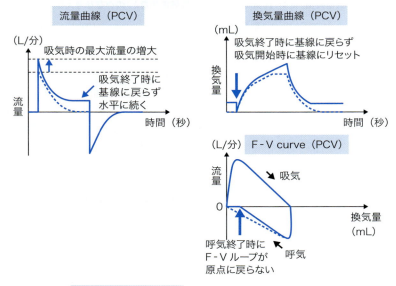

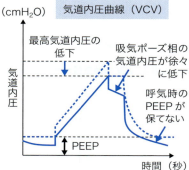

G） 呼気終了時に流量がゼロにならない（VCV, PCV）：auto-PEEPの発生を考える
（呼気時間を長くする，1回換気量を減らす，換気回数を減らす，吸気時間を減らす，適切なPEEP付加を考慮する）

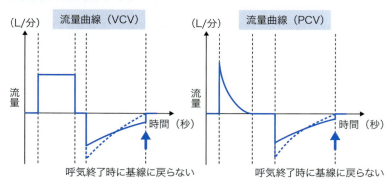

図3 ● （続き）

> **コラム**
>
> **auto-PEEPの発生要因は患者または人為的**
>
> 図3Gのように，患者の呼気が終了する前に吸気が開始するパターンが観察されることがある．この場合，人工呼吸器で設定した呼気圧（設定PEEP値）よりも肺胞内圧が高くなり，肺容量が増加している．肺の過膨張による肺傷害と静脈還流減少による循環抑制が生じやすい．高くなった肺胞内圧をauto-PEEPまたはintrinsic PEEP（内因性PEEP）とよび，患者自身の気道や気管チューブなどに狭窄病変がない場合には，1回換気量や換気回数の設定が不適切に多い場合に起きやすい．まずは，気管チューブの閉塞がないことを確認し，換気量や呼気時間，呼吸回数の設定を見直すべきである．COPDや喘息発作などの閉塞性肺病変が存在する患者でこのパターンがみられる場合には，患者自身の末梢気道が閉塞することでこの現象が生じている可能性が高い．
>
> auto-PEEPを正確に測定するには，呼吸回路内にバルーンまたはバルブを設置し，呼気終末位に気道を閉塞させたときの患者側気道内圧の平衡圧値（図4のstatic auto-PEEP）を求める必要がある．一方，人工呼吸中の呼気開始時の呼吸流量がゼロのときの気管内圧（気道内圧）は，dynamic auto-PEEPと定義され，臨床現場でも測定可能であるが，通常dynamic auto-PEEP値は，static auto-PEEP値よりも小さめに評価される点に留意すべきである．COPD患者でのauto-PEEPへの対処については，p280を参照．

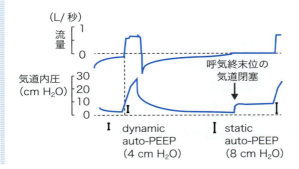

図4● 麻酔中のモニタリング
（文献1より引用）

❸ カプノグラムから換気状態を把握する

カプノメーターを用いると，換気で重要な二酸化炭素の情報が非侵襲的で連続的に得られる．サンプリング方式にはメインストリームとサイドストリーム[※1]がある（p247）．麻酔中は気管チューブと呼吸回路の間に接続する人工鼻にサンプリングチューブを接続するサイドストリーム方式で行うことが多い．

1）カプノグラムの正常波形と意義

カプノグラムはカプノメーターで測定した**呼吸回路内の二酸化炭素分圧の経時的**グラフである．患者の換気状態をいち早く把握できるモニターの1つとして重要である．
正常波形を図5に示す．

※1 **メインストリーム方式**…呼吸回路内で直接測定．
　　サイドストリーム方式…呼吸回路のガスを吸引して測定．自発呼吸の患者でも測定可能．

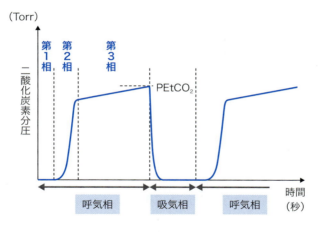

図5 ● カプノグラムの正常波形
第1相：解剖学的死腔からの呼気．CO_2は含まれない
第2相：解剖学的死腔と肺胞内ガスの混合．急速にCO_2分圧が上昇する
第3相：肺胞気の呼出．これを肺胞プラトーとよぶ
　正常は平坦で肺胞ユニットの時定数のばらつきが大きいと右上がりに上昇する
呼気の最終部分のCO_2分圧を**呼気終末CO_2分圧（$PEtCO_2$）**とよぶ

2）麻酔中にみられるカプノグラムの異常波形と原因

カプノグラムの異常波形をいくつか示す（図6）．

A) **閉塞性換気障害，側臥位**：時定数の長い肺胞の死腔内のガスが遅れて呼出されるため，肺胞プラトーが上昇勾配となる．側臥位でも上側肺の血流が低下して換気血流比と換気時定数の不均衡を生じるため，肺胞プラトーが上昇勾配になる．

B) **CO_2吸収剤の消耗**：CO_2吸収剤が消耗すると，呼気中のCO_2が吸収されずに吸気に戻るため，吸気のCO_2濃度が0にならなくなる．

C) **心原性振動**：心原性振動は肺血流の脈波や心拍動，肺の機械的動揺で生じる．心拍と同期した波形がみられる．

D) **サンプリングチューブの閉塞，回路はずれ**：サンプリングチューブは細いため，屈曲や結露水などで容易に閉塞する．人工鼻の麻酔器側に接続すると結露を減少できる．サンプリングチューブの閉塞や回路はずれが生じると波形が消失する．

E) **自発呼吸の出現**：強制換気の呼気中（第3相）に自発吸気が出現すると，第3相にくぼみができる．

F) **カフのリーク**：カフリークがあると新鮮ガスが徐々に供給され，CO_2濃度が低下して，第3相が下降線となる．

G) **気道狭窄**：気道狭窄があると呼気に時間がかかるため，第2相が延長して上昇が緩やかとなる．第3相が消失することもある．

H) **心拍出量の減少（心肺停止）**：心拍出量の減少や心肺停止では，血流が減少してガス交換が行われなくなり，呼出するCO_2は徐々に減少する．

I) **食道挿管**：食道挿管では，CO_2が呼出されないため，波形が観察されない．気管挿管が確実にできているかをCO_2呼出波形が持続的にモニターされていることで確認する．

J) **悪性高熱症**：代謝の異常亢進のため，換気量を増大させても$PEtCO_2$上昇を抑えられない場合は悪性高熱症が強く示唆される．

A) 閉塞性換気障害, 側臥位
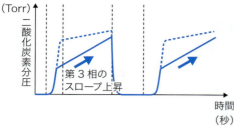

B) CO₂吸収剤の消耗
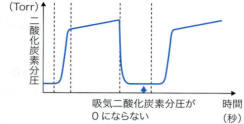

C) 心原性の振動
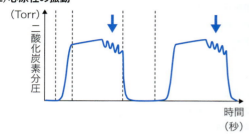

D) サンプリングチューブの閉塞, 回路はずれ
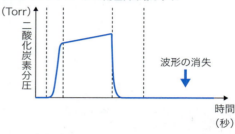

E) 自発呼吸の出現
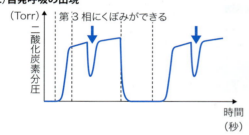

F) カフリーク
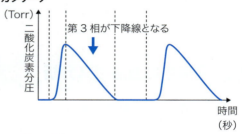

G) 気道狭窄
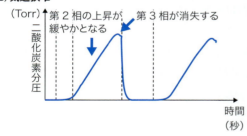

H) 心拍出量の減少 (心肺停止)
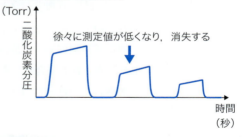

I) 食道挿管
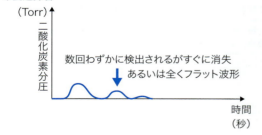

J) 悪性高熱症
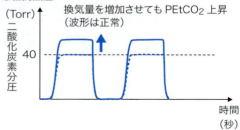

図6 ● カプノグラムの異常波形

3）麻酔中の $PEtCO_2$ の変化

$PEtCO_2$ は $PaCO_2$ と相関し，**正常範囲は 35〜45 Torr 程度**である．
麻酔中にみられる $PEtCO_2$ の変化の原因を**表1**に示す．

表1 ● 麻酔中にみられる $PEtCO_2$ の変化

$PEtCO_2$ の上昇	● CO_2 産生の増加（悪性高熱や発熱） ● 分時肺胞換気量の減少
$PEtCO_2$ の一時的な上昇	● 駆血帯解除による阻血部の再灌流 ● 大動脈の遮断解除 ● 炭酸水素ナトリウムの静脈内投与 ● 気腹
$PEtCO_2$ の低下	● 過換気 ● 死腔の増加 ● サンプリング流量が多くて新鮮ガスが混合する ● 心拍出量の減少 ● 肺塞栓 ● 回路の閉塞

❹ 麻酔中の血液ガス分析

1）血液ガスの適応（表2）

血液ガス分析では，**酸素分圧，二酸化炭素分圧，pH を測定し，重炭酸イオン濃度が計算**で求められる．頻回の測定が必要な場合は動脈ラインを留置する．検査は血液ガス分析装置で行われ，数分で結果が得られる．

心不全，肺気腫や胸郭異常，横隔膜運動異常，透析患者など術前から**血液ガスの値に何らかの異常が予測される場合は，術前もしくは手術室入室時に血液ガス分析を行っておく．**

異常が予測されない術前検査の意義は少ないと考えられている．

表2 ● 血液ガス分析の適応

循環動態が不安定	大量出血，不整脈，敗血症，心不全，心臓手術，心肺停止
呼吸状態が不安定	胸水貯留，気胸，血胸，腹部膨満，高度肥満，閉塞性換気障害，拘束性換気障害，気道狭窄，胸腔鏡や腹腔鏡使用

2）血液ガスのサンプル採取

正確な血液ガス分析には，適切なサンプル採取や取り扱いが重要となる．シリンジ内に気泡があると血液と気泡の間で O_2 と CO_2 の拡散が生じ，分圧の測定値が変化するため，**キャップをする前に気泡はとり除く．**

血液ガスの評価は**定常状態で行う**ことが大切である．換気設定や体位を変更した場合は定常状態になるまで約15分程度時間を置いてから分析を行う．

3）肺の酸素化能評価：P/F比

動脈血の血液ガス分析は肺での酸化能を評価するために有用である．末梢組織への酸素供給の評価は動脈血酸素分圧だけでなく，乳酸イオンや混合静脈血の酸素飽和度なども含めて評価する（ワンポイント参照）．パルスオキシメーターによる経皮的酸素飽和度は非侵襲的に測定部位への酸素供給能の指標となりうるが，SpO_2 99％以上では肺での酸化能の指標としては有用ではない．

> **ワンポイント**
>
> **その他の酸素化，酸素需給のバランスの指標**
>
> 〔乳酸イオン（lactate）〕
> 乳酸イオンは低酸素症に陥った細胞で嫌気性代謝が起きると産生される．その動向は末梢への酸素供給の指標となる．
>
> 〔$S\bar{v}O_2$について〕
> 混合静脈血酸素飽和度（mixed venous oxygen saturation：$S\bar{v}O_2$）は混合静脈血（肺動脈血）の酸素飽和度である．全身に送られた血液が，それぞれの組織で酸素消費されて，心臓へ戻ってきた血液の酸素飽和度の平均を表す．
>
> $S\bar{v}O_2 = SaO_2 - \dot{V}O_2 \div (0.134 \times Hb \times CO)$
> $\dot{V}O_2$：酸素消費量，CO：心拍出量
>
> $S\bar{v}O_2$は酸素供給量の減少，または酸素消費量の増加で低下し，酸素需給のバランスが悪化していることを示す．$S\bar{v}O_2$は肺動脈血を血液ガス分析して求める．専用の肺動脈圧カテーテルを留置すると連続的にモニタリングできる．基準値は約75±5％である．
> $S\bar{v}O_2$と同じ目的で中心静脈血酸素飽和度（central venous oxygen saturation：$ScvO_2$）をモニタリングすることもある．$ScvO_2$は上大静脈血の酸素飽和度で，下大静脈の血液の酸素飽和度は加味されていない点に注意する．

大気下の**血液ガス分析値**の基準値は以下の通りである．

- $PaO_2 = 100 - 0.43 \times$ 年齢（Torr）
- $PaCO_2 = 40 \pm 5$（Torr）
- $pH = 7.40 \pm 0.05$

PaO_2は加齢とともに低下し，肺胞気−動脈血酸素分圧較差（alveolar − arterial partial pressure oxygen difference：$A-aDO_2$）は拡大する．室内気吸入時の$A-aDO_2$の基準値は＜10 Torrで，20 Torr以上は開大，10〜20 Torrは境界値と評価する．

酸素と結合しているヘモグロビンの割合を**動脈血酸素飽和度**（arterial oxygen saturation：SaO_2）という．SaO_2とPaO_2の関係をヘモグロビンの酸素解離曲線といい，S字状を示す（p45参照）．

PaO_2 100 TorrのときSaO_2は98％，**PaO_2 60 TorrのときSaO_2は約90％**である．PaO_2＜60 TorrになるとSaO_2は急激に低下するため，この値が生命に危険を及ぼす境界

値となる．酸素療法時の肺の酸素化能評価には，PaO_2と吸入酸素濃度（FIO_2）の比であるP/F比が簡便で使いやすいので，臨床ではこれを用いることが多い．

◆P/F比＝動脈血酸素分圧（PaO_2）／吸入酸素濃度（FIO_2）

例えばFIO_2 0.5でSaO_2 99％であっても，PaO_2 200 Torrであれば，P/F比＝400 Torrで正常の酸素化能と判断できるが，PaO_2 100 Torrであれば，P/F比＝200 Torrで酸素化能不良と診断できる．

麻酔中にP/F比＜250の場合は抜管の可否を検討する必要がある．

4）吸入酸素濃度

吸入酸素濃度が上昇すると，**肺の低酸素性肺血管収縮の解除**による**換気血流比不均等の増大**や，**吸収性の無気肺**を生じるため**吸入酸素濃度は必要最小限**にとどめる．

また，高い吸入酸素濃度では，**肺の酸素化障害が生じてもSaO_2の変化が小さく，発見されにくい**点も不利である．

5）酸素供給障害の原因

a）肺が原因の酸素供給障害（P/F比低下）

肺に障害があると酸素を十分に取り込めず，低酸素血症から末梢組織の酸素不足を招く．

①**拡散障害**：肺胞壁の肥厚や間質の拡大で肺胞から肺毛細血管に酸素が移動しにくくなった状態．二酸化炭素は拡散能が高いので$PaCO_2$は上昇しない．

【疾患】肺水腫，間質性肺炎，肺炎など

②**換気血流比不均衡**：肺胞換気と肺血流がミスマッチとなりガス交換の効率が悪化した状態

【疾患】肺気腫，気管支喘息，肺塞栓，肺炎

③**シャント**：肺胞でガス交換を行わない血流がそのまま肺静脈に戻る状態

【疾患】無気肺，チアノーゼ型先天性心疾患

b）肺以外が原因の酸素供給障害

次に血液や循環系の問題があげられる．つまり肺は正常であるが，酸素を運搬する機能に問題が生じた場合である．

①**ヘモグロビンの異常**：出血によるヘモグロビン量の減少や異常ヘモグロビンが増加した状態

【病態】貧血，大量出血，一酸化炭素中毒，メトヘモグロビン血症

②**心拍出量の減少**：血液の循環障害で，末梢の組織が酸素不足になる

【病態】心不全，弁膜症，不整脈

③**酸素解離能の低下**：ヘモグロビンの酸素解離曲線の左方移動が起こった状態（p45参照）

【病態】低体温，血液pHの上昇，2,3-DPGの減少（低リン血症など），$PaCO_2$低下

c) その他

①**酸素供給の低下**：医療ガスの異常，配管のはずれ，麻酔器の故障，呼吸回路のはずれ，事故抜管，気管チューブの閉塞などで肺への酸素供給が低下する

6）換気能の評価（$PaCO_2$）

体内で産生される二酸化炭素は4 mL/kg/分とされる．二酸化炭素は拡散能が高く，肺毛細血管から肺胞腔へ分圧差で容易に移動する．健常者の肺動脈血の二酸化炭素分圧は約46 Torrで，**動脈血の二酸化炭素分圧$PaCO_2$は40 Torr**である．健常者の$PaCO_2$は年齢に関係なくほぼ一定である．血中の二酸化炭素は，**血漿への溶解，ヘモグロビンとの結合，赤血球内で水と反応した重炭酸イオンとしての3つの形態**で運搬される．

a) $PaCO_2$と脳血流の変化

脳血流は$PaCO_2$ 20〜60 Torrの範囲で$PaCO_2$に比例して**直線的に増加**する．特に脳圧亢進患者では$PaCO_2$に注意する．

b) $PaCO_2$と気腹

腹腔鏡を用いた手術では気腹のために二酸化炭素が吹送される．腹腔内の二酸化炭素は**組織を介して血中に移動**し，$PaCO_2$が上昇する．また，腹腔圧上昇で横隔膜が挙上するため，PCVでは1回換気量が減少して$PaCO_2$が上昇する．

c) $PaCO_2$高値：急性の換気障害か？ 慢性的な換気能低下か？

$PaCO_2$が急激に1 Torr上昇するとpHは0.008上昇する．慢性的な$PaCO_2$上昇の場合，pHは代償され7.4に維持される．この知識があれば，$PaCO_2$の上昇が慢性的な肺疾患によるものかどうか判断可能である．例えば$PaCO_2$ 80 Torr，pH 7.16であれば，急性の換気障害による$PaCO_2$上昇と呼吸性アシドーシスによるpH低下と考える．

7）麻酔中に起こりうる酸塩基平衡障害

酸塩基平衡は，**呼吸性因子である$PaCO_2$と代謝性因子であるHCO_3^-のバランス**のことをいい，その結果はpHで表せる．**血液のpHは体内環境の安定に重要な役割を果たす**．ベースエクセス（base excess：BE）はpHを正常化させるために必要な酸の量をあらわす（表3）．pHは呼吸性代謝性に変化する．簡便には$PaCO_2$ 1 Torrの変化がpHを0.008変化させると仮定して説明できないpHの変化は代謝性の変化である．

表3● 動脈血の基準値

pH	7.35〜7.45
$PaCO_2$	35〜45 Torr
HCO_3^-	22〜26 mmol/L
BE	－2〜＋2 mmol/L

a) 呼吸性アシドーシス

【原因】低換気（換気設定の異常，気腹，筋弛緩薬の残存，慢性閉塞性肺疾患など）
1回換気量が少ない場合や換気回数が少ない場合にCO_2が貯留する．換気設定を変更し，1回換気量か換気回数を増加させる．筋弛緩モニターで筋弛緩薬の回復をモニターし，必要な場合は拮抗薬の投与を検討する．

b) 呼吸性アルカローシス

【原因】過換気（換気設定の異常，痛み，不安）
1回換気量が多い場合や換気回数が多い場合，または自発呼吸下で不安や痛みがある場合は分時換気量が増加してCO_2が減少する．適切な換気回数と換気量に設定し，痛みが強い場合は十分な鎮痛を行う．

c) 代謝性アシドーシス

【原因】組織の低灌流・低酸素症，腎不全，下痢，小腸瘻
- 組織で酸素が不足するとミトコンドリアで産生された水素イオンが代謝されずに代謝性アシドーシスを生じる
- 腎機能の低下があると，体内で生じた不揮発酸が腎臓から排泄されないため蓄積し，代謝性アシドーシスを引き起こす．HCO_3^-の再吸収障害でも代謝性アシドーシスとなる
- 通常，消化液として分泌されたHCO_3^-は大腸で吸収される．下痢や小腸瘻があると大量のHCO_3^-を喪失し，代謝性アシドーシスをきたす

d) 代謝性アルカローシス

【原因】慢性閉塞性肺疾患患者，Na貯留（炭酸水素ナトリウム投与，大量輸血），胃液の喪失
- 慢性閉塞性肺疾患患者では慢性の代償性代謝性アルカローシスが背景にある
- 輸血製剤にはクエン酸ナトリウムが含まれており，クエン酸イオンは代謝されてHCO_3^-となるため代謝性アルカローシスをきたす
- ループ利尿薬はヘンレの上行脚に作用し，ナトリウムの排泄を促進するが，他の部位では代償性に水素イオンの排泄とともにナトリウムの再吸収が亢進し，代謝性アルカローシスをきたす
- 胃液には多量の水素イオンが含まれているため，嘔吐や胃管による胃液のドレナージは代謝性アルカローシスをきたす

麻酔中は，刻々と患者の状態が変化する．常に患者の状態を判断し，適切に対処する必要がある．

文献

1) Blanch L, et al : Measurement of air trapping, intrinsic positive end-expiratory pressure, and dynamic hyperinflation in mechanically ventilated patients. Respir Care 50 : 110-123, 2005

第4章　手術中

3 肺保護戦略

中里桂子，池崎弘之，竹田晋浩

- 術後合併症として呼吸器合併症は多い
- 術後呼吸器合併症（postoperative pulmonary complications：PPCs）にはさまざまな合併症が含まれる
- 肺保護戦略の主な目的はPPCs死亡率を減らすことである
- 肺保護戦略として，少ない1回換気量での管理が有効である．PEEP，リクルートメントの効果についてはエビデンスがない
- 呼吸器合併症のリスク因子として，開胸手術，上腹部手術，高齢者，緊急手術があげられる

はじめに

　開腹手術後の術後合併症としては，呼吸器合併症，循環器合併症が多い．術後合併症は，17％が術当日に，43％が術後1～3日目に，17％が術後4～7日目に生じている．術当日に多いのは，呼吸抑制（55％），心筋梗塞（47％），低血圧（43％）で，呼吸抑制が最多で，術後1～3日目に多いのは，呼吸不全（76％），肺血栓塞栓症（50％），心不全（46％）で，呼吸不全の頻度が高く，また，術後4～7日目に多いのは，肺炎（38％）である[1]．

　術後合併症として生じる呼吸器合併症を減らすためには，術後の呼吸管理が大切であることは以前から言われているが，近年は，術中からの呼吸管理にも注意をする必要があるとされ，注目されている．

1 PPCs (postoperative pulmonary complications) とは

　非心臓手術において，2～19％に生じるとされている．PPCsには表1に示すようなさまざまな合併症が含まれる[2]．

表1 ● PPCs（postoperative pulmonary complications）の定義

合併症	定義
呼吸器感染症	呼吸器感染症が疑われ，抗生剤を投与されており，少なくとも以下の1つ以上のクライテリアにあてはまる ①新しく出てきた，もしくは変化した喀痰 ②新たな，もしくは変化した肺の透過性低下 ③発熱 ④白血球数>12,000/μL
呼吸不全	術後の空気下でのPaO_2＜60 Torr，PF ratio（PaO_2/FIO_2）＜300，もしくは酸素吸入下でのSpO_2＜90％
胸水	肋骨横隔膜角が鈍になっている，片側横隔膜が挙上し鈍になっている，解剖学的に隣り合った構造物の偏移，もしくは血管影が保たれた片側胸郭の臥位での透過性低下
無気肺	無気肺の部位に向かった，縦隔，臍，片側横隔膜の偏移や無気肺になっていない反対側の肺の代償性過膨張
気胸	臓側胸膜周囲の血管のない胸膜のスペースに空気が入る
気管支痙攣	気管支拡張薬で治療した，新たに出現した呼気喘鳴
誤嚥性肺炎	胃内容物を誤嚥した後の急性肺傷害

（文献2より引用）

② 肺保護戦略の目的・効果

　人工呼吸関連肺傷害は，1回換気量，PEEP，駆動圧（吸気終末圧−呼気終末圧），最高気道内圧などさまざまな要因で生じることが知られている．

　ラットのARDS実験モデルでは，人工呼吸関連肺傷害を最小限とするための2つの呼吸戦略が推奨されている．少ない1回換気量（6 mL/kg）で，低い駆動圧，最高気道内圧から導き出される低いPEEP（3 cmH$_2$O），もしくは肺を開いておけるPEEP（9.5 cmH$_2$O）と，少ない1回換気量（6 mL/kg）である[3]．

　RCTの結果を表2に示す．多施設二重盲検試験であるIMPROVE studyでは，肺保護戦略を行った群で，術後7日以内に発症するPPCsは有意に少なかった[4]．また，多施設RCTであるPROVHILO trialでは，術後5日以内のPPCs発症にhigher PEEP群とlower PEEP群では有意差はなかった[5]．

　1回換気量，PEEPのPPCs発症率との関係について検討したシステマティックレビューを紹介する（表3）．PPCs発症率と1回換気量の多さで相関関係があった［$R^2＝0.39$（図1）］が，PEEPの高さでは相関関係はなかった（$R^2＝0.08$）．**全身麻酔下での手術において，少ない1回換気量でPPCs発症率を減少させることができるが，PEEPに関しては結論が出ていない**[6]．

表2 ● 肺保護戦略に関するRCT

IMPROVE study（多施設二重盲検試験）

対象：全身麻酔下の開腹手術を受ける患者で，PPCsを生じるリスクの高い400症例

		肺保護戦略を行った群	肺保護戦略を行わなかった群	p
条件	1回換気量（mL/kg）	6〜8	10〜12	
	PEEP（cmH$_2$O）	6〜8	なし	
	リクルートメント	気管挿管後30分ごとに30 cmH$_2$Oを30秒間	なし	
術後7日以内の合併症発症症例	PPCsおよび呼吸器以外の合併症	21症例（10.5％）	55症例（27.5％）	0.001
	PPCs	35症例（17.5％）	72症例（36.0％）	<0.001
	急性呼吸不全 NIVが必要 気管挿管が必要	10症例（5％）	34症例（17％）	0.001

（文献4より引用）

PROVHILO trial（多施設RCT）

対象：全身麻酔下の開腹手術を受ける患者で，PPCsを生じるリスクの高い900症例

		higher PEEP群	lower PEEP群	p
条件	1回換気量（mL/kg）	8	8	
	PEEP（cmH$_2$O）	12	2以下	
	リクルートメント	あり	なし	
術後5日以内の合併症発症症例	PPCs	174症例（40％）	172症例（39％）	0.86

（文献5より引用）

表3 ● 1回換気量，PEEPのPPCs発症率との関係について検討したシステマティックレビュー

全身麻酔下手術を行った症例で，肺保護換気を行った群 vs 行わなかった群を比較した15のRCT（2,127症例）を検討

	肺保護戦略を行った群 （n＝1,118）	肺保護戦略を行わなかった群 （n＝1,009）	p
1回換気量（mL/kg）	少ない	多い	
PEEP（cmH$_2$O）	高いor不使用	低い	
PPCs発症率	97症例（8.7％）	148症例（14.7％）	<0.01

うち，肺保護戦略を行った群で検討

	higher PEEP群 （n＝957）	lower PEEP群 （n＝525）	p
PPCs発症率	85症例（8.9％）	63症例（12％）	0.72

（文献6より引用）

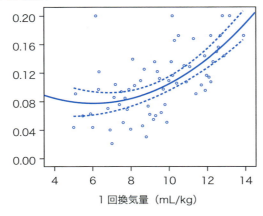

図1● 1回換気量とPPCs発症率の関係
中央の実線は平均値であり，点線は95％信頼区間である（文献6より引用）

③ 術中肺保護戦略の適応患者

　先程紹介したIMPROVE studyでは，術後肺炎のリスクインデックスが2以上の患者を対象としていた[4]．術後肺炎のリスクインデックスを表4に示す．メジャーな非心臓手術（腹部大動脈瘤手術，開胸手術，上腹部手術，頸部手術，血管手術，脳神経外科手術）を受けた，100施設の2,466症例について行われた前向きコホート研究であり，リスク分類は点数により1〜5に分類され，1（0〜15点），2（16〜25点），3（26〜40点），4（41〜55点），5（＞55点）である．リスク分類が高くなるほど，術後肺炎を起こす可能性が高く，1では0.2％，2では1.2％，3では4.0％，4では9.4％，5では15.3％であった[7]．

　また，PROVHILO trialでは，ARISCAT（asses respiratory risk in surgical patients in catalonia）scoreがintermediate以上の患者を対象としていた[5]．ARISCAT scoreを表5に示す．メジャーな開胸手術，腹部手術を受けた59施設の2,464症例について行われた前向きコホート研究であり，リスク分類は点数により3つに分類され，＜26：low risk，26〜44：intermediate risk，≧45：high riskである．リスク分類が高くなるほど，PPCsを生じる可能性が高く，low riskでは0.7％，intermediateでは6.3％，high riskでは44.9％であった[2]．

　開胸手術，上腹部手術，高齢者，また，緊急手術ではPPCsのリスクが高い．術後肺炎のリスクインデックスが2以上，また，ARISCAT scoreがintermediate以上は肺保護戦略のよい適応になると考えられる．

表4 ● 術後肺炎のリスクインデックス

1（0～15点），2（16～25点），3（26～40点），4（41～55点），5（＞55点）
リスク分類が高くなるほど，術後肺炎を起こす可能性が高い

術前のリスクファクター		点数
手術部位	腹部大動脈瘤手術	15
	胸部	14
	上腹部	10
	頸部	8
	脳神経外科	8
	血管外科	3
年齢（歳）	≧80	17
	70～79	13
	60～69	9
	50～59	4
機能的なステイタス	全介助	10
	一部介助	6
体重減少＞過去6カ月で10％		7
慢性閉塞性肺疾患の既往		5
全身麻酔		4
感覚中枢の異常		4
脳血管疾患の既往		4
BUN（mg/dL）	＜8	4
	22～30	2
	≧30	3
輸血＞4単位		3
緊急手術		3
慢性的なステロイドの使用		3
1年以内の喫煙歴		3
アルコール摂取＞過去2週間で2杯/日		2

（文献7より引用）

表5 ● ARISCAT score

＜26：low risk, 26～44：moderate risk, ≧45：high risk
リスク分類が高くなるほどPPCsを生じる可能性が高い

		点数
年齢（歳）	≦50	
	51～80	3
	＞80	16
術前のSpO$_2$（%）	≧96	
	91～95	8
	≦90	24
最近1カ月以内に呼吸器感染症		17
術前の貧血（≦10 g/dL）		11
外科的侵襲	末梢	
	上腹部	15
	胸腔	24
手術時間（時間）	≦2	
	2～3	16
	＞3	23
緊急手術		8

（文献8より引用）

❹ 肺保護戦略の方法

術中の肺保護戦略で，現時点でエビデンスがあるのは，**少ない1回換気量（6～8 mL/kg）**での管理のみである．PEEP，リクルートメントに関して，エビデンスはない．

文献

1）Thompson JS, et al：Temporal patterns of postoperative complications. Arch Surg（Chicago, Ill：1960）138：596-602, 2003
2）Canet J, et al：Prediction of postoperative pulmonary complications in a population-based surgical cohort. Anesthesiology 113：1338-1350, 2010
3）Samary CS, et al：Biological impact of transpulmonary driving pressure in experimental acute respiratory distress syndrome. Anesthesiology 123：423-433, 2015
4）Futier E, et al：A trial of intraoperative low-tidal-volume ventilation in abdominal surgery. N Engl J Med 369：428-437, 2013
5）Hemmes SN, et al：High versus low positive end-expiratory pressure during general anaesthesia for open abdominal surgery（PROVHILO trial）：a multicentre randomised controlled trial. Lancet（London, England）384：495-503, 2014
6）Serpa Neto A, et al：Protective versus conventional ventilation for surgery：A systematic review and individual patient data meta-analysis. Anesthesiology 123：66-78, 2015
7）Arozullah AM, et al：Development and validation of a multifactorial risk index for predicting postoperative pneumonia after major noncardiac surgery. Ann Intern Med 135：847-857, 2001
8）Langeron O, et al：Postoperative pulmonary complications updating. Ann Fr Anesth Reanim 33：480-483, 2014

第4章 手術中

4 片肺換気

石川晴士

- ダブルルーメンチューブ，気管支ブロッカー，気管支鏡といった開胸手術の麻酔に用いられる道具の取り扱いに精通する
- 片肺換気では両肺換気よりも低酸素血症に陥るリスクが高いので，低酸素血症発生時にはすみやかに対処できるようにする
- 開胸術後急性肺傷害の予防手段の1つとして，保護的な片肺換気を行う
- 保護的片肺換気は単一のプロトコールからできているわけではない．患者の呼吸状態や併存疾患などに応じて換気設定を工夫する
- 手術側の肺が膨らんだり気道内圧が高くなるといったトラブルに，すみやかに対処できるようにする

1 片肺換気の目的と適応

　肺切除術や食道切除術，下行大動脈置換術などの開胸を必要とする手術では，開胸とは逆側の肺（"換気側肺"または"非開胸側肺"などとよぶ）のみの換気（片肺換気）が行われるが，これは開胸側肺を虚脱させることによって外科医にとって手術を行いやすい環境を提供することをねらいとしている．肺が虚脱することによって肺の切除が容易になるほか，食道や大動脈，胸腺などの隣接臓器へのアプローチが容易になる．通常は両肺で行う換気を片側のみで行うため，片肺換気では後述するようないくつかの特殊な工夫が必要となる．

　古典的には表1に示す片肺換気の絶対および相対適応が知られているが，今日では胸腔鏡下手術が増えていること，器具や麻酔関連薬物などの進歩によって片肺換気がより容易になっていることなどから，原則的には開胸を必要とする手術では全例が片肺換気の適応と考えてよいだろう．ただし片肺換気は両肺換気よりも侵襲が高いことから，術者が片肺換気を必要としないと感じる術式や，間質性疾患などの併存疾患のために片肺換気が通常よりも高いリスクを伴うと考えられる場合では，片肺換気をあえて避けることもある[1]．施設ごとあるいは術者ごとに，片肺換気を選択する基準を定めておくと便利である．

表1 ● 片肺換気の適応

絶対適応	相対適応
1）一方の健康肺を他方の病的肺から保護する 　　例：感染（膿瘍，感染性嚢胞），大量出血 2）換気の分布のコントロール 　　例：気管支胸腔ろう，片側肺の嚢胞やブラ， 　　　　気管支の外傷 3）片側肺洗浄 4）胸腔鏡下手術	1）術野の改善 ── 優先度 高 　　例：胸部大動脈瘤手術，肺全摘術，肺容量減量手 　　　　術，低侵襲心臓手術，肺上葉切除術 2）術野の改善 ── 優先度 低 　　例：食道手術，中葉または下葉切除術，縦隔腫瘍 　　　　切除術，胸腺摘出術，両側交感神経切除術

2　片肺換気の呼吸生理

1）低酸素血症のリスク

　術式や対象患者によって多少のばらつきはあるが，片肺換気中の低酸素血症の頻度は両肺換気中よりも高く，1～8％程度と見込まれる[2]．片肺換気中の低酸素血症の発生機序は，換気側肺の要因と非換気側肺の要因とに分けると理解しやすい（図1）[3]．まず非換気側肺では，肺血流が酸素化を受けることなく通過するため，心拍出量のおおむね20％がシャント血流となる．側臥位での片肺換気では重力によってより多くの血流が換気側肺に再分布するが，仰臥位での片肺換気ではこの効果が期待できないため，シャント血流はさらに増え，酸素化が悪化する可能性がある[4]．

　一方，換気側肺は重力および手術操作によって縦隔側からの圧迫を受けることに加え，横隔膜を介して腹部臓器の重みが加わり，さらには体位のとり方が不適切な場合は腋窩枕などにより胸郭外からの圧迫を受けることで，無気肺および換気血流比のミスマッチの増悪が生じやすい状況にある．片肺換気中は高い吸入酸素濃度のガスを用いる傾向にあることも，換気側肺の無気肺の形成を助長している．

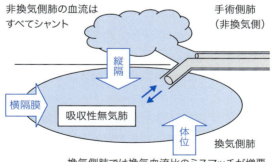

図1 ● 片肺換気中の低酸素血症の発生機序
非換気側肺のシャント血流と換気側肺の換気血流比のミスマッチの増悪が，片肺換気中の低酸素血症の主たる原因となる

2）低酸素性肺血管収縮（HPV）

　何らかの原因により肺胞気酸素分圧が低下した場合，その肺胞に隣接する細動脈の血管平滑筋が収縮する現象を**低酸素性肺血管収縮**（hypoxic pulmonary vasoconstriction：HPV）という（図2）．換気血流比の低い肺胞への血流を低下させることで換気血流比のミスマッチを改善させる生体の働きである．片肺換気開始から時間が経つと非換気側肺の肺胞気酸素分圧が低下し，HPVの働きによって非換気側肺への血流が減り，換気側肺へ血流がシフトする（表2）．

　ハロタンやエンフルランといった古い揮発性吸入麻酔薬はHPVを阻害し，低酸素血症のリスクを高めるため，かつては片肺換気の際には吸入麻酔薬を避ける傾向にあった．デスフルランやセボフルランといった現代の麻酔薬がHPVにもたらす影響は小さく，今日では片肺換気中の酸素化はプロポフォールなどの静脈麻酔薬と同等だと考えられている．

3）換気様式と肺血流の分布

　重力やHPV以外に，換気側肺の換気様式も肺血流の分布に影響を与える．例えば高い1回換気量（10 mL/kg）で片肺換気を行うと，無気肺の領域のリクルートメントが得られることによって酸素化は改善するかもしれないが，換気側肺の肺血管抵抗が上昇することによって血流が非換気側肺に再分布し，逆に酸素化は悪化するかもしれない．換気側肺へPEEPを付加することによって酸素化が改善，不変，悪化のいずれのパターンをとりうること[5]も同様に，PEEPが肺胞のリクルートメントと肺血流の再分布の両方に影響を与えることで説明される．

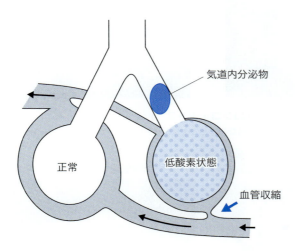

図2● 低酸素性肺血管収縮の例
気道内分泌物などで気道が閉塞すると肺胞内が低酸素状態となり，それに伴ってその肺胞を灌流する細動脈が収縮し，血流が低下する

表2● 体位と低酸素性肺血管収縮（HPV）が左右肺の血流分布に与える影響

	左側臥位		仰臥位		右側臥位	
	HPV（＋）	HPV（－）	HPV（－）		HPV（－）	HPV（＋）
左　肺	77.5 %	55 %	45 %		35 %	17.5 %
右　肺	22.5 %	45 %	55 %		65 %	82.5 %

・右肺は左肺よりも大きいため，仰臥位では右肺への血流が大きい
・体位を側臥位にすると，心拍出量の約10％の血流が上側から下側の肺に再分布する
・一側肺換気をはじめてから十分な時間が経つと，HPVのために上側の肺血流は半減する

3 片肺換気の方法

1）気道確保の方法

a）器具の選択

　　成人で片肺換気を行うには，**ダブルルーメンチューブ**（図3）を用いる方法と，**シングルルーメンチューブと気管支ブロッカー**（図4）の組合わせで行う方法とがある．さらに後者の特殊な例として，**気管支ブロッカーが内蔵されたシングルルーメンチューブ**（図5）で行う方法がある．両者にはそれぞれ利点と欠点があるので（表3），特性を理解したうえで使い分けるとよい．小児患者ではシングルルーメンチューブを換気側気管支内に挿入するか，シングルルーメンチューブと細径の気管支ブロッカーまたはフォガティカテーテルの組合わせで片肺換気を行う．

A）左用　　　　　　　　　　　　B）右用

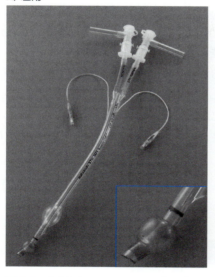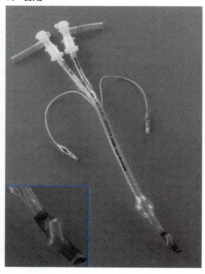

図3● ダブルルーメンチューブ（ブロンコ・キャス®）
気管支ルーメン先端の形状が左用と右用で異なることに注意（写真提供：コビディエンジャパン株式会社）

A）アーント気管支ブロッカー　　　　　　B）クーデック気管支ブロッカーチューブ（タイプB）

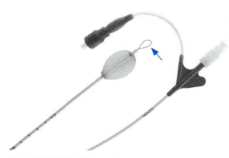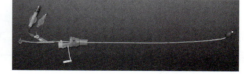

図4● 気管支ブロッカー
A）ブロッカーの先端に誘導用のループがついている（→）（写真提供：Cook Medical社）
B）ボタンを押すだけでカフを膨張させることができるオートインフレータ機能がついているため，片手での操作が可能である（写真提供：大研医器株式会社）

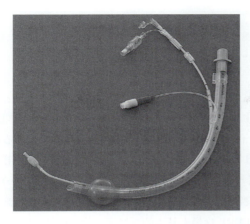

図5 ● ユニベント気管内チューブTCB型
ブロッカーのルーメンを通して，酸素投与やジェット換気，分泌物の吸引が可能である（写真提供：富士システムズ株式会社）

表3 ● ダブルルーメンチューブと気管支ブロッカーの比較

	ダブルルーメンチューブ	気管支ブロッカー
長所	● 気道内分泌物や血液の吸引が容易 ● 非換気側肺へのCPAPの施行が容易 ● 両肺換気と片肺換気の変更が容易	● ダブルルーメンチューブよりも気道確保が容易 ● 術後にシングルルーメンチューブへの入れ替えの必要がない ● 肺葉や肺区域の分離が可能
短所	● 気管や気管支の解剖学的異常や病変があると正しい位置決めが困難 ● 術後のチューブ入れ替えに伴うリスク ● 小児への使用が困難	● 開胸側肺の虚脱に時間がかかる ● 内腔が詰まりやすい ● 位置のずれが起こりやすい

b) 手順

① ダブルルーメンチューブ

　左用ダブルルーメンチューブを挿管する際には，気管支ルーメンの先端が声門部を通過した後に反時計回りに90度回転させ，気管支ルーメンが左主気管支に入るようにするのが標準的である．気管および気管支ルーメンを交互にクランプしつつ聴診を行い，それぞれ左肺および右肺のみで呼吸音が聞こえることを確認する．さらに細径の気管支鏡を気管ルーメン内に挿入し，気管支カフが気管分岐部の下方に見えること，次に気管支ルーメン内に気管支鏡を挿入し，気管支ルーメンの先端が葉気管支内に迷入していないことを確認する．

　右用ダブルルーメンチューブでは，気管支ルーメンの側孔を右上葉気管支に合わせる．体位変換を行った後に，チューブの位置異常が起こっていないか再度確認する．

② シングルルーメンチューブと気管支ブロッカー

　気管支ブロッカーで片肺換気を行うには，気管支鏡でブロッカーを虚脱させる側の肺の気管支に誘導する．アーント気管支ブロッカーにはワイヤーの先端に誘導用のループがついているので（図4A），これに気管支鏡をくぐらせたうえで気管支鏡を目的の気管支に到達させ，これをガイドとして気管支ブロッカーを誘導する．気管支鏡で観察しながらブロッカー先端のバルーンを膨らませ，気管支とバルーンの間に隙間がないこと，バルーンが気管内へはみ出ていないことを確認する．

> **Pitfall**
> ダブルルーメンチューブに比べて気管支ブロッカーは位置のずれが起こりやすいので，片肺換気中も必要に応じて気管支鏡でくりかえし位置をチェックする．

2）呼吸器の設定

近年では術後の急性肺傷害の発生を防ぐことを重視して，1回換気量を低く抑えた**保護的片肺換気**（表4）が主流である．保護的片肺換気はすべての患者に当てはまる単一のプロトコールからできているわけではなく，患者の呼吸状態や併存疾患などに応じて，多くの構成要素（表4）のなかからいくつかを選び，必要に応じて修正を加えて行う[6]．したがって，患者に適した換気条件を設定するには，基本的な呼吸生理に関する知識が不可欠である．例えば，呼気終末陽圧（PEEP）は最も基本的な保護的片肺換気の構成要素だが，重症肺気腫患者においては肺の過膨張を招きかえって酸素化や循環動態に悪影響を与えうることから，PEEPは施行しないか，したとしても低め（2〜5 cmH$_2$O）がよいだろう[※1]．同様にリクルートメント手技は虚脱した肺胞を再開通させることで換気側肺に保護的に作用すると考えられているが，巨大ブラを有する患者に対して行うとかえって危機的な状況に陥りかねない．吸気時間呼気時間比は基本的には1対2でよいが，閉塞性肺疾患を有する患者では呼気時間を長くとる必要があるだろう．

低1回換気量が保護的片肺換気の中心的な役割を果たしていることから，これを実施するには基本的には高二酸化炭素血症を受容することが前提となる．過度の高二酸化炭素血症では，強心薬の必要性が増すほか，心室性不整脈や低酸素血症が起こりうる．心血管系の予備能，特に右室機能が保たれている患者では，容認できるPaCO$_2$の上限は70 Torr程度であろうと思われる．また，気道内圧を低く維持できること，酸素化を改善することなどから換気モードは圧制御式換気が優ると考えられていたが，これを支持する有力なエビデンスがないことから，最近では量制御式でもよいとされている[7]．

表4 片肺換気の設定

	保護的片肺換気	従来型片肺換気
1回換気量	4〜6 mL/kg	8〜12 mL/kg
PEEP	5〜10 cmH$_2$O	なし（初期設定）
吸入酸素濃度	低酸素血症にならない範囲でできるだけ低く維持	80〜100％（初期設定）
PaCO$_2$の管理	高二酸化炭素血症を受容	正常範囲をめざす
ピーク気道内圧	< 35 cmH$_2$O	
吸気プラトー圧	< 25 cmH$_2$O	
リクルートメント手技	あり	

（文献6より改変）

※1【another approach】…呼気流量波形などからauto-PEEP（内因性PEEP）の存在が疑われる場合には，auto-PEEPの約80％以下のPEEPに設定することが好ましいとされているが，auto-PEEPの測定が困難であるので，実際には，呼気時間を十分長く設定し，1回換気量を6 mL/kg-IBWとして，呼気流量波形を見ながらPEEPを少しずつ（5 cmH$_2$O程度まで）増加させるのが現実的である（p159，p280参照）．［磯野史朗］

4 片肺換気中の異常の発見と対処

1）低酸素血症

　大量の気道内分泌物やダブルルーメンチューブのずれなどが原因で，片肺換気中に低酸素血症が生じることがある．緊急性がある場合は手術をいったん中断してもらい，両肺換気とする．緊急性がなく，徐々に酸素化が悪化してきたような場合は，気管支鏡などを用いて原因の検索および解決を試みる一方で，手術の進行を妨げないように酸素化の改善を図る．

　片肺換気中の低酸素血症の治療は，大きく開胸する場合〔狭義の開胸手術（open thoracotomy）〕と胸腔鏡下手術とでは異なる（表5）．開胸手術では，多少非換気側肺が膨らんだとしても，術者が手や器械を用いておさえることができるが，胸腔鏡下手術ではわずかに非換気側肺が膨らんだだけでも手術の進行を大きく妨げる可能性がある．したがって胸腔鏡下手術では，換気側肺へのアプローチによって酸素化を改善することが望ましく，非換気側肺へのアプローチを行うのであれば，**持続気道陽圧（CPAP）**（図6）よりもむしろ IPAP（intermittent positive airway pressure）（図7）[8] や気管支鏡を用いた選択的な気管支内への酸素投与などの方が好ましい[9]．

表5 ● 片肺換気中の低酸素血症の治療

		開胸手術 （open thoracotomy）	胸腔鏡下手術 （thoracoscopy）
換気側肺への アプローチ	リクルートメント手技	○	○
非換気側肺へ のアプローチ	CPAP	○	×（術野の妨げ）
	高頻度ジェット換気	○	○〜△（肺が動く）
	IPAP	○	○〜△（肺が動く）
	選択的酸素投与	（適応になりにくい）	○

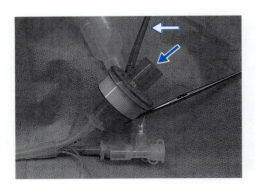

図7 ● IPAP
人工鼻をダブルルーメンチューブの非換気側ルーメンにとり付け，人工鼻のサンプリングポートから酸素を2L/分の流量で投与し（⇨），人工鼻の出入り口（➡）を指で2秒間閉鎖と8秒間開放をくり返すことで，60〜70 mL程度の小さい換気量で換気を行うことができる

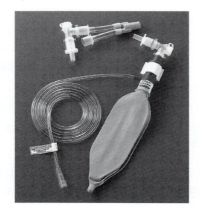

図6 ● CPAPシステム
A) ブロンコ・キャス気管支内チューブCPAPシステム（写真提供：コビディエンジャパン株式会社）
B) CPAPシステムをダブルルーメンチューブの非換気側ルーメンに接続することで，手軽に適切な圧のCPAPをかけることができる

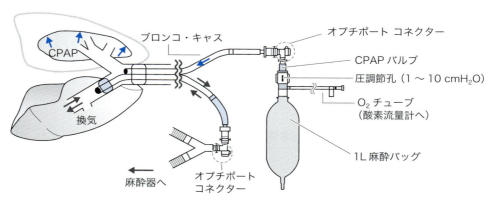

2) 手術側肺が膨らんでくる

最初から手術側肺が虚脱しない場合は，ダブルルーメンチューブの位置異常やカフもれなどのために，肺の分離がきちんと行われていないことが考えられる．すみやかに気管支鏡でチューブの位置を修正したり，カフの膨らみをチェックする．

> **ワンポイント**
>
> 気管気管支（tracheobronchus）のような解剖学的破格のために，気管支ルーメンを留置する気管支を誤認する懸念があることから，筆者は術前に胸部CTで気管支の走行を確認し，気管支内へダブルルーメンチューブを挿入する際には気管支鏡観察下に行うことにしている[10]．

気管や気管支に対する手術操作のために，手術の途中でダブルルーメンチューブや気管支ブロッカーがずれることによって，手術側肺が膨らんでくることもある．やはり気管支鏡でのすみやかな修正が必要となる．

3）気道内圧上昇

　患者の咳き込み，気管支痙攣，気道内の分泌物や出血，ダブルルーメンチューブや気管支ブロッカーのずれなど，さまざまな要因で気道内圧が，突然あるいは徐々に上昇することがある．突然気道内圧が著しく上昇する場合は，機械換気を継続するのは困難なので，用手的に換気を行いつつ，術者には手術を中断してもらい，必要に応じて両肺換気に戻し，応援をよびつつ気管支鏡で原因を検索する．

文献

1) 石川晴士：開胸手術の呼吸管理を再考する．〜一側肺換気は必須か〜 日本臨床麻酔学会誌 35：351-356, 2015
2) Ishikawa S, Lohser J：One-lung ventilation and arterial oxygenation. Curr Opin Anesthesiol 24：24-31, 2011
3) 石川晴士：開胸手術の保護的一側肺換気．LiSA 19：944-949, 2012
4) Szegedi LL, D'Hollander AA, Vermassen FE, et al：Gravity is an important determinant of oxygenation during one-lung ventilation. Acta Anaesthesiol Scand 54：744-750, 2010
5) Slinger PD, Kruger M, McRae K, et al：Relation of the static compliance curve and positive end-expiratory pressure to oxygenation during one-lung ventilation. Anesthesiology 95：1096-1102, 2001
6) Lohser J, Ishikawa S：Chapter 6：Clinical management of one-lung ventilation. "Principles and practice of anesthesia for thoracic surgery"（Slinger P, ed），pp 83-101, Springer, New York, 2011
7) Brassard CL, Lohser J, Donati F, et al：Step-by-step clinical management of one-lung ventilation：continuing professional development. Can J Anesth 61：1103-1021, 2014
8) 石川晴士：非換気側肺への酸素投与法（IPAP）のやり方をご説明します．LiSA 20：1149, 2013
9) Ku CM, Slinger P, Waddell TK：A novel method of treating hypoxemia during one-lung ventilation for thoracoscopic surgery. J Cardiothorac Vasc Anesth 23：850-852, 2009
10) 石川晴士：片肺換気にならず患側肺が膨らんでしまう．LiSA 22：388-390, 2015

第4章 手術中

5 声門上器具による呼吸管理

金 史信

- 声門上器具（supraglottic airway devices：SGD）の利点は，構造がシンプルで低侵襲かつ盲目的な気道確保が可能なことである
- しかし，盲目的であることはSGDの欠点でもある
- SGDを用いた呼吸管理に共通する重要点は麻酔深度を適正に保つことである
- SGDの欠点を補うためには，上気道の解剖と器具の知識，麻酔深度を判定する経験が必要である

はじめに～本項の目的

声門上器具（SGD）の呼吸管理には知識と経験が必要である．JSAの気道管理ガイドライン（p105）のイエローゾーンでも重要な役割を果たすSGDだが，普段から操作に慣れておく必要がある．本項では，**専門医取得前の麻酔科専攻医**が，日常診療においてSGDを用いて安全な呼吸管理を行うために**最低限必要**な知識を得ることを目的とする．

1 SGDの利点と欠点

本邦の麻酔科領域において使用頻度が高いSGDは，ラリンジアルマスクエアウェイ（LMA）と同様に**マスク部分を下咽頭に留置し喉頭を密閉するデザイン**をしている．SGDは，①シンプルな構造，②気管に異物を挿入しないため低侵襲，③盲目的に気道確保が可能という利点をもつ．しかし，③の盲目的であることはSGDが抱える最大の弱点でもある．また，SGDによる喉頭の密閉度には限界があるため誤嚥を防ぐことはできない[1)～3)]．

◇どのように欠点を補うか？～ファイバーで視覚化する

これまでに多くのSGDが開発されてきたが，シンプルかつ低侵襲であり視覚化されたSGDは存在しない．SGDを用いた呼吸管理の最中に突然の換気不良が発生した場合，

気道内の視覚的な情報が得られないため，どのようなトラブルが生じているか確信をもって判断することは困難である．図1はSGDによる呼吸管理中に呼気1回換気量が低下した原因を探るためにファイバーを用いて気道内を視覚化したものである．

気管挿管は声門を視認して気管チューブを留置するため視覚的に気管チューブと気道内の位置関係は理解しやすい．盲目的なSGDは気管挿管に比べて器具と気道の位置関係を理解し難い．

上気道の解剖や器具の構造に関する知識を得て臨床経験を積み，適切な麻酔深度を判定できるようになれば盲目的であるというSGDの欠点を補うことができる．SGDは構造的に誤嚥を防ぎえないため，**誤嚥のリスクがある症例には使わないように適応基準を設けることが望ましい**．現時点では，周術期管理中における誤嚥のリスクが高い症例を判断する明確な基準はなく，SGDの適応基準も使用者に委ねられている．よってこの欠点を補う有効な手段はない[6]．

上気道の解剖学的構造は成書で学ぶことを推奨する[7]．経験は臨床現場でしか得ることはできない．

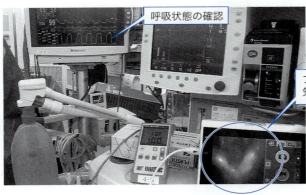

図1 ● 1回換気量低下の原因を探るためファイバーでSGDを視覚化した1例（筋弛緩薬を使わずに陽圧換気）

声門をモニターで観察できるのでSGDの位置異常が原因ではないと判断できる．声門は閉鎖しているが，カプノグラム波形から，不十分ながら陽圧換気は可能な状態を示している．麻酔深度（鎮静・鎮痛・筋弛緩）が不適切なため，気道の生理反射である反射性声門閉鎖が生じたことが換気不良の原因であると推測される[4)5)]．プロポフォール静注などで麻酔深度を深めて声門閉鎖反射を解除したいが，プロポフォールによる循環抑制にも注意が必要である

2　SGDの種類

1）どの器具を使えばよいのか？

本邦における全身麻酔症例のうちSGDで管理される割合は約8％という試算がある[8]．欧米に比べてSGDの使用率が低い日本では経験値も低いと考えられる．日常診療でSGDの使用経験が増えれば，予期せぬ挿管困難に陥ったときにSGDを使用して事態の解決が図れる症例が増えるかもしれない．逆に使用頻度が増加することで，SGDの非適正使用による誤嚥の症例が増加する危険もある．初期訓練には緊急時にも扱いやすく万が一誤嚥した場合の**被害が少ないと思われる**SGDが最適である．

2）初期訓練には i-gel

2015年に改訂された英国DASの『成人の予期せぬ気管挿管困難の管理』に対するガイドラインでは，理想的なSGDが備える条件として，①初回成功率が高い，②喉頭の密閉度が高い，③胃管孔を備える，④ファイバーガイド下挿管との適合性がよい，という点があげられている．i-gelはこれらの条件を満たし支持するデータが多い（ただし，**施行者の経験値**が器具留置の成功に大きく影響することも重要視されている）[9]．本邦で麻酔維持中の呼吸管理にも使用可能なSGDの種類と，英国DASによる4つの理想的な条件を項目とし表1に示す．

表1 ● 各種声門上器具の特徴

	全体像	マスク部分	チューブ部分	ファイバー所見	初回留置成功率	喉頭密閉度	胃管孔	ファイバー挿管の適合性	その他の特徴など
第2世代									
Intersurgical i-gel [日本メディカルネクスト]					◎	○	○	○	非空気注入型 めくれない
LMA Supreme™（sLMA） [テレフレックスメディカルジャパン]					◎	○	○	×	空気注入量が他のLMAと異なる
LMA ProSeal™（pLMA） [泉工医科工業]					△	◎	○	×	本邦での使用数が最多（推測） 再使用が可能
TOKIBO-Ambu ラリンゲルマスク サクションタイプ [東機貿]					○(?)	○(?)	○	○	データが少ない
第1世代									
LMA Classic™（cLMA） [泉工医科工業]					○	△	×	○	SGDの原型 再使用が可能
LMA Unique™（uLMA） [テレフレックスメディカルジャパン]				cLMAと同じ	○	△	×	○	cLMAと同じデザイン
LMA Flexible™（fLMA） [テレフレックスメディカルジャパン]				cLMAと同じ	△	△	×	×	鼻腔，口腔手術に適応可能
TOKIBO-Ambu ラリンゲルマスク アングルタイプi [東機貿]					○	△	×	○	データが少ない
air-Q™ [インターメドジャパン]					○	△	×	◎	気管挿管の補助器具としての機能も重視したデザイン

表中の◎〜×の記載は，前述の点を考慮しいくつかのデータを参考にして初心者を対象としたものである

初回留置成功率に関してすべての器具を直接比較したデータはない．各研究のなかで留置成功の定義や施行者の経験値に違いがある．器具によってはデータがほとんどないものもある．喉頭密閉度に関しては筋弛緩薬使用の有無など麻酔方法によってその数値は異なる[10)～14)]．

マスク開口部にファイバーの視野や気管チューブの進行を障害する構造がなく，気管チューブがSGDチューブの内腔を通る器具はファイバーガイド下挿管との適合性がよい．air-Q™は開発段階から気管挿管補助器具としての機能を重視しており，気管チューブが声門に進行しやすいようにマスク部分に傾斜がつけられている．また，ファイバー操作時に問題となる喉頭蓋の倒れこみを防止するため，マスク開口部が鍵穴構造となっている[15)]．特に小児においてはair-Q™を用いたファイバーガイド下挿管の有用性に関するデータが多い[16)～19)]．ただし，体重10 kg以下の小児患者に対するSGDの使用は専門領域であり初期訓練に含まれる手技ではない．

これ以降は，初心者でも扱いやすく理想的な器具としての条件をバランスよく備えたi-gelを中心にSGDによる呼吸管理を解説する．

3 SGDの適応

絶食期間が保たれた仰臥位での四肢・体壁・胸壁を手術部位とした短時間の予定手術がよい適応となる．具体的には乳腺手術や人工膝関節置換術があげられる[2)]．何時間までSGDを留置してもよいかは不明だが，i-gelは4時間以上の留置は避けることが推奨されている[20)]．腹臥位での手術や腹腔鏡下手術でSGDを用いて安全に管理可能であったという報告はあるが，安全かどうかは**施行者の経験値に依存**する[21) 22)]．**イレウスや上部消化管手術の既往など誤嚥の危険性が高い症例には禁忌**である．頸部の手術や放射線療法の影響により**下咽頭の形態や開大機能が正常ではない**と思われる症例は，SGDのマスク部分が下咽頭に収納できない可能性が高いため適応外である（図2）[2)]．

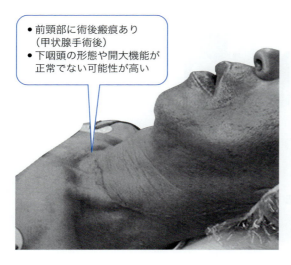

- 前頸部に術後瘢痕あり（甲状腺手術後）
- 下咽頭の形態や開大機能が正常でない可能性が高い

図2● 下咽頭の形態変化が疑われるためSGDは適応外である

4 SGDの留置方法

　各器具の留置方法には異なる点があるため，説明書や添付文書を読み標準的な使用方法を理解すればよい．どの器具にも共通する最も重要なことは，**十分な麻酔深度を保つこと**である．器具の留置に適した簡易的な麻酔深度の判定方法として，"**両側下顎挙上を行い患者の反応がないこと**"があげられる[23]．

　各器具の開発者が考案した標準的な留置方法に比べて"シンプルかつ低侵襲"という利点を損なわずに高い初回留置成功率を達成できる変法はない．**変法での留置は推奨しない**．

　i-gelの標準的な留置方法の要点を以下に記述する（図3）[20]．⑥以外の項目は多くのSGDと共通する[2) 24)]．air-Q™の標準的な留置方法はi-gelと共通点がほとんどない[15]．

まず，留置に適した麻酔深度であるかを確認する

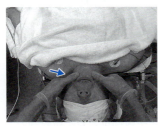
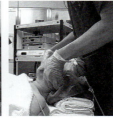

①両側の下顎角を持つ

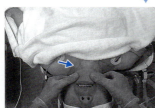
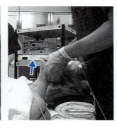

②両側の下顎角を強く垂直挙上する（Jaw thrust）

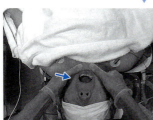
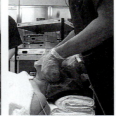

③最大開口位まで開口させる

④体動がないことを確認する

［次ページに続く］

図3 ● i-gelの標準的な留置方法

次に挿入・留置の操作に入る

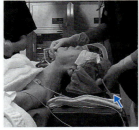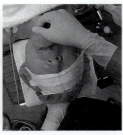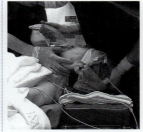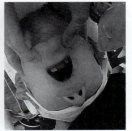

⑤中下咽頭を広げ，また口腔-中咽頭を直線に近づけるため，施行者の左手（右利きの場合）で患者の頭部を後屈（伸展）させる

⑧理想的な挿入経路で留置するため，口腔内を観察し硬口蓋を**目で見て**確認する

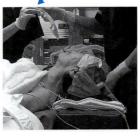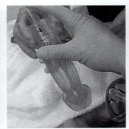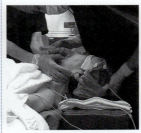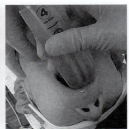

⑥挿入手技中にマスク部分が中咽頭で止まらないように，利き手で i-gel のバイトブロック部分をもつ

⑨マスク部分を**硬口蓋に沿わせて**挿入し抵抗を感じる位置まで進める（沿わせるようにではなく**確実に沿わせる**）

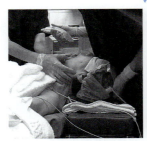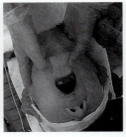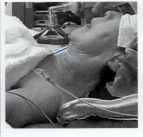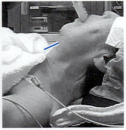

⑦口腔を広げるため**助手**に開口してもらう

⑩マスク部分が下咽頭に留置され喉頭が前方移動したことを確認する

図3 ●（続き）

⑤ 自発呼吸か陽圧換気か

　　筋弛緩薬を使わずに気道確保ができることはSGDの1つの利点だが自発呼吸を残すことを意図するものではない．第2世代とよばれる胃管孔を備えたSGDは，気道内圧 20 cmH$_2$O 程度までの陽圧換気が可能であり，筋弛緩薬を投与して陽圧換気で呼吸管理をしてもよい[2) 15) 24)]．

自発呼吸による管理が有利な状況としては，肥満患者や稀ではあるが麻酔維持中に気胸が発生した場合があげられる．非常事態に備える，または手術侵襲や麻酔薬による呼吸数の変化などを臨床的に学ぶといった**教育的な観点**から，自発呼吸を温存した呼吸管理を訓練することは有意義である．麻酔薬には少なからず呼吸抑制作用があるため，十分な麻酔深度と自発呼吸を保ち，かつ有効なガス交換を行うには何らかの補助換気が必要となる場合も多い．具体的には，呼気二酸化炭素濃度をモニタリングし$PEtCO_2$を40〜50 Torr前後に保つように用手的補助換気やプレッシャーサポートを用いる．

❻ SGDによる呼吸管理中のトラブルとその対処

SGDによる呼吸管理中のトラブルの原因は主に以下の2点である[2) 15) 20) 24)]．
① 麻酔深度不足（鎮静・鎮痛・筋弛緩）
② 器具の機能異常（非適正留置・サイズ不適合・不適切なカフ圧）

①②を客観的に評価できればよいのだが鎮痛に関しては客観的に評価できるモニターはない．「突然換気ができなくなった」というトラブルが発生した場合，前述①②が**同時多発的に生じる**ことは稀ではなく，麻酔深度と器具の機能が適切であるかを瞬時に判定し補正しなくてはならない．補正する順番は①→②の順である．原因が麻酔深度不足であるにもかかわらず，まず器具側の問題を疑い器具を押しこんだりすると，麻酔深度が浅い状態で喉頭粘膜が刺激されて喉頭の生理的反射（反射性喉頭閉鎖，反射性声門閉鎖，喉頭痙攣）が引き起こされ状況は悪化する．準備は煩雑だが，ファイバーを用いて喉頭を観察することは判断の助けとなる（図1）．

● 最後に

日本におけるSGDの使用率の試算は販売本数から計算されている．pLMAなどは40回まで再使用が可能であるため実際のSGD使用率は8％以上になる．個人的に得た情報をもとに計算すると，本邦におけるSGDの使用症例数は年間約57万例で，全身麻酔症例のうち約21％がSGDで管理されており，種類別ではpLMAが6割以上と最も使用頻度が高いと推定される．

国家レベルで重篤な気道関連合併症を調査した英国NAP4の報告によると，2008年から2009年までの1年間におけるSGD使用症例数は約161万6,100例で全身麻酔症例のうち約56.2％がSGDで管理されていた．種類別ではcLMAと同タイプの胃管孔を備えていない第1世代とよばれる器具が最も多く使用されておりその割合は87％であった[25)]．誤嚥のリスクが高い症例に第1世代のSGDを使用して重篤な合併症が発生していたという事実が明らかになり，2015年のBritish Journal of Anaesthesiaに「第1世代の器具を捨て去る時期が来た」というEditorialが掲載された[26)]．現在もAnaesthesiaの誌上でSGDの

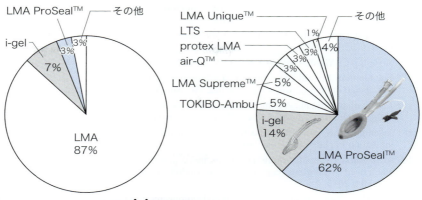

図4● 各種声門上器具の推定使用頻度
A) 文献25より改変, B) 各器具の販売本数から試算(個人的な推定)
写真提供：LMA ProSeal™ [泉工医科工業], Intersurgical i-gel [Intersurgical Limited]

選択に関する激しい議論が繰り広げられている[27,28].

日本でも個人の嗜好や施設の器具採用基準が異なるためSGDの扱いは施行者の判断に委ねられるだろう．ほぼすべてのSGDは**盲目的な器具であるという欠点**を抱えており，この欠点は経験で補うしかない．

SGDを用いて安全な呼吸管理ができるようになるためには，SGDの適応を見極めて臨床での使用経験を積み訓練度を高めることが最も重要である．

緊急時には成功率や訓練度の高い医療行為を行うべきである[29〜31].

文献

1) Brain AI：The laryngeal mask-a new concept in airway management. Br J Anaesth 55：801-805, 1983
2) Asai T, Morris S：The laryngeal mask airway：its features, effects and role. Can J Anaesth, 41：930-960, 1994
3) 『これでわかった！図解ラリンジアルマスク』(浅井隆 著), 克誠堂, 2009
4) Beverly P：Introduction to Anesthesia. "The principle of safe practice. 5th ed", pp231-241, WB Saunders Company, 1977
5) Sarnoff SJ, et al：Mechanism of the arterial pressure response to the Valsalva test; the basis for its use as an indicator of the intactness of the sympathetic outflow. Am J Physiol 154：316-327, 1948
6) Asai T：Editorial Ⅱ：Who is at increased risk of pulmonary aspiration? Br J Anaesth 93：497-500, 2004
7) 『新図説耳鼻咽喉科・頭頸部外科講座 第4巻 口腔・咽頭・喉頭・気管・食道』(山下敏夫 編), メジカルビュー, 2000
8) 『カテーテル＆チューブ IVR製品市場の中期予測と関連製品の徹底分析 第26版 2014年版』, 矢野経済研究所, 2014
9) Frerk C, et al：Difficult Airway Society 2015 guidelines for management of unanticipated difficult intubation in adults. Br J Anaesth, 115：827-848, 2015
10) Montblanc J, et al：A systematic review and meta-analysis of the i-gel vs laryngeal mask airway in adults. Anaesthesia 69：1151-1162, 2014
11) Ragazzi R, et al：LMA Supreme vs i-gel a comparison of insertion success in novice. Anaesthesia 67：384-388, 2012

12) Eschertzhuber S, et al : The Laryngeal Mask Airway Supreme a single use laryngeal mask airway with an oesophageal vent. A randomised, cross-over study with the Laryngeal Mask Airway ProSeal in paralysed, anaesthetised patients. Anaesthesia 64 : 79-83, 2009
13) Theiler L, et al : i-gel supraglottic airway in clinical practice : a prospective observational multicentre study. Br J Anaesth 109 : 990-995, 2012
14) Kristensen MS, Teoh WH, Asai T : Which supraglottic airway will serve my patient best? Anaesthesia 69 : 1189-1192, 2014
15) air-Q INTUBATING LARYNGEAL AIRWAY INDICATIONS. Cookgas, ® LLC, Mercury Medical ®.
16) Jagannathan N, et al : The new air-Q intubating laryngeal airway for tracheal intubation in children with anticipated difficult airway : a case series. Paediatr Anaesth 19 : 618-622, 2009
17) Jagannathan N, et al : A clinical evaluation of the intubating laryngeal airway as a conduit for tracheal intubation in children. Anesth Analg 112 : 176-182, 2011
18) Jagannathan N, et al : Retrospective audit of the air-Q intubating laryngeal airway as a conduit for tracheal intubation in pediatric patients with a difficult airway. Paediatr Anaesth 21 : 422-427, 2011
19) Jagannathan N, et al : A randomized comparison between the i-gel™ and the air-Q™ supraglottic airways when used by anesthesiology trainees as conduits for tracheal intubation in children. Can J Anaesth 62 : 587-594, 2015
20) i-gel User Guide Chapter 3.0-7, Contraindications, p8, Intersurgical Ltd.
21) Taxak S, et al : A prospective study to evaluate and compare laryngeal mask airway ProSeal and i-gel airway in the prone position. Saudi J Anaesth 9 : 446-450, 2015
22) Mishra SK, et al : Effect of pneumoperitoneum and Trendelenberg position on oropharyngeal sealing pressure of I-gel™ and ProSeal LMA™ in laparoscopic gynecological surgery : A randomized controlled trial. Anesth Essays Res 9 : 353-358, 2015
23) Drage MP, et al : Jaw thrusting as a clinical test to assess the adequate depth of anaesthesia for insertion of the laryngeal mask. Anaesthesia 51 : 1167-1170, 1996
24) LMA proseal, LMA supreme：取扱説明書（日本語版）Copyright © 2015 Teleflex Incorporated.
25) Cook TM, et al : 4th National Audit Project（NAP4）: Major complications of airway management in the United Kingdom. CHAPTER 4 Results of the first phase of NAP4 : census 24-28, Report and Findings-March 2011
26) Cook TM, Kelly FE : Time to abandon the 'vintage' laryngeal mask airway and adopt second-generation supraglottic airway devices as first choice. Br J Anaesth 115 : 497-499, 2015
27) Pearson KL, Rodney GE : Abandoning first generation supraglottic airway devices. Anaesthesia 71 : 978-979, 2016
28) Cook TM, Kelly FE : Abandoning use of 1st generation SAD-a reply. Anaesthesia 71 : 979-981, 2016
29) 西澤寛俊.『診療行為に関連した死亡の調査の手法に関する研究』, 地域医療基盤開発推進研究事業 厚生労働省, 平成26年
30) Japanese Society of Anesthesiologists : JSA airway management guideline 2014 : to improve the safety of induction of anesthesia. J Anesth 28 : 482-493, 2014
31) Apfelbaum JL, et al : Practice guidelines for management of the difficult airway : an updated report by the American society of anesthesiologists taskforce on management of the difficult airway. Anesthesiology 118 : 251-270, 2013

第4章　手術中

6 小児の術中呼吸管理

小原崇一郎（❶❷），古賀洋安，蔵谷紀文（❸❹）

- 小児でカフ付き気管チューブの使用には利点が多いが，適切なサイズの選択とカフ圧の管理が重要である
- 人工呼吸モードの選択については，従来，PCVの方が好まれてきたが，カフ付きチューブの選択が可能となった現状では，VCVの選択も可能ではある
- 健常肺に対して陽圧人工呼吸が人工呼吸起因肺損傷（VILI）を生じるか否かについては，成人・小児領域ともに議論のあるところであり，健常肺を有する小児に対する術中の人工呼吸器の一回換気量，吸気プラトー圧，PEEPの設定，術中のリクルートメント手技の必要性については，今後の研究を待たなければならない．一方，病的肺に対する術中人工呼吸管理については，個々の病態に応じた人工呼吸管理（例えば，ARDSに対する肺保護換気戦略など）を選択する必要がある
- 医療機器の進歩は目覚ましいが，胸壁の動きや対称性，呼吸音の聴取，皮膚や口唇の色調などを観察することは，以前と変わらず重要である
- 小児では気管が短いので，頭部の前屈や左右への頭位変換などにより容易に事故抜管もしくは片肺換気になりやすい．またチューブも細いので折れ曲がりやすい
- トラブルと感じたらまずカプノグラム波形や気道内圧を確認するとともに，用手換気にして，その次に回路の異常を検索する
- 小児の場合，体重あたりの酸素消費量が多くSpO_2の低下は急激であるため，心音・呼吸音の聴取，カプノグラムのチェックなどで異常を早期に発見することが重要である

❶ 小児でカフ付き気管チューブを用いることの有用性と問題点

1）小児の喉頭の解剖学的特徴に関する最近の知見は？

円筒形で最狭部が声門部であるという成人の喉頭に対して，小児（8歳以下）の喉頭は声門部を最広部とする漏斗状で，最狭部が輪状軟骨部であるという概念が，従来普及してきた．この概念に基づき，気管壁の血流障害による声門下輪状軟骨部狭窄などの合併症を避けるため，成人の喉頭の形状への移行前の8～10歳以下の小児では，カフなし気管チューブを選択し，20 cmH$_2$O程度の気道内圧でリークの有無を確認すべきといわれてきた．

しかし，近年，MRI検査や全身麻酔下の内視鏡検査により，成人同様に小児の喉頭は円筒形であり，最狭部は声門部であることを示した研究がみとめられるようになってきた[1)2)]．また，こうした研究において，喉頭の横断面は前後に長い楕円形をしていることも観察された．この前後に長い楕円形の気道に対して，カフなし気管チューブを使用した場合，前後の部分には余裕があるものの，リークがあるからといって横の部分で輪状軟骨部を過度に圧迫している可能性は否定できないであろう．むしろ，ワンサイズ細いカフ付き気管チューブを使用し，そのカフ圧を調整することの方が，必要以上の気道壁の圧迫を回避できるのではないか，という考えが提唱されてきた．

2) カフなし気管チューブに対するカフ付き気管チューブの利点と欠点

一般的なカフ付き気管チューブの利点と欠点・使用時の注意点を表1に示す．

表1 ● カフ付き気管チューブの利点と欠点・使用上の注意点

利点	欠点・使用上の注意点
① 気管チューブの交換の必要性の低下 ② 吸入麻酔薬による手術室汚染の減少 ③ 新鮮ガス流量の低下による吸入麻酔薬の使用量低減の結果としてのコスト削減 ④ カプノグラフ，呼気吸入麻酔薬濃度の測定の精確性の向上 ⑤ 人工呼吸器上の換気量や吸気圧などのモニタリングの精確性の向上 ⑥ 人工呼吸器での補助換気の有効性の向上 ⑦ 不顕性誤嚥（microaspiration）のリスクの低減の可能性	① 内径の細いチューブの使用が推奨されている ② カフの上端が声門や輪状軟骨部にかからないようにカフ位置に注意しなければならない ③ カフ圧のモニタリングが必要 ④ 製品間での規格の統一がなされておらずカフ位置やdepth markingが不適切なものがある[3)]

3) カフなし気管チューブと比較して，カフ付き気管チューブの方が合併症の発生率が高いか？

適切なサイズのチューブの選択，カフが膨らんでいない状況での気道内圧20 cmH$_2$O以下でのリークの存在，適切なカフ圧（20 cmH$_2$O以下）の管理の下では，カフなし気管チューブと比較して，小児でのカフ付き気管チューブの使用例の方が合併症（抜管後の喘鳴，抜管後のアドレナリン吸入の必要性，再挿管率）が多いという研究結果はいまのところ認めていない[4)〜6)]．ここで強調されるべきことは，適切なサイズの選択と，適切なカフ圧の管理である．

4) カフ付き気管チューブのサイズの選択は？

カフなし気管チューブのサイズの選択法の代表的なものとしては，

◆ Coleの公式：内径（mm）＝［年齢（歳）/ 4］＋4

があげられるが，カフ付き気管チューブに関しては，

◆ Khineの公式：内径（mm）＝［年齢（歳）/ 4］＋3

または

◆ Motoyamaの公式：内径（mm）＝［年齢（歳）/ 4］＋3.5

が使用されている．

❷ 人工呼吸モードの選択について

　持続強制換気（CMV）の場合の人工呼吸モードの選択については，小児においては，PCVの方が好まれてきた歴史があるが，カフ付きチューブの選択が可能となった現状では，VCVの選択も可能である．

　近年，傷害肺，とりわけ急性呼吸窮迫症候群（acute respiratory distress syndrome：ARDS）に対して陽圧人工呼吸管理が及ぼす影響である人工呼吸起因肺損傷（ventilator induced lung injury：VILI）に関する研究の結果，ARDSに対しては肺保護換気戦略が推奨されるようになった[7]．そうしたなか，術中の健常肺に対する肺保護換気戦略の選択が術後の合併症の減少に貢献しうるとする成人領域の臨床研究も認められるようになってきた（p167）[8)9)]．しかしながら，①肺保護換気戦略について，VtやPEEPの設定，駆動圧（delta pressure = Vt / Crs，ここではCrs：呼吸器系コンプライアンス）の設定，リクルートメント手技（recruitment maneuver）の必要性については，まだまだ議論があり[7)10)]，また，②健常肺に対する術中の肺保護換気戦略の効果に対する評価は分かれるところがある[11)12)]．さらに，③成人と比べて小児ではVILIの程度が軽い可能性がある[13)14)]．

　こうしたことから，健常肺を有する小児に対する術中の肺保護換気戦略の必要性（術中の至適なVt，吸気プラトー圧，PEEPの設定，術中のリクルートメント手技の必要性）については，現在の成人の臨床研究の結果をそのまま外挿できるともいいきれず，今後の研究を待たなければならないとしかいえないであろう[15)16)]．

　そうした現状において，健常肺を有する小児の術中の人工呼吸管理については，適切なサイズの気管挿管チューブが選択されていることを前提とすれば，Vt＝6～10 mL/kg体重，PEEP＝4～8 cmH$_2$O，駆動圧（delta pressure＝Vt / Crs，ここではCrs：呼吸器系コンプライアンス）＝10 cmH$_2$O前後，換気回数＝年齢に応じた生理的範囲内，を目安とする初期設定を行い，全身性併存疾患（肥満など），手術手技（腹腔内圧の上昇をきたす腹腔鏡手術など）に応じて，術中に呼吸器設定の変更を行うのも1つの方法かもしれない．

用語解説 **小児用カフ付き気管チューブ「マイクロカフ（Microcuff™）」**…1930年に登場した気管チューブは，ゴム製のカフなし気管チューブにはじまり，1950年代にポリ塩化ビニル（PVC）製の気管チューブの登場，1970年代の high volume, low pressure カフ付きチューブの開発と変遷し，2000年代に入りポリウレタン素材の極薄カフ付きチューブ・マイクロカフ気管チューブが登場した．この小児用カフ付き気管チューブの特徴は，①マーフィー孔がない，②その結果としてカフの位置がよりチューブ先端にある，③ポリウレタン素材の極薄カフ（厚さ10 μm）は低圧で高容量に円柱状に膨らみ，気道のシール効果が高い，④カフの位置やdepth markingが小児の解剖学的特徴に基づいて設計されている，ことがあげられる．このマイクロカフ気管チューブは，2015年より本邦でも使用が認可されている．マイクロカフ気管チューブには従来型のPVC製のカフ付き気管チューブに比して小児の使用に際して理論的な利点が多いとは考えられる．しかし，従来型のPVC製のカフ付き気管チューブとカフなし気管チューブを比較検討した研究において，PVC製のカフ付き気管チューブでも合併症が多くはないことが示されている．現状では，マイクロカフ気管チューブの導入のコスト増加に見合うだけの臨床アウトカムは示されておらず，今後の課題である．

❸ 人工呼吸中の呼吸に関するモニター

1）前胸壁聴診器（片耳聴診器）

左前胸壁に固定して麻酔中に連続して聴診することで，片肺換気の有無や病的呼吸音の聴取ができる［同時に心（雑）音も聴取できる］．

ただし小児の場合は，（右肺の）片肺換気になっていても（左前胸壁で）呼吸音が聴診可能の場合もありうるので，チューブの深さや1回換気量などと合わせて判断する．

2）酸素化のモニタリング

パルスオキシメーターによる経皮的動脈血酸素飽和度（SpO_2）測定が標準的モニタリングになる．

測定値は装着部位周辺の明るさや体動，末梢循環の程度，異常ヘモグロビンの有無などにより影響を受ける．吸光度の特性から，静脈内投与されたメチレンブルーやインドシアニングリーンなどの色素は測定値に影響を与える．メトヘモグロビン血症の場合もSpO_2は低下する．

3）呼吸ガスモニタリング

a）呼気終末二酸化炭素（$EtCO_2$），呼気終末二酸化炭素分圧（$PEtCO_2$）（カプノグラム）

循環が維持されているという前提で，気管内の適切な位置にチューブが留置され，かつ適切に呼吸ができていれば$EtCO_2$が検出される．呼吸状態に関してSpO_2の変化より早く$PEtCO_2$が変化するため，呼吸トラブルに対し早期に対応できる．現在ではパルスオキシメーターとともに標準的モニタリングの1つになっている[17]．

小児の場合は，成人に比して分時換気量が少ないことや呼吸回数が多いことなどの影響で，肺胞‐動脈血二酸化炭素分圧較差が開大することが多い（$PaCO_2 > PEtCO_2$）．

b）吸入麻酔薬

二酸化炭素と同様に吸気・呼気終末の亜酸化窒素や揮発性麻酔薬の濃度が検出できる．

4）その他〜経皮的二酸化炭素分圧測定

通常，血中二酸化炭素分圧よりも高値を示す（同時に経皮的酸素分圧も測定可能）．

理由としては，組織における二酸化炭素産生の増加や，熱センサーによる代謝の増大などがあげられる．

新生児などで一回換気量がごく少量でうまくサンプリングできない場合，経皮的二酸化炭素分圧モニターを参考にする場合がある．

低心拍出量による測定部位の低灌流，低体温，測定部位への物理的圧力が強い，測定部位の皮膚および皮下組織の状態が適切でない（例えば熱傷や浮腫）などの場合は正確さに欠ける．

よくあるトラブルとその対処

呼吸条件を変えていないのに呼吸状態が変化したときは，AHA 小児二次救命処置（PALS）における DOPE[※1] にもとづき対処するとわかりやすい[18]．

小児では気管が短いので，頭部の前屈や左右への頭位変換などにより容易に事故抜管もしくは片肺換気になりやすい．またチューブも細いので折れ曲がりやすい．

トラブルと感じたら，まずカプノグラム波形や気道内圧を確認するとともに，用手換気にして，その次に回路の異常を検索する（p161 参照）．

小児の場合，体重あたりの酸素消費量が多く SpO_2 の低下は急激であるため，心音・呼吸音の聴取，カプノグラムのチェック（表2）などで異常を早期に発見することが重要である．

表2 ● カプノグラム波形を参考にした呼吸トラブルの原因とその対策

異常のパターン	考えられる原因	対策
$PEtCO_2$ が増加した場合	● 低換気，片肺換気，気胸，腹腔鏡手術時の気腹や頭低位に伴う横隔膜挙上による換気量減少，皮下気腫など	● $SpO_2 > 95\%$ を維持するように吸入酸素濃度を上げる ● 分時換気量を確認するとともに，補助換気を開始する ● 麻酔深度が適切か確認し，必要なら麻酔を深くする ● 胸部・頸部の触診も行い，皮下気腫を疑う場合は術者に知らせる ● 緊張性気胸の場合は胸腔穿刺による脱気を外科医に依頼
$PEtCO_2$ が減少した場合	● リークの増加，回路のはずれ，過換気 ● 循環不全	● バイタルサインのチェック，低心拍出量の原因検索，換気量・換気回数の確認，場合によって動脈血ガス分析など
$PEtCO_2$ がみられない場合	● 肺梗塞・心肺停止などの重大な循環不全 ● 食道挿管など	● 100％酸素に切り替え脈拍を確認する ● 心停止なら二次救命措置 ● 用手換気を行い胸壁の動きをみる ● 脈拍は触知するが換気不能の場合は，気管チューブ，ラリンジアルマスクの位置を確認する
カプノグラフが吸気時にベースラインに戻らない（吸気時の CO_2 が0にならない）	● CO_2 の再呼吸が起こっている	● 新鮮ガス流量を増やす，ソーダライムの交換など
呼気相のプラトーを認めない	● ガスのサンプリング量が少ない	
カプノグラフ上における呼気相のノッチ	● 自発呼吸の出現	● 筋弛緩薬の追加，呼吸回数の増加
呼気相の右上がりのグラフ	● 閉塞性換気障害の可能性（喘息や気管支攣縮など）	● 気管支拡張薬やステロイド投与

（「対策」は文献19を参考に作成）

[※1] DOPE…D：displacement（チューブの位置異常），O：obstruction（チューブの閉塞），P：pneumothrax（気胸），E：equipment failure（機器の異常）

文献

1) Litman RS, et al：Developmental changes of laryngeal dimensions in unparalyzed, sedated children. Anesthesiology 98：41-45, 2003
2) Dalal PG, et al：Pediatric laryngeal dimensions: an age-based analysis. Anesth Analg 108：1475-1479, 2009
3) Weiss M, et al：Shortcomings of cuffed paediatric tracheal tubes. Br J Anaesth 92：78-88, 2004
4) Khine HH, et al：Comparison of cuffed and uncuffed endotracheal tubes in young children during general anesthesia. Anesthesiology 86：627-631, 1997
5) Newth CJ, et al：The use of cuffed versus uncuffed endotracheal tubes in pediatric intensive care. J Pediatr 144：333-337, 2004
6) Weiss M, et al：Prospective randomized controlled multi-centre trial of cuffed or uncuffed endotracheal tubes in small children. Br J Anaesth 103：867-873, 2009
7) Slutsky AS, Ranieri VM：Ventilator-induced lung injury. N Engl J Med 369：2126-2136, 2013
8) Futier E, Constantin JM, Paugam-Burtz C, et al：A trial of intraoperative low-tidal-volume ventilation in abdominal surgery. N Engl J Med 369：428-437, 2013
9) Severgnini P, Selmo G, Lanza C, et al：Protective mechanical ventilation during general anesthesia for open abdominal surgery improves postoperative pulmonary function. Anesthesiology 118：1307-1321, 2013
10) Amato MB et al：Driving pressure and survival in the acute respiratory distress syndrome. N Engl J Med 372：757-755, 2015
11) PROVE Network investigators for the clinical trial network pf the European society of anesthesiology. High versus low positive end-expiratory pressure during general anesthesia for open abdominal surgery (PROVHILO trial)：a multicenter randomized controlled trial. Lancet 384：495-503, 2014
12) Goldenberg NM, Steinberg BE, Lee WL, et al：Lung-protective ventilation in the operating room：time to implement? Anesthesiology 121：184-188, 2014
13) Kornecki A, Tsuchida S, Ondiveeran HK, et al：Lung development and susceptibility to ventilator-induced lung injury. Am J Respir Crit Care Med 171：743-752, 2005
14) Kneyber MC, Zhang H, Slutsky AS：Ventilator-induced lung injury. Similarity and differences between children and adults. Am J Respir Crit Care Med 190：258-265, 2014
15) Kneyber MC：Intraoperative mechanical ventilation for the pediatric patient. Best Pract Res Clin Anaesthesiol 29：371-379, 2015
16) Feldman JM：Optimal ventilation of the anesthetized pediatric patient. Anesth Analg 120：165-175, 2015
17) Motoyama EK, Davis PJ. "Anesthegia for Infants and Children 7th ed", p303-306, p364, Mosby, 2006
18) 小児初期診療（PALS）動画教材［https://www.youtube.com/playlist?list=PL356DAF5CB9B9BA1A］
19)『麻酔科救急ハンドブック』（福家伸夫 他監訳），pp42-46，メディカルサイエンスインターナショナル，2008

第5章 覚醒・抜管

1 覚醒・抜管の方法

菅沼絵美理

- 覚醒・抜管の判断は，①バイタルサイン（呼吸・循環・体温）の安定と合併症の状態，②呼吸の回復，気道維持，筋弛緩の回復，意識の回復が可能かで行う
- 深麻酔期に胃内容や口腔内（必要があれば気管内も）吸引を行う
- 浅麻酔期は，有害な気道反射が起きやすいリスクゾーンなので，気道刺激は避け，気道反射を抑制する麻酔レベルに調節する
- 抜管に向けての確認事項は，①筋弛緩からの完全回復，②安定した自発呼吸（数，呼吸パターン），③従命動作（開眼，開口，挺舌，離握手など）
- 抜管後も抜管前と同じ評価をくり返し，手術室退室の判断をする

はじめに

　導入時気道管理ガイドラインが米国麻酔学会（ASA）や，日本麻酔科学会（JSA）により作成され，麻酔導入時の気道確保困難トラブルや合併症は減少している．しかし，抜管時や抜管後の回復室における気道トラブルの頻度や合併症の予後については，現在も改善を認めていない．

　抜管時は，術前の状況に麻酔・手術要因が加わるため術前より複雑である．挿管時と抜管時の呼吸器合併症の頻度を比較すると，抜管時の合併症は種類も多彩で頻度も挿管時の約3倍（4.6％ vs 12.6％）になるという報告がある[1]．

　麻酔科医にとって気道管理は非常に重要である．これまでは，気道確保困難というと麻酔導入・挿管に注目が集まっていたが，麻酔からの覚醒・抜管までを安全に行えてこそ安全な麻酔管理であることを再認識する必要がある．

　2012年になると英国のDifficult Airway Society（DAS）が，抜管についてのガイドラインをはじめて公表した[2]．今後，本邦でも覚醒・抜管のガイドラインの整備が望まれる．本項では，千葉大学における成人症例の覚醒・抜管のプロトコール（図1）を用いて，覚醒・抜管の手順や注意点についてまとめる．

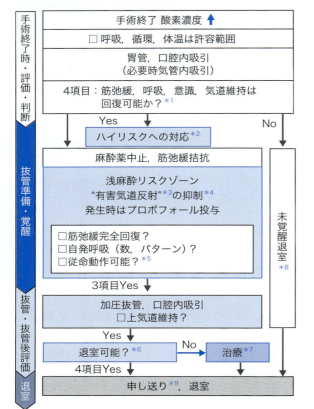

図1● 千葉大学における覚醒・抜管プロトコール

*1 覚醒・抜管時のリスクを含め，4項目の短時間での正常化または回復が期待できるか検討する
*2 深麻酔抜管，声門上器具挿入，カフリークテスト，上気道内視鏡，チューブエクスチェンジャー挿入，逆トレンデレンブルグ体位．循環管理，疼痛管理も重要なポイント
*3 咳反射，嘔気反射，声門上器具挿入時の喉頭痙攣など，体動を伴い呼吸・循環に大きく影響する気道反射
*4 気道刺激を最小にする（体や気管チューブに触れない），プロポフォール少量投与，レミフェンタニル少量持続投与，声門上器具挿入後覚醒
*5 指示にて開眼，開口，挺舌，離握手などで完全覚醒確認（覚醒後は，手術終了をくり返し伝える）
*6 上気道維持を含む4項目すべてが正常化しているかを確認
*7 咽頭閉塞に対する両手での気道確保，喉頭痙攣に対する顎関節部刺激，覚醒不良時咽頭閉塞に対する鼻エアウェイ挿入などの処置
*8 4項目の短時間での正常化または回復が見込めない場合は，抜管を延期する
*9 手術・麻酔に関する問題点を申し送る

1　覚醒・抜管の評価〜深麻酔期〜

　手術が終了したら，覚醒・抜管が可能であるのか，覚醒させず気管挿管を継続するのか，気管切開が必要であるのかを評価する必要がある．抜管時は術前の状況に手術・麻酔による影響が加わるため，覚醒・抜管の判断が難しくなる（図2）．覚醒・抜管を判断するために，評価するべき項目は以下のように多岐にわたる．

　口腔内や胃内容の吸引，あるいは気管内吸引は深麻酔期に行う．気管吸引はルーチンに行うべきではない．

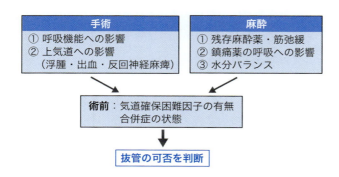

図2● 抜管の可否に影響する術前・術中因子

◇覚醒・抜管の評価項目

a) バイタルサインの安定と重症合併症（特に呼吸・循環系）への影響

全身麻酔からの覚醒・抜管時は大きく環境が変化する．循環動態が安定していることはもちろんのこと，体温も十分に復温させる必要がある．覚醒後のシバリングは患者にとって不快であると同時に，酸素需要量が増加するため，呼吸・循環にも大きな負担となる．また，覚醒に伴い調節呼吸から自発呼吸へ移行していく．深麻酔期には，調節呼吸時の酸素化能や換気能［経皮的動脈血酸素飽和度（SpO_2），呼気終末炭酸ガス濃度（$PEtCO_2$），動脈血血液ガス，胸部X線など］を評価する．

b) 気道確保困難の有無と上気道維持の評価

① 術前からの気道確保困難

重症の閉塞性睡眠時無呼吸患者，肥満患者，妊婦などは，残存麻酔薬・筋弛緩薬による上気道閉塞が起こりやすいため，完全覚醒後の抜管が望ましい．加えて，導入時にマスク換気困難や挿管困難がなかったかも確認しておく．

② 麻酔・手術により生じる気道確保困難

表1に示すように，麻酔・手術による上気道閉塞の原因はさまざまである．

挿管した気管チューブ自体が喉頭浮腫の原因となる．女性や気管径が細い人，太い気管チューブの留置などがリスクとなる．他にも，挿管操作のくり返しや術中の過剰輸液，体位（腹臥位など），長時間手術なども浮腫の原因となる．

頭頸部などの手術ではマスクフィット困難や開口困難，頸部の可動制限などの気道解剖の変化，浮腫，出血，反回神経麻痺などが起こりうる．反回神経麻痺の評価は最終的には気管チューブを抜去しなければできないが，NIM TriVantage®EMG tubeを用いて，反回神経のモニタリングをした場合には，手術操作による反回神経損傷を客観的に評価できる．しかしこの場合でも，不全反回神経麻痺を正確に診断することは困難である．

表1 ● 麻酔・手術による上気道閉塞の原因

浮腫，出血	● 気管挿管の繰り返し ● 太めのチューブ（double lumen tubeやNIM EMG tube）の使用 ● 長時間の腹臥位手術 ● 輸液バランス過剰症例 ● 頭頸部手術（頭頸部がん，口腔内操作を伴う手術，頸椎手術）
反回神経麻痺	● 小脳橋角部腫瘍手術 ● 頭頸部手術（頭頸部がん手術や頸部郭清を伴うもの，頸椎手術） ● 胸部大動脈瘤手術 ● 食道がん手術
解剖学的変化	● 下顎骨切除や顔面手術後のマスクフィット困難 ● 皮弁再建による上気道閉塞

double lumen tube（DLT）：分離肺換気に用いる2腔式の気管内チューブ
NIM EMG tube：チューブの外側に電極がついている．反回神経・迷走神経を刺激し，輪状甲状筋もしくは輪状披裂筋の誘発筋電図をモニタリングする
NIM: nerve integrity monitor, EMG: electromyography

c) 適切な術後鎮痛

痛み刺激や炎症そのものが呼吸パターンを変化させるが，実際の呼吸中枢への影響は研究段階である．術後は浅くて早い拘束性の呼吸パターン（呼吸数増加，1回換気量低下）をとることが多い．さらに，胸腹部手術後は無気肺を生じやすく，横隔膜機能不全により腹式呼吸も抑制されるため，機能的残気量（FRC）や肺活量が低下し，術後低酸素血症や咳嗽力低下の大きな原因となる．上腹部手術後にはFRCは術前の70〜80％，肺活量は40〜50％程度まで減少し，回復には1週間以上を要する．しかし，これらの術後の呼吸機能低下は，硬膜外麻酔などの鎮痛では改善せず，痛み以外の機序が関与していると考えられている．肺容量を増加させ，術後肺合併症を予防する手段として支持されているのは，インセンティブスパイロメトリーや深呼吸・咳などの肺理学療法である．つまり，適切な術後鎮痛そのものは拘束性肺機能低下を改善できないが，肺容量増加や咳嗽力改善のための肺理学療法などを可能にすることで肺合併症を減らすと考えられるため，適切な術後鎮痛は必要である．

d) 筋弛緩の回復

筋弛緩からの回復は個人差が大きく，投与量や投与時間を目安にすると残存筋弛緩を見逃してしまう．麻酔科医の目視や触知のみでは，四連（TOF）刺激における四連反応比（TOF ratio：TOFR）＞0.4を正しく判断できない．ダブルバースト刺激（DBS）における減衰なしの判断もTOFR＞0.6では不正確となる．

筋弛緩を正確に評価するためには，TOFRを定量的に評価する必要がある．現在，手術室で利用できるものは，加速度感知型筋弛緩モニター（AMG，TOF-Watch®）である．これまでの研究から，残存筋弛緩による呼吸器合併症を減らすためには，AMGでTOFR＞0.9が必要とされていたが，力感知型筋弛緩モニター（MMG）に比べて筋弛緩の状態を過小評価してしまう可能性があり，最近ではTOFR＞1.0が必要と考えられている．

筋弛緩モニターは尺骨神経刺激による母子内転筋収縮を評価する．非脱分極性筋弛緩薬に対する筋の感受性は，咽頭筋群や眼瞼挙上筋では強く（筋弛緩薬が効きやすい），横隔膜や内喉頭筋は抵抗性（筋弛緩薬が効きにくい）である．母子内転筋はその中間にあたる．TOF 0であっても，横隔膜の収縮は50％維持されており，麻酔薬による換気応答が抑制されていなければ自発呼吸は出現する．**自発呼吸出現を目安とした筋弛緩拮抗は，筋弛緩薬の筋による感受性の違いを考えると危険である**．

❷ 抜管準備・覚醒〜浅麻酔期〜

麻酔からの覚醒・抜管が可能であれば，筋弛緩薬を拮抗し麻酔薬を中止する．浅麻酔となるこの時期は，不用意な刺激により有害気道反射が生じると，呼吸・循環・意識が不安定となりやすいリスクゾーンである．"**気道刺激を避け，気道反射を抑制する**"ことが，重要である．"気道刺激を避ける＝吸引操作は行わず，チューブや患者にも不用意に触れない・触れさせない""気道反射を抑制する＝プロポフォールや麻薬（フェンタニル，レミ

フェンタニル）の少量投与，CO_2をためる，リドカイン投与など"とし，覚醒・抜管を待つ．抜管に向けて，筋弛緩からの完全回復，安定した自発呼吸，従命動作を確認する．

1）筋弛緩からの完全回復

a) 残存筋弛緩の影響

気道確保下の自発呼吸では，TOFR 0.7以上で最大吸気圧－20 mmHg（覚醒時では－70 mmHg程度）を達成できる横隔膜の収縮が可能となり，正常な血液ガスを維持できる．しかし，TOFR 0.8程度の残存筋弛緩下において，咽頭筋群は咽頭閉塞や嚥下障害を生じ，咽頭閉塞性が高い患者では気道内が陰圧となる吸気時に容易に咽頭が閉塞してしまう．しかも，術後残存レベルの吸入麻酔薬濃度で，咽頭筋への非脱分極性筋弛緩薬の感受性が増加することにも注意が必要である．さらに，低酸素血症になると呼吸中枢を刺激する呼吸調節臓器である頸動脈小体の神経伝達物質はアセチルコリンであるため，TOFR 0.7程度の残存筋弛緩下において，低酸素換気応答が低下する．

このように自覚症状がなくてもTOFR 0.9以下であれば，上気道維持や嚥下に重要な咽頭筋群の収縮力が低下し呼吸ドライブも抑制される．術後呼吸器合併症や誤嚥の原因となるため，筋弛緩は完全に回復させる必要がある．

b) 筋弛緩薬の拮抗

筋弛緩拮抗薬には，競合的拮抗薬であるネオスチグミンと完全拮抗薬であるスガマデクス（ブリディオン®）がある（表2）．

ネオスチグミンによる拮抗の至適投与時期はTOF 2とされていたが，TOF 4での投与を推奨する意見もある[3]．ネオスチグミンはそれ自体が筋弛緩作用を有し，天井効果のある薬剤であるため，過小投与でも過量投与でも残存筋弛緩の問題を生じやすい．TOF 4でネオスチグミンを投与しても，TOFR＞0.9までの回復には15～30分を要する．呼吸予備能の少ない患者や上気道閉塞のリスクの高い患者における使用には十分に注意する必要がある．

表2 ● 筋弛緩拮抗薬の違い

	ネオスチグミン	スガマデクス
作用機序	コリンエステラーゼ阻害薬 神経筋接合部に放出されるアセチルコリンの分解を抑制し，濃度を上昇させることで非脱分極性筋弛緩薬を競合的に拮抗する	グルコースの六量体構造の中にロクロニウム・ベクロニウムを包接し，不活性化することで完全拮抗する
投与タイミング	TOF 4：ネオスチグミン2mg＋アトロピン1 mg（成人） 深い筋弛緩状態からの拮抗は不可	TOFC≧2：2 mg/kg PTC≧1：4 mg/kg 緊急時：16 mg/kg
TOFR＞0.9への回復時間	15～30分	3～5分
天井効果	あり（0.05 mg/kgが上限）	なし
筋弛緩作用	あり	なし

TOF：train of four，TOFC：TOF count，PTC：post tetanic count，TOFR：TOF ratio

一方，スガマデクスは筋弛緩作用の程度にかかわらず，完全拮抗できる薬剤で，至適量を投与すればTOFR＞0.9までの回復に要する時間は3～5分である．ただし，拮抗直後に非脱分極性筋弛緩薬の投与が必要となったときには投与量に注意が必要である．健常ボランティアを対象とした検討では，スガマデクス投与後25分以上経過していれば，1.2 mg/kgのロクロニウムにより気管挿管に必要な筋弛緩が得られることが示されているが[4]，筋弛緩の作用を確認するためには，筋弛緩モニターが必要と考える．スガマデクスによる拮抗も至適タイミングで至適量を投与してこそ安全な完全拮抗が得られる．
　いずれの拮抗薬を使用したとしても，残存筋弛緩を予防し抜管後の呼吸器合併症を減少させるには，定量的筋弛緩モニターで筋弛緩拮抗後，完全回復を確認する．

2) 安定した自発呼吸

　呼吸機能が悪い患者などでは，調節呼吸から自発呼吸へ移行した後にも，呼吸パターン，呼吸数，換気量，ガス交換能について再評価する必要がある．

　覚醒前に安定した自発呼吸を確認する利点として，鎮痛と麻薬過量のバランスを判断できることがあげられる（図3）．術後鎮痛は局所麻酔や麻薬，鎮痛補助薬などを組合わせて行われるが，いずれの方法においても手術侵襲による痛みの程度と副作用（特に呼吸抑制）のバランスをとる必要がある．閉塞性睡眠時無呼吸患者は麻薬の感受性が高いとされているが[6]，麻薬の感受性は個人差があり予測が難しい．抜管前に刺激を与えない状況で，自発呼吸の回数を目安に鎮痛薬をタイトレーションすることで抜管後の麻薬による無呼吸のリスクを減らす．しかし，痛みや刺激は刻々と変化していくので安全域の狭い患者では，術後も継続したモニタリングが必要である．

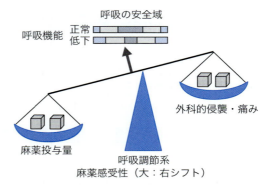

図3 ● 麻薬による術後疼痛と呼吸機能の安全域のバランス
（文献5より引用）

3）従命動作

開眼，開口，挺舌，離握手などの指示動作で完全覚醒を確認する．完全覚醒を確認してから抜管を行うことのメリットは，①自発呼吸が消失しても抜管後に呼吸可能となる，②気道防御機能が回復し，誤嚥の危険性が減る，③覚醒反応により気道閉塞が解除され，上気道維持が可能となることである．

❸ 抜管・抜管後の評価

抜管可能と判断すれば，口腔内吸引 → 気道分泌物があれば気管内吸引を行い，加圧抜管を行う．加圧抜管とは，麻酔バッグを加圧することで最大吸気位とし，そのバッグを押したまま抜管することで，抜管時呼出ガスによりカフ上分泌物を排出させ誤嚥を防ぐ方法である．抜管リスクの有無にかかわらず，**抜管したことで安心してはいけない**．残存麻酔薬や筋弛緩薬の影響で抜管後は上気道閉塞や低換気が生じやすく，呼吸ドライブも正常には戻っていない．このような状況下で意識レベルが低下してくると，**上気道閉塞や無呼吸など重篤な状況に至ることがある**．吸入麻酔薬使用時は，上気道閉塞や無呼吸で麻酔薬の排泄が滞るので，より注意が必要である．抜管後は，まず患者の第一呼吸を確認し上気道閉塞がないか，口腔内分泌物の有無，呼吸パターン（陥没呼吸の有無，胸式/腹式呼吸）を確認し，聴診（上気道 → 下気道の順に）を行う．また，手術終了を患者に再度伝え，意識の確認・疼痛や嘔気の有無なども確認する．

術後回復室がない施設で，病棟帰室の判断をするときには，循環動態・呼吸状態・疼痛コントロール，残存麻酔薬の影響などを退室前に再評価する．

また，抜管後の上気道閉塞のリスクの高い症例では，抜管直後は呼吸状態が落ち着いていても，数分〜数時間くらいで浮腫が出現してくることがある．抜管後，10〜20分間は手術室で呼吸状態を観察する必要があるのはもちろんのこと，一晩は注意深く観察できる状況を整えておくことが必要である．病棟や主治医にも情報を共有するために，きちんと申し送りすることも大切である．

文献

◇ 奥山陽太，石川輝彦，磯野史朗：抜管と残存筋弛緩．『麻酔科医のための気道・呼吸管理』（廣田和美 編），pp150-159，中山書店，2013

1）Asai T, Koga K, Vaughan RS：Respiratory complications associated with tracheal intubation and extubation. Br J Anaesth 80：767-775, 1998
2）Difficult airway society extubation guidelines group, et al：Difficult airway society guidelines for the management of tracheal extubation. Anaesthesia 67：318-340, 2012
3）Plaud B, Debaene B, Donati F, et al：Residual Paralysis after Emergence from Anesthesia. Anesthesiology 112：1013-1022, 2010
4）Cammu G, de Kam PJ, De Graeve K, et al：Repeat dosing of rocuronium 1.2 mg kg-1 after reversal of neuromuscular block by sugammadex 4.0 mg kg-1 in anaesthetized healthy volunteers: a modelling-based pilot study. Br J Anaesth 105：487-492, 2010
5）孫慶淑，磯野史朗：痛みと呼吸の相互作用．『麻酔科医のための疼痛管理』（川真田樹人 編），pp65-74，中山書店，2014
6）Doufas AGExperimental pain and opioid analgesia in volunteers at high risk for obstructive sleep apnea. PLoS One 8：e54807, 2013

第5章 覚醒・抜管

2 抜管前後の上気道機能評価

田垣内祐吾

- 抜管後上気道閉塞の所見として吸気性喘鳴が最も重要である
- 上気道閉塞はすみやかに解除しないと陰圧性肺水腫を続発することがある
- 上気道閉塞のリスク因子として，頸部手術，粗暴な挿管操作，カフ圧過剰などがある
- 上気道閉塞の完全な予測法はない．抜管後数時間の観察が重要である

1 "直死につながる病態"〜抜管後の上気道機能低下とその臨床的意義

　　上気道機能が不十分な状態で気管チューブを抜管すると，上気道が閉塞し，患者は窒息して短時間のうちに酸素飽和度の低下を招き，死に至る可能性がある．この状況を何とか切り抜けても陰圧性肺水腫が続発してくるかもしれない．このような抜管後の危機的状況は，術前状態にかかわらず発生しうる．では，こうした非常事態を回避するにはどのような評価をし，どう対処すべきなのか．本項ではそこに焦点をおいて述べる．

2 抜管前に上気道機能を評価する方法

　　抜管前に上気道機能低下を完全に予測する方法は現時点で知られていない．以下の検査は有力であるが限界もある．ハイリスク症例では**抜管後数時間は観察を続けることが重要である**．

1) カフリークテスト

　　喉頭浮腫を評価する方法である．定性的評価法と定量的評価法があるが，ここでは千葉大学麻酔学講座で行っている定量的評価法を紹介する（図1）．
　　テスト前に気管内および口腔内分泌物を吸引除去し，100％酸素で数分間換気して無呼吸を許容しやすい状態にしておく．ベンチレーターを止め，フレッシュガスは酸素6 L/分のみとし，APLバルブを閉鎖すると気道内圧が上昇する．次いで挿管チューブのカフを脱

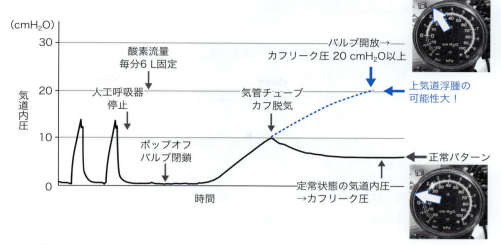

図1 ● 千葉大学定量的カフリークテスト

気すると，やがて気道内圧が一定の圧に達する．この値がカフリーク圧であり，正常値は20 cmH$_2$O以下である．気道内圧が20 cmH$_2$Oを越えるときは陽性とし，次項の内視鏡検査を追加するなど判断材料を増やし，30 cmH$_2$O以上では抜管を中止する[1]．すでに自発呼吸がある場合は，呼気終末の気道内圧が安定した時点でそれをカフリーク圧とすることもできる．

このテストは感度が低く特異度は高いというのが諸家の一致した見解である[1)～3)]．つまり結果が陽性の場合は喉頭浮腫の可能性は高いが，陰性であっても必ずしも安心できない．

2) 喉頭内視鏡検査

抜管前にファイバースコープで喉頭を観察する方法である．喉頭浮腫の評価に有用である．また，声門上器具を挿入後に気管チューブを抜管し，声門上器具をとおして喉頭を観察する方法もある．この方法で**喉頭浮腫**，**声帯麻痺**の評価ができる[1)～3)]が，喉頭浮腫が強いときは気道閉塞の可能性があるので，注意が必要である．声帯麻痺の評価時には筋弛緩をリバースし，自発呼吸を回復させ，覚醒時の深呼吸時の声帯の動きを観察する．両側声帯の運動，特に外転運動が視認できれば麻痺を除外できる．欠点として，麻酔覚醒のタイミングと重なることが多いため，安定した視野の確保が必ずしも容易ではないことがあげられる．

続いて，見逃してはならない上気道閉塞の症状はどのようなものか，押さえておこう．

3 抜管後上気道閉塞の症候[2]

① 喘鳴（stridor）…声門狭窄・閉塞で生じる．主に吸気性，高音のヒューヒュー音．覚醒していても生じる
② いびき（snoring）…咽頭狭窄・閉塞で生じる．主に吸気時の低いいびき音．覚醒不良時にも生じやすい
③ シーソー呼吸，吸気努力，多呼吸，気管牽引，鼻翼呼吸，頻脈など
④ 不穏，パニック

喘鳴は聴診器なしでも聞こえるが，頸部に聴診器を当てるとより明瞭に聴取できる．②～④の症状はすべて揃うとはかぎらない．SpO_2 低下，血圧上昇等もしばしば随伴する．

4 抜管後上気道閉塞の原因

1) 喉頭痙攣～中途半端な麻酔レベルに注意！

声帯の内転筋が収縮することにより声門の完全閉鎖をきたす[3]．元来は気管への異物の侵入を防ぐための気道防御反射であるが，抜管後に生じると重篤な事態につながりかねない．**喉頭痙攣は麻酔が十分深いときや完全覚醒下ではほとんど生じることはなく，手術終了後など麻酔レベルが中途半端な時期に刺激が加わると生じやすい**[3]．したがって気道吸引や口腔内吸引など上気道に刺激となる操作は麻酔が十分深い時期か，逆にしっかり覚醒した後で行うべきである．喉頭痙攣は気管挿管中であれば問題になることはほぼなく，おそらく気づかれることすらない．ただし声門上器具を用いている場合は換気困難となり，人工呼吸中であれば突然の気道内圧上昇警報や，カプノグラム波形の異常などで認識される．手動でバッグを押してみて異常に硬い場合はプロポフォール静注などですみやかに鎮静度を上げるか，鎮静が十分と思われる場合は筋弛緩薬を投与することで回復を図ることができる．痙攣の原因と考えられる刺激（例えば気道内分泌物）があれば，それを除去する（p215も参照）．

喉頭痙攣を生じやすい要因として，気道内分泌物，喫煙や肥満が指摘されている[3]．**小児では声門上器具の使用がリスク因子として知られているので注意する必要がある．**

2) 喉頭浮腫～頸部手術，粗暴な挿管操作に要注意！

喉頭粘膜に高度の浮腫が生じると，肥厚した粘膜が気道を狭窄ないしは閉塞し，患者は呼吸ができなくなる．周術期の喉頭浮腫で注意を要する因子を挙げておく[2][3]．

◆ 頸部手術…甲状腺・副甲状腺手術，食道手術，頸椎前方アプローチの手術（図2）
◆ 気道確保…粗暴な挿管操作，カフ圧過剰，太い挿管チューブ，ダブルルーメンチューブ
◆ その他…長時間手術，長時間の体外循環，腹臥位・頭低位，気道熱傷，輸液過剰

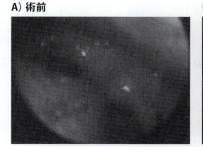

図2 ● 頭頸部手術後の喉頭浮腫
(巻頭カラー **3** 参照)

喉頭浮腫による影響は，もともとの気道が細いほど出やすい．したがって女性の方が男性より，小児の方が成人より注意を要する．特に小児では喉頭の最も狭い部分が声門下にあるため，喉頭展開で視認できない部分が狭窄する可能性があることを念頭に置く必要がある．

重症の場合，症状は抜管直後から現れる．再挿管が必要になった患者のうち80％が抜管後30分以内に，47％が5分以内に発症したとする報告からも[2]，**抜管後1時間以内の観察が最重要であるが，数時間経ってから再挿管となるケースもあるため，抜管後4〜5時間程度は警戒を怠ってはならない．**

◆ 治療法

治療法としては，閉塞症状が高度の場合，すみやかな再挿管が第一選択である．ただし浮腫が強いと挿管は難しくなる．それを見越して，浮腫が疑われる場合，ASAでは気管内にエアウェイエクスチェンジカテーテル（AEC）を残したまま抜管する方法を勧めている（p216も参照）[2)3)]．異物が気管内に残ることで患者の不快感は大きいが，再挿管時にはチューブガイドともなり，内腔から酸素を流すこともできるなど安全面でのメリットは大きい．非侵襲的陽圧換気法（NPPV）は理論上有効に思えるが，むしろ死亡率が上昇したとの報告もあり，現時点では挿管準備が整うまでの時間かせぎと考えるべきである[2]．あくまで**再挿管が最も安全な方法である**ことを忘れてはならない．

あらかじめ浮腫が予想される場合，ステロイド投与が有効とされている[2)4)]．ステロイドは抗炎症作用を通じて浮腫を軽減する．レジメンは報告者によってさまざまで，抜管1時間前にデキサメタゾン8 mgまたはハイドロコルチゾン100 mgを静注する，などがある．再挿管後に再度抜管を試みる際などは，抜管の24時間前から6時間ごとに，メチルプレドニゾロン40 mgまたはデキサメタゾン5 mgを4回ずつ投与する方法もある．

抜管後の治療としてアドレナリン入りネブライザーも有効と言われている[2]．レジメンとしてアドレナリン1〜2 mgを5 mLの生食で希釈して吸入する，などがある．アドレナリンは血管収縮により浮腫を改善するが，β刺激による不整脈や心悸亢進等の副作用には注意を要する．加えて効果が切れると浮腫が再発する可能性があるので，経過観察を怠らないことが重要である．

3）声帯麻痺（反回神経麻痺）〜両側不完全麻痺で声門閉鎖！ 完全麻痺では声門開大！

声帯麻痺ではしばしば声帯が（傍）正中位で固定されるため，両側性に生じると声門閉鎖となる[3)5)]．完全な正中固定でなくても気流のベルヌーイ効果によって声帯が引き寄せられ，呼吸努力が強くなるほど窒息も著しくなる．さらに抜管後には浮腫の要素も加わる．このような場合迅速な再挿管または外科的気道確保が必須となる[3)]．

声帯麻痺は，反回神経麻痺以外にもその上位の迷走神経，延髄疑核の障害によっても生じうる．特発例も少なくなく，脳血管疾患，ウイルス性などの報告もあるが，周術期では以下のようなケースに注意が求められる[3)5)]．

- ◆ 手術関連…頸部手術（甲状腺腫瘍，食道がん，頸椎前方手術など）（図3），頭蓋底手術，胸部手術（大動脈瘤，開心術，肺がん，縦隔腫瘍など）
- ◆ 気道確保関連…挿管チューブ（カフ圧過剰），声門上器具（神経の圧迫）
- ◆ 術前状態…すでに片側の声帯麻痺がある場合（甲状腺手術後，頭頸部手術後，Shy-Drager症候群などの多系統萎縮患者など）

実際には声帯麻痺の固定位置はさまざまである．例えば反回神経の完全麻痺では声帯は開いた状態で固定される（cadaveric position：死体の位置）ため，嗄声や嚥下障害が生じても気道の開通には問題がない．不完全麻痺では（傍）正中位をとることが多いとされるが，これは反回神経のなかの内転神経が外転神経より3〜4倍多く[5)]，内転筋の方が強いためと考えられる．麻痺が片側性であれば健側の声帯が代償するため症状のない場合も多いが（図3A），嗄声などの随伴症状が診断の手がかりとなるので，術前から十分注意しておくべきである．

悪性腫瘍手術であれば手術による神経損傷が避けがたい場合もあるが，術中に反回神経を正しく同定できれば損傷を最小限に留めることが期待できる．近年この目的で，声門部の筋電図を利用した神経モニタリング（Medtronic社，NIM-Responseシステム）が広く用いられるようになってきた[5)]．同システムを用いる場合の麻酔科的注意点は，①筋電図電極付きの専用気管内チューブを適切な位置に留置する必要がある（筆者の施設ではMcGRATH MACビデオ喉頭鏡を用いて視認している），②装置使用中は筋弛緩薬投与を控える必要がある，③不完全麻痺は見逃す可能性がある，などである．術中に反回神経を確実に同定できる安心感は大きいが，神経損傷を予見できるとは限らない[3)]．

A）左甲状腺術後左反回神経不完全麻痺

B）右甲状腺術後右反回神経不完全麻痺

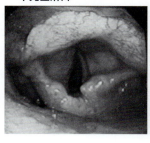
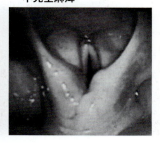

図3 ● 頭頸部手術後の反回神経不完全麻痺
A）右声帯による吸気時代償が良好で，呼吸障害なし
B）吸気時に左声帯内転，呼吸障害あり
（巻頭カラー 4 参照）

5 陰圧性肺水腫

抜管後の上気道閉塞がすみやかに解除されないと，わずか数分のうちに陰圧性肺水腫（negative pressure pulmonary edema：NPPE）を発症することがある．通例急速なSpO_2の低下（術中経過から考えられないほどの低下）で気づかれ，ピンク色の泡沫状の痰を伴う[6]．胸部X線では両側びまん性の間質性陰影を認めるが，一般に心胸郭比の増大や胸水等は認めない[7]．

NPPEの発症メカニズムとして，閉塞した上気道に対して吸気努力を行うことによる過大な胸腔内陰圧が重視されている[6][7]．この陰圧はときに－50～100 cmH_2O にもおよび，それにより静脈還流は増大し，肺の毛細血管から間質へ水分が移動する，また陰圧による機械的ストレスで毛細血管が破綻して肺胞内へ出血すると考えられている[7]．したがって吸気努力で強い陰圧を生み出すような若くて体力のある患者，ASAのPS Ⅰ～Ⅱ の患者に好発するとされる[6]が，高齢者にも決して珍しくない．

術後患者における発症率は約0.1％，上気道閉塞後の発症率は11％にものぼる[6]．挿管チューブ抜管後の喉頭痙攣によるものが50％以上を占めるとされる[6]が，抜管前にチューブを噛んでしまって内腔が閉塞することで生じることもあるので注意が必要である．死亡率は2～40％との報告がある[3]が，高い死亡率は診断の遅れや心疾患の合併と関連しているようである．すみやかに治療すれば基本的に予後はよい．

◆ 治療法

治療はまず上気道閉塞の解除が絶対条件である．閉塞が短時間かつ一過性の喉頭痙攣などであれば，閉塞解除後の酸素投与のみ，あるいはマスクを介する非侵襲的陽圧換気（NPPV）や持続陽圧呼吸（CPAP）で加療することもできる[7]．ある程度以上の喉頭浮腫や両側声帯麻痺などでは通常気管チューブを再挿管するが[6]，不可能な場合は輪状甲状膜切開，気管切開も考慮しなくてはならない．気管挿管後は高めのPEEP付加で陽圧人工呼吸管理あるいはCPAPが有効である．利尿薬の投与は必ずしも必要ではなく，その使用には賛否両論ある[7]．通常24時間以内に軽快する[6]．

文献

1) 石川輝彦：抜管の条件 上気道機能の評価．臨床麻酔 38, 873–880, 2014
2) Wittekamp BHJ, van Mook WNKA, Tjan DHT, et al：Clinical review：post-extubation laryngeal edema and extubation failure in critically ill adult patients. Crit Care 13：233, 2009
3) Cavallone LF & Vannucci A：Review article：Extubation of the difficult airway and extubation failure. Anesth Analg 116：368–383, 2013
4) Fan T, et al：Prophylactic administration of parenteral steroids for preventing airway complications after extubation in adults: meta-analysis of randomised placebo controlled trials. BMJ 337：a1841, 2008
5) 花澤豊行，米倉修二，櫻井大樹，他：頸部手術時の反回神経麻痺．臨床外科 66：274–277, 2011
6) 崎尾秀彰：陰圧性肺水腫を見逃すな．日本集中治療医学会雑誌 15：276–278, 2008
7) Krodel DJ, Bittner EA, Abdulnour R, et al：Case scenario：acute postoperative negative pressure pulmonary edema. Anesthesiology 113：200–207, 2010

第5章　覚醒・抜管

❸ 抜管後の呼吸トラブルとその対処方法

中川雅史

- 英国DAS（difficult airway society）より発表された，抜管のガイドラインによる覚醒抜管，深麻酔下抜管の手順を理解する
- 覚醒時興奮の危険因子と対処法を理解する
- 抜管後再挿管の原因と対処法を理解する
- 抜管後再挿管の方法，特に気管チューブエクスチェンジャー留置抜管に関して理解する

はじめに

　手術が終わり，麻酔から覚醒，自発呼吸を出して，抜管…とスムーズにいくことをめざして麻酔を計画している．しかし，必ずしもそうスムーズにはいかない．その理由は，麻酔覚醒，抜管のプロセスが，麻酔導入，挿管のプロセスを逆回しにしたものではないからである．

　麻酔導入時は，麻酔薬や筋弛緩薬などを麻酔科医の計画で必要かつ十分な量を投与する．そのためすべての患者が一様に麻酔にかかる．一方，覚醒時は，麻酔科医の計画で薬剤の投与を中止しているが，最終的に体内から除去するのは，患者の代謝，排泄能力に依存しているので，すべての薬が計画通りに除去されるかはわからない．

　抜管も挿管の逆のプロセスではなく，抜管した時点で患者の気道の状態が挿管前の状態に戻っている保証はない．挿管の持続時間，手術手技，挿管手技など種々の要因により粘膜浮腫や出血などが発生し，抜管後の気道狭窄，閉塞を引き起こす可能性もある．

　ASAの困難気道ガイドラインが発表され[1]，また多くの気道確保デバイスが開発されたことなどから，麻酔導入時の気道トラブルによる裁判事例は，減少している．一方，覚醒，抜管時の気道トラブルによる裁判事例は，減少していない[2]．この状況を改善するためにも，英国のDAS（difficult airway society）より，抜管のガイドラインが発表された[3]．そのガイドラインを参考に覚醒，抜管に関連した呼吸トラブルの原因とその対処方法に関して解説したい．

① 覚醒抜管（通常の抜管）[3]

　DASのガイドラインでは，抜管を表1にある4つのステップで準備検討し，実行することにしている．

　覚醒抜管の候補になるのは，ステップ1の評価でフルストマックでなく（絶食ができている），術前に気道のリスクがなく，術中にも気道に対して特別な侵襲がなく（浮腫，出血などがない），全身状態が安定していることが確認できる患者となっている．これらの患者のうち，手術終了時に筋弛緩が十分リバースできていること（TOFで0.9以上，スガマデクスが十分投与されているなど），循環，体温などが安定し，十分鎮痛されていれば，覚醒抜管を実施することになる．

　覚醒抜管の手順は，表2にまとめた．抜管前の酸素化は，吸収性無気肺をつくる危険性は否定できないが，抜管後の酸素貯蔵を増加させるためにも前酸素化は重要である．口腔内の吸引は，確実にするために喉頭鏡を用いて直視下に行うことを推奨している．扁桃摘出術後の出血が，抜管後気管内に入り窒息した症例をNAP4でも警告している[4]．表2の手順⑨にある加圧抜管に関しては，肺胞に対するリクルートメント効果だけでなく，喉頭痙攣や抜管後息こらえのリスクを減らすとのことから推奨している．

　抜管後のケアとしては，安全な移送のために，申し送りと病棟スタッフとのコミュニケーション，酸素投与の継続，観察とモニタリングが重要である．

表1 ● 抜管の4つのステップ

ステップ1	抜管計画 （気道や全身のリスクを評価する）
ステップ2	抜管準備 （患者やその他の因子の最適化）
ステップ3	抜管の実行
ステップ4	抜管後のケア

（文献3より作成）

表2 ● 覚醒抜管の手順

① 前酸素化（100%酸素を呼吸回路より投与）
② 口腔内の吸引（理想的には，直視下に行う）
③ バイトブロックを留置
④ 適切な患者体位
⑤ 筋弛緩薬のリバース
⑥ 規則正しい呼吸，十分な分時換気量の自発呼吸の確認
⑦ 覚醒するまで待つ（開眼/指示に応じる）
⑧ 頭頸部をできるだけ動かさないようにする
⑨ 陽圧を加えつつ，カフを脱気し，吸気終末位で抜管する
⑩ 純酸素を投与，気道が開通，換気が適切であるか，確認
⑪ 十分回復するまでマスクから酸素投与を継続する

（文献3より作成）

② 深麻酔（覚醒前）抜管の適応

　深麻酔抜管は，抜管に伴う咳やバッキングの抑制，血行動態の安定化などの利点はあるが，抜管後の上気道閉塞のリスクが増える欠点でその利点は打ち消される[3]．しかし，頸部や上気道などの手術後で咳やバッキングにより静脈圧が上昇し出血や吻合部離開のリス

クが高くなる場合や，患者が非協力的で覚醒すると安静な抜管が行えない場合など，深麻酔抜管の利点が欠点を大きく上回る場合のみ適応になる．

　深麻酔抜管は，麻酔下において十分で安定した自発呼吸が回復していること，気道に対する合併症がないこと，担当麻酔科医がこの方法に習熟していることなどが実施の前提になる．実際の方法の1例を表3に示す[3]．覚醒抜管同様，加圧抜管により喉頭痙攣を予防しているが，抜管後，麻酔覚醒の過程おいて喉頭痙攣をきたしやすいことに注意が必要である．

表3● 深麻酔抜管手順の1例

① 外科的刺激が入らないことを確認する
② 呼吸抑制がなく十分に鎮痛が保たれるように鎮痛薬を使用
③ 前酸素化（100％酸素を呼吸回路より投与）
④ 吸入麻酔またはTIVAにて適当な麻酔深度であることを確認
⑤ 適正な体位にする
⑥ 口腔内の吸引（理想的には，直視下に行う）
⑦ カフを抜く．咳，呼吸パターン変化などがあれば，麻酔深度を調整
⑧ 陽圧を加えつつ，カフを脱気し，吸気終末位で抜管する
⑨ 気道開通，適正な呼吸であることを確認
⑩ 用手，エアウェイ使用して気道を確保し，覚醒を待つ
⑪ 十分回復するまでマスクから酸素投与を継続する
⑫ 患者が覚醒し，自力で気道維持できるまで麻酔科医が観察

（文献3より作成）

❸ 麻酔覚醒に関連したトラブル，覚醒時興奮

　麻酔覚醒時の異常興奮は，吸引時などの強い刺激のときだけ過剰に動く程度の軽いものを含めると成人の20〜40％くらいに発生する．持続時間が長く，物理的拘束や薬物による鎮静を必要とするほどの重度な興奮は，2〜5％くらいの発生率である[5〜7]．危険因子を表4に列記する．

表4● 覚醒時興奮の危険因子

● 男性	● ドキサプラムによる麻酔覚醒
● 40歳以下，65歳以上	● 疼痛
● 術式（口腔外科，耳鼻科，筋骨格手術の手術に多い）	● 挿管チューブの存在
● 吸入麻酔	● 尿カテーテルの存在
● ミダゾラムによる前投薬	

（文献5，6より作成）

覚醒時興奮に関して明確な治療法は存在しない．興奮して無意識に気管チューブなどを抜こうとする行動を見ていると，患者は目的もなく興奮しているのではなく，自分に起きている不快なことを解決するための行動をしていると推測できる．覚醒時興奮を抑制するためには，できる限り不快な原因をとり除く，または，我慢できる程度に薬物で抑制しておくことが重要である．

　麻酔覚醒時に患者の感じる不快な感覚は，創痛，術野のドレーン挿入部痛，気管チューブ，経鼻胃管，尿バルーンなどに起因するものが多い．創痛，術野のドレーン挿入部痛に関しては，覚醒前に十分な鎮痛を行うことが重要である．気管チューブ，経鼻胃管，尿バルーンに関しては，鎮痛が十分でもチューブが存在することによる刺激を抑制することはできないことがあり，その場合，深麻酔抜管が必要になることもある．術中からデキサメデトミジンの投与をすることで覚醒時興奮の発生を抑制し，覚醒時の循環動態も安定していたとの報告もあるが[8]，別の薬による深麻酔抜管と比べ有用かどうかはわからない．

4 抜管後再挿管の判断基準

　手術後の抜管は，麻酔科医が患者の意識状態，呼吸状態，体温などが安定していることを判断して行う緊急性のない医療行為であるので，抜管後緊急で再挿管が必要になることは稀である．少し古いが回復室における緊急気管挿管の頻度は，13,593例中，26人（0.19％）と報告されている[9]．その原因は，表5にある通りだが，26例中6名（甲状腺腫での気道圧迫，不適切水分管理の1名，その他の4名）以外の20名は，予防可能であったと判断している．このことは，表1にあるステップ1，2を適切に行うことの重要性を示している．

表5● 術後回復室における緊急気管挿管

挿管の主な理由	n=26
頭頸部の病態に起因する上気道閉塞	7
手術部位の出血	2
甲状腺腫による気道圧迫	1
予期しない喉頭浮腫	2
上気道に対する長時間手術による喉頭浮腫	1
扁桃摘出後の肺水腫	1
鎮静・麻酔薬残存	6
不適切術中水分管理	6
筋弛緩薬残存	3
その他（sepsis，輸血副作用，気管支攣縮，不適切挿管）	4

（文献9より作成）

回復室入室後，再挿管までの時間は，13例が30分以内，7例が30〜60分と入室直後に再挿管が必要になっており，抜管後早期の観察が重要であることがわかる[9]．抜管後再挿管の判断は，各病態のリスク因子を理解し，それらをもつ患者に対し，抜管前後の評価と観察が判断のポイントである．

1）咽頭部閉塞

　咽頭部閉塞は，肥満，閉塞性無呼吸患者などでしばしば認められる．咽頭部での気道閉塞は，anatomical balance model（p25参照）を使って考えると理解しやすい[10]．肥満患者などでは，術前から骨構造物で規定されている咽頭容積に比べ咽頭周囲の軟部組織の容積が相対的に大きく，麻酔薬などによる神経調節能抑制，気道操作による軟部組織の浮腫などの影響が顕著に現れる．また，吸気努力が強く気道内の陰圧が大きくなり，咽頭部が虚脱しやすい側面ももっている．

　術前にリスクをもっていない患者でも，扁桃摘出，咽頭周囲膿瘍開放，舌根部腫瘍など咽頭周辺の手術の場合，腫脹，出血などによる咽頭部閉塞の可能性がある．このような手術症例では，抜管前に喉頭鏡を用いて咽頭部の観察を行うことが必須である．

　これらの患者で，抜管後いびき，吸気性stridor，奇異性呼吸などが認められた場合，まず用手気道確保（可能であれば，triple airway maneuverで），経口・経鼻エアウェイの使用，最適頭位などで気道確保を試み，それでも解決できない場合，再挿管の適応になる．

2）喉頭部閉塞

　喉頭部閉塞は，喉頭浮腫，喉頭痙攣，声帯麻痺などによって引き起こされる．喉頭浮腫は，何度も挿管や気道確保をくり返した（気道確保困難症例）場合，上気道や郭清を伴うような頸部の手術，気道外傷，腹臥位，トレンデレンブルグ体位，輸液過量，長期間の挿管などで引き起こされる．これらは，DASガイドラインのステップ1で評価すべき項目であり，該当すると有リスク抜管に進むことになる．

3）喉頭浮腫

　喉頭浮腫は，気管チューブが存在した状態では，咽頭部ほど正確に観察はできないため，**カフリークテスト**（表6）で評価することになる[11]．ただ，カフリークテストは，現在の状態を評価しているだけであり，未来を予測することはできない．浮腫は，抜管後進行し，

表6　カフリークテストの方法

① 1回換気量を規定できる換気モードにする
② a）カフを脱気した後，6サイクルの呼気量を測定する 　 b）吸気終末でカフを脱気し，呼気量を測定する 　 ※a，bどちらの方法を用いてもよいが，bは，研究目的のことが多い
カフ脱気後の呼気量減少が吸気量の10〜25％以上 または，110〜130 mL以上のリーク（成人の場合）があれば抜管可能と判断

（文献11より作成）

喉頭閉塞させる可能性があるので，抜管後の観察が重要であることに議論の余地はない．

抜管後観察で頸部気道狭窄音やstridorを認めた場合，声帯部を直視下に観察する．重度の声帯部浮腫を認めた場合，すぐに挿管する．より重度な声帯浮腫がある場合，呼吸音が聴取できずに，奇異性呼吸運動を示すことがある．この場合は，観察することなく再挿管が必要になることもある．いずれのケースでも喉頭浮腫症例は，術前から気道確保困難であることが多いため，エアウェイチューブエクスチェンジャー（AEC）留置下での抜管（後述）も考慮に入れる必要がある[3]．

4) 喉頭痙攣

喉頭痙攣は，声帯部の内転筋の収縮によって生じる声帯部での完全閉塞である．喉頭部の唾液などが気管に入ることを防ぐための反射であるため，抜管直後だけでなく，唾液の垂れ込みなどを契機に時間差をもって発生することもある．喫煙者や肥満患者など，リスク因子は報告されているが，はっきりとした原因は明らかではない．

喉頭痙攣は，機能的喉頭閉塞なので，治療法は存在する（表7）[3]．laryngospasm notchとは，下顎枝と乳様突起の間のくぼみのことである．両側のこの部分をマスク保持をしながらグリグリすると喉頭痙攣が改善することがあるらしい．

前述の表5に示したように回復室での再挿管患者26名中6名が鎮静・麻酔薬残存，3名が筋弛緩薬残存であった．現在，使用されている筋弛緩薬や麻薬などは，適正に使用されている限り残存の頻度は低下しているとは思われる．しかし，レミフェンタニルに関連した術後呼吸停止事故[12]も起きており，決してなくなったわけではない．麻薬に関しては，呼吸数減少，呼吸停止，筋弛緩薬に関しては，呼吸数増加，呼吸パターンの変化などの有無の観察が重要である．

表7● 喉頭痙攣の治療法

① 助けをよぶ
② 持続陽圧で100%酸素をマスクから投与，不要な気道刺激を入れない
③ Larson法（laryngospasm notchをぐりぐりする）
④ 0.25 mg/kgくらいの少量プロポフォールを投与する

【痙攣が持続・Satも低下してきた場合】

⑤ 1〜2 mg/kgくらいのプロポフォールを投与する
⑥ スキサメトニウム 1 mg/kgを投与する
⑦ もし，IVルートがなければ，スキサメトニウムを筋肉内（2〜4 mg/kg），舌内（2〜4 mg/kg），骨髄内（1 mg/kg）に投与
⑧ 徐脈になれば，アトロピン
⑨ 極限の状態では，外科的気道確保

（文献3より作成）

5）閉塞後（陰圧性）肺水腫[3]

上気道閉塞がある状態で強い吸気努力をすることで，胸腔内陰圧が強くなり閉塞後肺水腫を起こす可能性がある．詳細はp209参照のこと．

❺ 抜管後再挿管の方法

抜管後再挿管は，完全に気管チューブを抜去した後の場合は，麻酔導入時の挿管同様，日本麻酔科学会の気道管理アルゴリズム（JSA-AMA）[13]に従って気道確保を試みる（p105）．術前の状態と比較して，挿管のために上気道に少なからず浮腫が存在すること，頭頸部の手術で周辺の腫脹，皮下・粘膜下出血，開口障害など術前と比較して術後の方が気道確保困難となる可能性が高いことに注意は必要である．

術後の方が気道確保困難のリスクが高いため，DASの抜管ガイドラインの有リスク（抜管後十分な気道確保ができない可能性がある場合）の抜管の際には，**エアウェイチューブエクスチェンジャー（AEC）留置抜管**（表8）を推奨している[3]．AECを留置した状態で観察し，上気道閉塞，再挿管のリスクがないことを確認した後に抜管する．または，必要に応じてAECを使って再挿管すればよい（表9）．

表8 ● AEC留置抜管法

① AEC挿入長を決める．成人で25 cmを超えて入れてはいけない
② 抜管前に気管チューブ内にAECを決めた長さ挿入．抵抗があれば入れない
③ 気管チューブ抜去前に咽頭吸引を行う
④ AECを進めないように注意しながら，気管チューブを抜去する
⑤ AECを頰，または，前頭に固定する
⑥ 挿入長を記録する
⑦ AECの周りがリークするかを確認する
⑧ 経鼻胃管と間違わないように，AECにラベルを貼る
⑨ 患者をハイケアかICUにて看護する
⑩ 補助酸素をマスク，カニューレ，CPAPマスクより投与する
⑪ AECを抜去するまで絶食
⑫ AECにより咳を誘発する場合，気管分岐部上にあることを確認し，キシロカインを散布
⑬ 多くの患者は，咳もできるし，声もでる
⑭ 気道のリスクがなくなればAEC抜去．72時間くらいは我慢できる

（文献3より作成）

表9 ● AECを用いた再挿管

① 患者を適切な体位にする
② 100％酸素をCPAP回路または，フェイスマスクより投与
③ I-LMA用のような，柔らかく，細いチューブを選択する
④ 全身麻酔薬，局所麻酔薬を必要に応じて投与
⑤ 喉頭鏡を用いて，舌をよけ，チューブの通る道をつくる
⑥ 再挿管後，カプノグラムを用いて確認

（文献3より作成）

6 AEC留置後抜管対応アルゴリズム

前述のAEC留置抜管法（表8）に従い抜管した後の対応を，報告[14]を参考に，JSA-AMAの原則を考慮し，AEC留置後抜管対応アルゴリズムとして図1にまとめた．AEC留置後抜管は，酸素化が維持された状態で行われるので，アルゴリズムの進行は，換気状態を指標にしている．

抜管後，まず，用手気道確保せずにマスクを密着させ，カプノグラムの評価を行う．同時に視診，聴診でも換気の評価を行う．この時点で換気が十分（V1）であれば，グリーンゾーン対応である．通常通り術後の酸素投与を行い，回復室へ移送，観察をする．抜管後の再挿管の多くは，回復室入室後60分以内に発生しており[9]，この時間を超える十分な観察の後，AECを抜去する．

マスク密着のカプノグラムで換気が不十分，不能（V2，V3）の場合，イエローゾーンに進むことになる．まず，AECを残したまま，用手気道確保，マスク換気を試みる．このマスク換気で換気が十分（V1）であれば，再挿管の必要性を検討する．換気不良の原因が，筋弛緩薬や麻酔薬の残存で拮抗するなどで短時間の回復が見込まれる場合，マスク換

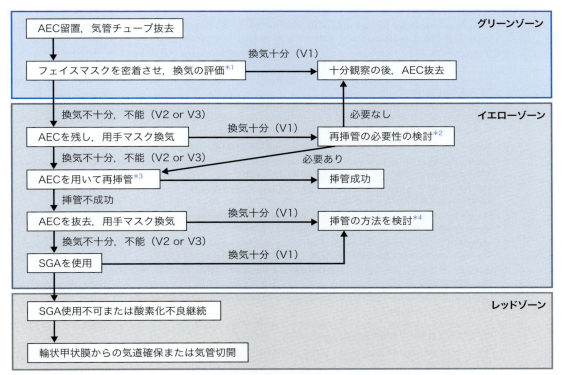

*1：用手気道確保せずにマスクを密着させたカプノグラム評価に加え，聴診，視診にて評価
*2：十分な自発呼吸が短時間で回復可能であればマスク換気で観察，回復が見込めないなら再挿管へ
*3：細くて柔らかいチューブを使用，全身麻酔，筋弛緩薬なども必要に応じて使用する
*4：挿管の方法に制限はない

図1 ● AEC留置後抜管対応アルゴリズム

気のまま観察し，サポートなしで十分な換気ができるようになれば，グリーンゾーンに戻る．

用手気道確保，マスク換気でも換気が不十分，不能（V2，V3）が継続する場合，または，換気が十分（V1）でもすぐに自発呼吸回復が見込めない場合，AECを用いた再挿管に進む．再挿管の手順は，表9にある通りで，使用するチューブは，柔らかく細い目を選択し，必要に応じて全身麻酔薬，筋弛緩薬の使用も検討する（スガマデクスで拮抗した場合，スキサメトニウムの使用も検討する）．挿管後は，カプノグラムを用いた挿管の確認が必要である．

AECを用いた再挿管が不成功の場合（多くは，処置中にAECが気管から抜けている），低酸素になる前に，AECを完全に抜去し，用手気道確保，マスク換気を試みる．ここで換気が改善（V1）した場合，挿管の方法を検討すればよい（挿管の方法に制限はない）．この時点で換気が改善しない場合（V2，V3継続）は，声門上器具（SGA）を使用する．SGAで換気が改善すれば，再挿管の方法を検討する．

SGAを用いても換気が改善せず低酸素になるリスクがある（すでに低酸素になっている），またはSGA使用困難な場合，レッドゾーンに進むことになる．ここでは，蘇生のことも頭に入れながら，躊躇なく外科的気道確保を行う必要がある．

文献

1) Practice guidelines for management of the difficult airway. A report by the American Society of Anesthesiologists Task Force on Management of the Difficult Airway. Anesthesiology 3：597-602, 1993
2) Peterson GN, et al：Management of the difficult airway：a closed claims analysis. Anesthesiology 1：33-39, 2005
3) Popat M, et al：Difficult Airway Society Guidelines for the management of tracheal extubation. Anaesthesia 3：318-340, 2012
4) Cook TM, Woodall N, Frerk C：Major complications of airway management in the UK：results of the Fourth National Audit Project of the Royal College of Anaesthetists and the Difficult Airway Society. Part 1：anaesthesia. Br J Anaesth 5：617-631, 2011
5) Yu D, et al：Emergence agitation in adults: risk factors in 2,000 patients. Can J Anaesth 9：843-848, 2010
6) Radtke FM, et al：Risk factors for inadequate emergence after anesthesia：emergence delirium and hypoactive emergence. Minerva Anestesiol 6：394-403, 2010
7) Kim HJ, et al：A laparoscopic gastrectomy approach decreases the incidence and severity of emergence agitation after sevoflurane anesthesia. J Anesth 2：223-228, 2015
8) Kim SY, et al：Efficacy of intraoperative dexmedetomidine infusion on emergence agitation and quality of recovery after nasal surgery. Br J Anaesth 2：222-228, 2013
9) Mathew JP, et al：Emergency tracheal intubation in the postanesthesia care unit: physician error or patient disease? Anesth Analg 6：691-769, 1990
10) 磯野史朗，松田兼一，田垣内祐吾：気道確保に難渋する患者の呼吸管理．『周術期の呼吸管理』（西野卓 編），pp143-164, 克誠堂出版，2007
11) Cavallone LF, Vannucci A：Review article：Extubation of the difficult airway and extubation failure. Anesth Analg 2：368-383, 2013
12) Anonymous：全身麻酔におけるレミフェンタニル使用に関連した医療事故，医療事故情報収集等事業第18回報告書．財団法人日本医療機能評価機構，pp174-177, 2009
13) JSA airway management guideline 2014：to improve the safety of induction of anesthesia. J Anesth 4：482-493, 2014
14) Miller KA, Harkin CP, Bailey PL：Postoperative tracheal extubation. Anesth Analg 1：149-172, 1995

第5章 覚醒・抜管

4 小児の覚醒・抜管

堀木としみ

- 小児の全身麻酔後抜管の手順を理解する
- "深麻酔抜管"と"覚醒抜管"の違いを理解し，臨床で適切に選択できるようにする
- 小児における抜管時の合併症回避のために考慮すべき点を認識する

1 抜管のガイドライン

　飛行機の離着陸に例えられるように，全身麻酔の導入・抜管は一連の麻酔管理の過程で最も麻酔科医にとってリスクを伴う時期である．麻酔導入の管理については大抵の成書に記載されているが，抜管については案外明確な記載が見当たらない．DAS（difficult airway society）は，成人全身麻酔の安全な抜管管理について検討し，2012年のAnesthesiaに抜管のアルゴリズムを発表した[1]．DASは抜管時の合併症回避のために，以下の3点を考慮するべきと述べている．

① 導入時の気道状態は正常だったか
② 外科的処置が必要になるような気道状態かどうか
③ 抜管に支障が生じるような一般的なリスクがあるかどうか

2 小児の全身麻酔後の抜管手順

　小児の全身麻酔後の抜管基準について，具体的な評価項目や数値，患児の状態についての記載はみられないといっても過言ではない．施設によって抜管基準を設けているところもあるかと思うが，同じ施設でも担当麻酔科医の考え方によってその方法は微妙に異なることもある．

1）抜管前の準備

まず『Smith's Anesthesia for Infants and Children』より，全身麻酔後の抜管手順について紹介する[2]．全身麻酔からの迅速・安全な抜管を達成するためには，まず手術の内容と患児の状態を把握することである．そのためには術中使用する吸入麻酔薬，静脈麻酔薬，筋弛緩薬の薬物動態を理解し，患児の年齢，状態により調節する必要がある．そして，術後せん妄，興奮，疼痛などを防止し安全な抜管を行うために，鎮痛目的でのオピオイド投与，興奮を抑えるための鎮静薬投与も検討しなければならない．

a）麻酔薬の減量

覚醒に向けて術中投与していた麻酔薬を減量していくと，患児の呼吸数が増加する．フレッシュガス流量を増やし，呼吸器の換気回数を増やしたり用手換気をすることで体内に残存している吸入麻酔薬を排泄させる．

b）覚醒の評価

麻酔深度Ⅱ期（嘔吐，喉頭痙攣，高血圧，頻脈といった抑制のきかない興奮および強い侵害刺激反射を防止できる麻酔深度）から十分覚醒しているかどうかの判断は，睫毛反射，自発開眼，目的のある動作（例えば気管チューブに手をもっていく）を指標とする．胸郭と腹壁の奇異性運動は全身麻酔からの覚醒が不十分であること，上気道閉塞が示唆されるため，これらの評価と原因を検索する必要がある．

c）筋弛緩からの回復評価

筋弛緩薬を使用した場合は，末梢神経刺激のモニターと臨床的指標により筋弛緩の回復を評価する．文献的には，十分な筋力回復にはTOF（train-of-four）値0.9が必要と言われている．筋弛緩薬の拮抗は，硫酸アトロピン（0.02 mg/kg）投与後ワゴスチグミン（0.06 mg/kg）を投与するか，スガマデクスを投与する．スガマデクスの場合，成人の研究では2 mg/kg以上投与することにより約2分間でTOF値0.9まで回復すると報告されている．小児の研究では，ロクロニウム0.6 mg/kgをスガマデクス2 mg/kgで拮抗した場合，TOF値0.9まで回復する時間は，乳児で0.6分，小児で1.2分とそれぞれ報告されている．患児に意思の疎通がない時点での臨床的指標は，十分な自発呼吸が維持できること，吸気陰圧が30 cmH$_2$O以上であること，50 Hzでテタヌス収縮が継続すること，頭部挙上または咳反射などがあげられる．

d）胃内容の吸引

抜管前には胃内容を吸引しておく．この操作により，覚醒時の嘔吐やそれに伴う誤嚥性肺炎を防ぐことができる．また，腹腔内圧を下げることにより肺を十分拡張させることができる．

2）小児の抜管方法

小児の抜管方法として，『Smith's Anesthesia for Infants and Children』には「深麻酔抜管」と「覚醒抜管」の2種類が紹介されている．

a）深麻酔抜管

まず「深麻酔抜管」についてだが，この方法は導入時マスク換気により気道確保が良好で，抜管時に咳反射や喉頭痙攣防止可能な麻酔深度を維持できる患児が対象となる．口腔・咽頭吸引や気管チューブのカフの空気を抜いたことに反応しないことが麻酔深度の目安となる．しかし，気管挿管前に気道の開通が十分であれば，必ずしも自発呼吸出現を待ってから抜管しなくてもよい．この方法は吸入麻酔薬を用いることで安全に対応でき，気道過敏性のある症例にも有用である．逆に睡眠時無呼吸小児のように，気道閉塞のリスクがある場合は，気道維持に難渋するので，深麻酔抜管は選択しない．

b）「深麻酔」の定義

「深麻酔」の定義については，明確な記載はなかなか見当たらない．セボフルランに限って述べると，過去の研究よりMAC_{EX}は1.5〜2.3％という結果が出ている[3)〜7)]．一方完全静脈麻酔（以下TIVA）においては，セボフルラン以上に「深麻酔」の定義は困難である．プロポフォール麻酔で必要な血中濃度は，一般的には3μg/mLが標準とされており，麻酔覚醒時の平均血中濃度は，健康男子学生を用いた試験では平均1.07μg/mLであった[8)]．TIVA時の麻酔深度モニターとしてBIS（bispectral index）が日常用いられる．BISによるプロポフォール血中濃度と鎮静度の関係から，プロポフォール血中濃度が1〜2μg/mLの時BIS値は70以上となる．この結果を新生児から学童期すべての時期に当てはめることは難しいので，臨床症状（血圧，心拍数，自発呼吸，体動，瞳孔径，流涙，発汗など）と合わせた麻酔深度の評価が必要である．

c）覚醒抜管

「覚醒抜管」は抜管後の上気道の開通性を維持し，喉頭機能を維持することができるので，気道確保困難症例やフルストマック症例に適応となる．特に吸入麻酔薬が微妙に体内に残存した覚醒状態では，乳児，小児の場合，抜管前に息こらえ，気管支痙攣，胸壁硬直によりチアノーゼや低酸素を生じることがある．これらのエピソードは，肺胞換気を行うことにより（PEEPをかけることにより）自然に治ることが多い．学童では突然の低酸素はあまりみられないが，抜管までに時間がかかると麻酔深度が浅くなるためバッキングが起こる．

3）抜管の実際

患児に噛まれることによる気管チューブの閉塞を防ぐために，抜管前にバイトブロックやエアウェイを挿入する．柔らかい素材のバイトブロックの方が，口唇，軟部組織の損傷を防ぐことができる．

最近では以前のように抜管前に100％酸素を投与する代わりに，無気肺防止のために酸素と空気を混合して60％〜73％酸素で抜管する傾向にある．無気肺を解除するには，空気と酸素を混合した状態で30〜40 cmH_2Oの気道内圧をかけて肺を膨張させる肺リクルートメントが有効である．このように抜管直前に，無気肺防止のために肺を再膨張させる．このとき自発呼吸に合わせてバッグをゆっくり加圧する．呼気終末圧15〜20 cmH_2Oをかけながら，気管チューブを抜管する．この加圧抜管を行う利点は，①抜管後無呼吸や

喉頭痙攣が生じたときの急激な低酸素を防止できる，②喉頭痙攣の発生を防止できる，③気管チューブと喉頭の間にある分泌物を咳により吐き出させることで分泌物による喉頭痙攣を防止できることである．

抜管後はバイタルサインの観察を注意深く行う．気道閉塞が疑われる場合は，口腔内の分泌物を迅速に吸引し，フェイスマスクでCPAPとする（ワンポイント参照）．CPAPで気道が開通したら，下顎挙上によりその体制を維持する．患児の自発呼吸が十分であることを確認後，回復室に移動する（Pitfall参照）．

> **ワンポイント**
>
> **あせらず，体勢を整える**
>
> 　抜管後に何らかの理由で気道閉塞が生じた場合，フェイスマスクでPEEPをかけて対処する．そのとき確実な気道確保をしたうえでマスクをフィットさせないと，気道を開くことに必要な十分な圧がかからない．パルスオキシメーターの値がだんだん下がっていく音を聞きながらの気道確保は慌ててしまうことが多く，口を閉めた状態でマスクをあててしまい，そのため気道を開くために必要な圧をかけられない結果となる．**少し口を開けた状態でマスクをあてて，持続的に圧をかけているとやがて気道が開く．**1人でマスク保持とバックでPEEPをかけることが困難な場合は，2人で分担して行ってもよい．

> **Pitfall**
>
> **観察が重要**
>
> 　抜管直後の患児の観察は非常に重要である．完全に覚醒していない深麻酔抜管の場合は特に言えることである．
>
> 　まず，**胸郭運動の評価**である．抜管後，研修医の先生が「胸は動いています」と報告するが，よく見ると上肺野が動いていないことがある．この状態で回復室に移動すると，途中で酸素化が悪くなり，最終的に呼吸が止まることもある．
>
> 　次に，**きちんと聴診を行う**ことである．ルーチンに行われていることではあるが，毎回当たり前のように行っているためか，きちんと評価していないときもある．つまり「胸が動いている（と思い込んで）」→「聴診上呼吸音が聞こえる（と思い込む）」ことになる．
>
> 　確実に通った気道は上肺野の動きが確認でき，聴診上の呼吸音もクリアに聴こえる．

❸ 日常の抜管時に考慮するべき因子

　DASによる"抜管時の合併症回避のために考慮すべき点"のなかにある抜管に支障をきたす一般的なリスクで，小児において考慮するべき点を以下に記す．

1）上気道感染既往

　宮本らは，小児の特に上気道炎の術前評価について文献上明らかになっていること，日常的に臨床で行っていることを概説している[9]．複数の研究報告より，**上気道炎の既往（活動期よりもむしろ術前2週間以内の既往）で喉頭痙攣，気管支痙攣，息こらえ，酸素飽和度低下などの気道系有害事象の発生リスクが高くなると述べている**．この事実を考慮し抜管方法を選択し，抜管後も呼吸状態を注意深く観察する必要がある．

2) 早産児

　早産児は，長期NICU管理（人工呼吸管理）や臓器の未熟性により将来的にさまざまな問題が予測される．手術時期にもよるが，このような児は外見上成長発達が正常レベルに追いついていても，全身麻酔後の無呼吸，喉頭・気管痙攣を生じることがある．**無呼吸発生は，受胎後週数（出生時週数＋出生後週数），在胎週数，児の貧血の有無に影響する**[10]．例えば受胎後45週の2児がいて，一方が在胎週数28週，もう一方が36週だったとする．この2児の無呼吸発生率を比較すると，在胎週数28週の児の無呼吸発生率は36週の2倍になる．また貧血のある早産児は，受胎後週数，在胎週数に関係なく無呼吸が起こりやすい．

文献

1) Popat M, Mitchell V, Dravid R, et al : Difficult airway society guidelines for the management of tracheal extubation. Anesthesia 67 : 318-340, 2012
2) Cohen IT, Deutsch N, Motoyama EK : Chapter13 induction, maintenance, and recovery. "Smith's anesthesia for infants and children 8th"（Davis PJ, Cladis FP, Motoyama EK），pp386-387, ELSEVIER, Philadelphia, 2011
3) Higuchi H, Ura T, Taoda M, et al : Minimum alveolar concentration of sevoflurane for tracheal extubation in children. Acta Anaesthesiol Scand 41 : 911-913, 1997
4) Inomata S, Suwa T, Toyooka H, et al : End-tidal sevoflurane concentration for tracheal extubation and skin incision in children. Anesth Analg 87 : 1263-1267, 1998
5) Valley RD, Ramza JT, Calhoun P, et al : Tracheal extubation of deeply anesthetized pediatric patients: A comparison of isoflurane and sevoflurane. Anesth Analg 88 : 742-745, 1999
6) Valley RD, Freid EB, Bailey AG, et al : Tracheal extubation of deeply anesthetized pediatric patients: A comparison of desflurane and sevoflurane. Anesth Analg 96 : 1320-1324, 2003
7) Von ungern-sternberg BS, Davies K, Hegarty M, et al : The effect od deep vs awake extubation on respiratory complications in high-risk children undergoing adenotonsillectomy. Eur J Anaesthesiol 30 : 529-536, 2013
8) 中尾正和：腹部外科領域におけるプロポフォール麻酔．『プロポフォール麻酔の手引き・臨床編』（沼田克雄 監，新宮 興 編），MEDICUS，1998
9) 宮本義久，何 廣頤：術前評価（発熱，かぜ症候群）．麻酔 62：1034-1044, 2013
10) Ghazal EA, Mason LJ, Cote CJ : Preoperative evaluation, premedication, and induction of anesthesia. "Practice of anesthesia for infants and children 5th"（Cote CJ, Lerman J, Anderson BJ），pp59-61, ELSEVIER, Philadelphia, 2013

第6章 術後呼吸管理

1 呼吸管理方法（抜管しない場合）

平林 剛

- 術後人工呼吸管理の適応は医学的根拠と環境的要素を考慮し判断する
- 呼吸モードの標準化がISOにより進められている
- 呼吸モードはSIMV-PC/PSあるいはBiPAPを初期設定とし，呼吸回数およびPSを漸減してCSV-PS，CPAPに移行して，ウィーニングに向かう
- 鎮静管理は鎮静状況を適切に評価し，ウィーニング，鎮静薬中止のタイミングを考慮する
- 「人工呼吸器離脱プロトコール」に従いウィーニングを行うことを推奨する

1 術後人工呼吸管理の適応

術後人工呼吸管理の適応（抜管しないことを選択すべき条件）について以下の点を判断の材料にするとよい．

① 原疾患が改善していない，あるいは今後悪化が予想される
② 呼吸不全：酸素化障害・呼吸様式の異常
③ 循環不全：心筋虚血，輸液過多，ショック
④ 手術の侵襲，術式によって術後に絶対的安静を要する
⑤ その他，覚醒遅延，筋弛緩残存，低体温　など

これら医学的根拠以外に環境的要素も考慮する必要がある．マンパワー不足やICU施設不備などでは夜間に無理な抜管をせずに翌日にマンパワーが十分あるときに抜管を試みた方が安全である．

2 国際標準化機構ISOによる呼吸モードの標準化

人工呼吸を構成する要素として，吸気開始トリガー，吸気制御方式，吸気終了方法，強

制あるいは自発呼吸補助などがあり，それらを組合わせると無数の換気設定が可能となり複雑化している．そこで国際標準化機構（ISO）が呼吸モード用語の標準化を試みている[1]．ISOでは「吸気制御方式」と「呼吸パターン」を組合わせて表記し，必要に応じてオプションを付記して呼吸モードを表示することとした．

注）呼吸モード用語標準化の作業はISO/TC121/SC4にて2012年から行われ，2017年にISO 19223として発行予定である．

1）吸気制御方式

吸気制御方式を大別すると流速制御（flow-regulation：FR），圧制御（pressure-regulation：PR）となるが，吸気終了の方式などによりさまざまな亜系が存在する．表1に吸気制御方式の一部を示す．

表1 吸気制御方式

吸気終了方法	流速制御（FR）	圧制御（PR）
時間：t	FR (t) ⇒ VC	PR (t) ⇒ PC
流速：q		PR (q) ⇒ PS
volume-targeted：vt		vtPC

VC：volume control，PC：pressure control，PS：pressure support

volume control（VC）は流速を一定に制御して設定時間通りに吸気を終了FR（t）するものである．pressure control（PC）は圧を一定に制御して設定時間通りに吸気を終了PR（t）するものである．pressure support（PS）は患者トリガーに引き続き圧制御を行い，流速が設定流速まで減速した時点で吸気を終了PR（q）するものであり，自発呼吸との同調性が高い．volume-targeted PC（vtPC）は，目標1回換気量を設定して呼吸ごとに変化するコンプライアンスに応じて設定圧を修正させるため便利である．GE社のpressure control-volume guarantee（PC-VG），ドレーゲル社のauto flowはそれぞれ独自に命名しているが，両者ともvtPCで制御する強制換気である．

2）呼吸パターン

吸気開始トリガー様式を含めて患者自発呼吸と人工呼吸の関連性を「呼吸パターン」とする．呼吸パターンには，①CMV，②A/CV，③IMV，④SIMV，⑤CSVの5種類が存在する．

①持続強制換気（continuous mandatory ventilation：CMV）

設定された通りの吸気制御を呼吸器が確実に供給する．設定呼吸回数通りに時間トリガーで吸気が開始される．流速を一定に制御して設定時間で吸気を終了するCMV（CMV-VC）をvolume control ventilation（VCV）とする．気道圧を一定に制御して設定時間で吸気を終了するCMV（CMV-PC）をpressure control ventilation（PCV）とする．

②アシストコントロール（assist/control ventilation：A/CV）

　　CMVと同様，設定された通りの吸気制御を呼吸器が確実に供給する．しかし，患者トリガー（圧トリガー，フロートリガー）によって吸気を開始する．患者トリガーが感知されない場合は設定呼吸回数を保証する．A/CVでは呼吸努力が減少することで呼吸筋疲労の改善が期待できる．しかし吸気開始が早まることで，結果呼吸回数が増加して分時換気量が大幅に増加することがある．

③間欠的強制換気（intermittent mandatory ventilation：IMV）

　　設定された通りの吸気制御を呼吸器が確実に供給する強制換気の間に自発呼吸を併用（PSでサポート，あるいはPSなし）することを可能とする．強制換気は設定呼吸回数通りに時間トリガーで吸気が開始される．

④同期性間欠的強制換気（synchronized intermittent mandatory ventilation：SIMV）

　　設定された通りの吸気制御を呼吸器主導で確実に供給する強制換気の間に自発呼吸を併用することを可能とする．強制換気は患者トリガー（圧トリガー，フロートリガー）によって吸気を開始する．

⑤持続自発呼吸（continuous spontaneous ventilation：CSV）

　　ベースライン気道圧（あるいはPEEP）で支持される自発呼吸．PSでサポートされている場合はCSV-PSと表記される．PSによるサポートを受けないものをcontinuous positive airway pressure（CPAP）とも言う．

3) assured continuous airway pressure（ACAP）

　　通常PCでは吸気プラトー時に自発呼吸・吸気が発生しても気道内圧を一定に保つが，自発呼吸・呼気に対しては気道内圧が上昇して同調が困難になることがある．PCであっても自発呼吸を妨げない，すなわち自発呼吸の吸気・呼気において気道内圧を一定に維持する．これをISOではassured continuous airway pressure（ACAP）として付記することとした．bi-level positive airway pressure（BiPAP）は高ベースライン気道圧相（高PEEP相，高CPAP相とも言われた），低ベースライン気道圧相のそれぞれにおいてACAPで制御する．高・低ベースライン気道圧相のそれぞれをPSでサポートすることができ，SIMV-PC/ PS / PS ＜ACAP＞とあらわすことができる．airway pressure release ventilation（APRV）は長時間の高ベースライン気道圧相をACAPで制御して酸素化を促し，定期的な短い気道圧開放が二酸化炭素排出を促す．高ベースライン気道圧相でPSを追加することも可能である．APRVはIMV-PC / PS ＜ACAP＞ extreme inverse I：E ratioとしてあらわせる．

❸ 呼吸モードの選択

　　強制換気ではしばしば自発呼吸のリズムとの同調が得られにくく，ファイティングとよ

ばれる過度の気道内圧上昇を引き起こすことがある．自発呼吸を温存しつつベンチレーターに同調させ，できる限り肺に傷害を与えず，適切なガス交換を維持する換気設定が目標となる．**死腔換気効率，同調性の観点から，吸気制御方式はVCよりもPCで行うことが望ましい．しかし，同調および気道内圧に問題なければVCでもかまわない．**

術後呼吸管理の一般的な初期設定は以下となる．

- ◆SIMV-PC/PS　　◆I：E比　1：2　　◆呼吸回数　8〜12/分
- ◆適宜PSとPEEPを調節

SIMVは設定呼吸回数を多くするとA/CVに近づき，設定呼吸回数を少なくして適宜PSを調節することでCSV-PSに移行しやすくなる．多くの症例ではこのSIMV-PC/PSで適切に管理できるだろう．

しかし，自発呼吸との同調困難，低酸素あるいは高二酸化炭素血症など，呼吸管理が困難となることがある．低酸素症には吸入酸素濃度の増加，PEEP増加により対処する．高二酸化炭素血症には換気回数の増加あるいは換気量の増加によって対処する．そして，1回換気量を5〜8 mL/kg，プラトー圧＜30 cmH$_2$Oとなるよう設定するのが肺保護的とされる（p167）．

同調困難は主に強制換気・吸気時に自発呼吸・呼気が開始することによる．強制換気・吸気時間は通常1〜2秒で行うが，患者自発呼吸が過換気の場合は同調が困難となる．その場合は呼吸回数およびI：E比を調節して吸気時間を短くして同期を図る．それでも困難な場合は鎮痛および鎮静を深くし，場合によっては呼吸仕事量を減らす目的で筋弛緩薬を投与してもよい．筋弛緩薬を使用している場合は同調困難の心配はなく，CMV-PCあるいは吸気プラトー時間延長を目的に，逆比従圧式強制換気CMV-PC inverse I：Eを行ってもよい．しかし過度の鎮静薬・筋弛緩薬投与は人工呼吸管理の長期化，それに伴う廃用障害をきたしかねないことを留意すべきである．

自発呼吸を妨げないACAPで制御するBiPAPは同調しやすく，患者ストレスは減少するため鎮静量も減少する．十分な吸気プラトーは死腔換気を減少させ，肺胞虚脱を改善する．術後呼吸管理の初期設定として理想的な換気モードであろう．使用する呼吸器がBiPAPを備えているならば積極的に使用してもよい．APRVは重症のARDSなど，低肺コンプライアンス症例が適応となる．

SIMV-PC/PSあるいはBiPAPを初期設定として呼吸管理を開始し，呼吸回数およびPSを漸減してCSV-PS，CPAPに移行してウィーニングに向かう．

❹ 鎮静

人工呼吸管理はそれ自体が侵襲的な管理であり，適切な鎮痛・鎮静は必要不可欠である．特に自発呼吸温存に際しては，しっかりとした鎮痛をかけたうえでの浅めの鎮静を心がける必要がある．**リッチモンド興奮・鎮静スケール（Richmond agitation-sedation** scale：RASS）などを用いて鎮静状況を適切に評価することにより，人工呼吸器装着日数やICU在室期間，入院期間の短縮が得られ，気管切開の頻度も減少するとされる．1日1回鎮静薬を中断し，鎮静の必要性を毎日くり返し評価することも有効である．

人工呼吸器管理中の鎮静でよく使われるものに，ミダゾラム，プロポフォールとデクスメデトミジンがある．ミダゾラムは24～48時間以上投与すると遷延する可能性がある．プロポフォールは36～48時間程度使用しても数分以内に覚醒する．呼吸抑制がないデクスメデトミジンはウィーニング，抜管時も使用可能である．高齢者，肝・腎疾患の患者では早めに鎮静薬を中止するよう意識する．それぞれの鎮静薬の特徴を踏まえて，ウィーニング・抜管時の鎮静薬を中止するタイミングを考慮する．

筋弛緩薬はやむをえない場合を除き，可能な限り使用しない．しかし，体動やシバリング，呼吸仕事量を減らす目的で筋弛緩薬の投与が必要となることもある．遷延性の筋弛緩のリスクがあるため，やむなく使用する場合は筋弛緩モニターを用いる．

❺ ウィーニング

人工呼吸療法を主導する学会（日本集中治療医学会・日本呼吸療法医学会・日本クリティカルケア看護学会）が実践的な人工呼吸器離脱プロトコールを作成した[2]．詳しくは同プロトコールを参照してもらいたい．

鎮静薬を中止または減量し，**自発的に覚醒が得られるか評価する試験**（spontaneous awakening trial：SAT）を行う．口頭指示で開眼や動作が可能，鎮静薬を中止して30分以上過ぎても，循環，呼吸，精神，疼痛に問題がないことで成功と判断される．

「原疾患の改善」「血行動態安定」「十分な酸素化」「十分な吸気努力」「異常呼吸パターンを認めない」「全身状態安定」以上を条件に，**人工呼吸による補助がない状態に患者が耐えられるかどうか確認するための試験**（spontaneous breathing trial：SBT）を行う．

- 吸入酸素濃度50％以下の設定で，TピースまたはCPAP≦5 cmH$_2$O（PS≦5 cmH$_2$O）で30分間継続する（120分以上は継続しない）
- 呼吸数＜30回/分　　・SpO$_2$≧94％　　・PaO$_2$≧70 Torr　　・心拍数＜140 bpm
- 新たな不整脈や心筋虚血の徴候を認めない
- 過度の血圧上昇を認めない　　・呼吸促迫の徴候を認めない

以上を満たすことで成功と判断される．耐えられなければ，SBT前の条件設定に戻し，不適合の原因について検討し，対策を講じる．

SAT，SBTに成功したら，再挿管のリスクや抜管後気道狭窄のリスクを評価したうえで，抜管することを推奨する．

文献

1) ISO 19223；Lung Ventilators and Related Equipment — Vocabulary and Semantics（2017年発行予定）
2) 『3学会合同人工呼吸器離脱プロトコール』（日本集中治療医学会，日本呼吸療法医学会，日本クリティカルケア看護学会），2015

第6章 術後呼吸管理

2 術後呼吸管理（抜管患者）

花崎元彦

- 術後は麻酔薬，麻薬の残存などで呼吸抑制をきたす可能性がある
- 術後は酸素投与とパルスオキシメーター装着が必須である
- 酸素投与法は患者の状態に合わせて使い分ける
- 酸素療法が不十分な場合はネーザルハイフローや非侵襲的陽圧換気を考慮する
- 酸素化，換気のモニタリングを継続的に行うことが重要である

　術後，覚醒して抜管された患者は，一見落ち着いているようでも低酸素血症をはじめ，発見や対処が遅れると致命的となる事態が起こりうる．このため術中と同様に厳密な管理とモニタリングを行うことが重要である．

1 術後低酸素血症

　術後低酸素血症は，持続性低酸素血症と反復型低酸素血症に分類される．持続性低酸素血症は術後早期（術直後～数日間）に発生し経皮的酸素飽和度（SpO_2）が持続的に低下した状態で，短期間での大きな変化は生じない．対して反復型低酸素血症は，術後2日目以降の夜間睡眠中に起こり，4～5％のSpO_2の低下が2分以内で反復し心拍数上昇を伴う．本項では術後早期に発生する持続性低酸素血症への対策を中心に述べる．

1）術後早期の低酸素血症の原因は何か

　低酸素血症となるさまざまな生理学的機序のうち，術後低酸素血症の原因として可能性が高いのは**肺胞低換気とシャント**である．肺胞低換気は残存する薬剤（麻酔薬，麻薬，筋弛緩薬など）による呼吸抑制や上気道閉塞が，シャントは手術の影響（開胸手術や上腹部手術などの術操作，腹腔鏡手術の気腹などによる下側肺の圧迫）や痰の貯留などが原因としてあげられる．

2）酸素投与の必要性

Sunらは1,500症例の非心臓手術の術後患者でSpO_2を継続的にモニターし，21％の症例でSpO_2＜90％が10分以上持続，8％の症例では20分以上持続しており，一方で看護師による定期的ラウンドで発見される低酸素血症は5％にとどまっていたとしている[1]．このように術後，一見問題がなさそうな患者でも低酸素血症に陥りそれが見過ごされるリスクがあり，**酸素投与とともにパルスオキシメーターによるモニタリングを行う**ことはたいへん重要である．

❷ 酸素療法

低酸素血症を改善するため吸入気の酸素濃度を高める治療法が酸素療法である．酸素投与の方法は低流量システム，高流量システム，リザーバーシステムに分類される[2]．この"低流量""高流量"は酸素流量の絶対値の大小を意味するのではなく「患者が必要としている1回換気量を超える流量かどうか」で決まる．

1）低流量システム

酸素流量が患者の1回換気量より低く，不足分は周囲の室内気を吸入して補う．1回換気量が大きくなったり呼吸数が増えると吸入酸素濃度は低下する．比較的規則正しい呼吸パターンの患者に適している．

a）簡易酸素マスク（図1）

術後最も一般的に使用されている．酸素流量を5L/分以下にすると再呼吸から$PaCO_2$が上昇する可能性がある．酸素流量を増やしても吸入酸素濃度には限界があり（表1），60％以上の酸素投与を必要とする場合はリザーバーマスクへ移行する．

b）鼻カニューレ（図1）

鼻腔から酸素を供給し，会話，食事が可能で患者のストレスも少ない．酸素流量を増やしても吸入酸素濃度の上昇はわずかで[3]（表1），高い吸入酸素濃度を必要としない患者，CO_2ナルコーシスの危険性から高濃度酸素吸入が禁忌となる患者が適応となる．

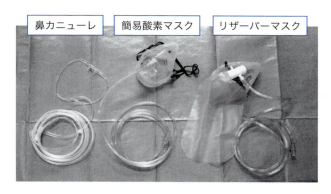

図1 ● 酸素投与のための器具

表1 ● 酸素流量と吸入酸素濃度

	酸素流量（L/分）	吸入酸素濃度（％）
鼻カニューレ	1	24
	2	28
	3	32
	4	36
	5	40
	6	44
簡易酸素マスク	5〜6	40
	6〜7	50
	7〜8	60
リザーバーマスク	6	60
	7	70
	8	80
	9	90
	10	90〜

（文献2，3より改変）

2）高流量システム

◇ベンチュリマスク

小さな出口から高圧の酸素を流してジェット流をつくるとその周囲は陰圧となり，ここから空気を引き込み酸素と空気を混合して，大きな混合ガス流量を作成することができる．このベンチュリ効果によって患者の1回換気量より多い酸素流量を供給する．患者の呼吸状態やパターンに関係なく安定した酸素濃度（24〜50％）が供給でき，吸入酸素濃度の調節が必要なⅡ型呼吸不全患者に適している．上限（50％）を超える酸素濃度を必要とする場合はリザーバーマスクを使用する．

3）リザーバーシステム

◇リザーバーマスク（図1）

呼気時に酸素をリザーバーバッグに貯めて次の吸気時にその酸素を投与し，高濃度酸素（60％以上）の吸入を可能としている（表1）．マスク内の二酸化炭素の蓄積を防止し，リザーバーバッグ内に十分な酸素を貯めるために酸素流量は6 L/分以上に設定する．高濃度酸素吸入による酸素中毒やCO_2ナルコーシスなどの可能性があり，長時間の使用には適さない．

❸ その他

酸素療法は患者の自発呼吸に対して吸入酸素濃度を上昇させるものである．これで不十分な場合に次のステップとして位置づけられるのが以下のものである．

1）ネーザルハイフロー（図2）

専用の酸素ブレンダー，流量計，加温加湿器を組合わせて最大60 L/分のガスを鼻カニューレから吸入する．酸素濃度は21～100％まで調節可能である．高流量のガスにより上気道における解剖学的死腔のCO_2を洗い流すwashout効果，さらに10 L/分ごとに0.5～1 cmH_2Oの呼気終末陽圧（PEEP）を発生する．会話や食事も可能である．抜管した患者の再挿管回避を目的とした使用での有用性も示されている[4]．

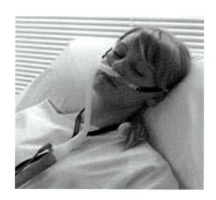

図2 ● ネーザルハイフロー
（写真提供：Fisher & Paykel ヘルスケア）

2）非侵襲的陽圧換気（non-invasive positive pressure ventilation：NPPV）（図3）

マスクによって行う陽圧呼吸である．気管挿管を行わないため鎮静が最小限でよく，中断や再開も容易である．反面，患者の協力が必要，喀痰吸引ができない，誤嚥リスクのある患者には使えないなど制限もある．

a）持続気道内陽圧（continuous positive airway pressure：CPAP）

患者の自発呼吸に対して一定のPEEPを付加する．呼気終末も気道内圧が陽圧に保たれるため，虚脱した肺胞が開存し酸素化の改善が期待できる．開腹術後，肥満など術後低酸素血症のリスク因子をもつ患者にはよい適応となる[5]．

b）二相性陽圧換気（bi-level positive airway pressure：BiPAP）

自発呼吸の吸気と呼気にそれぞれ陽圧を設定する．CPAPの効果に加え，吸気時陽圧と呼気時陽圧の差を利用して圧補助換気（pressure support ventilation：PSV）と同様の効果を発揮する．心不全を伴う症例の術後早期に二相性陽圧換気を導入することで再挿管を回避できる可能性が示されている[6]．

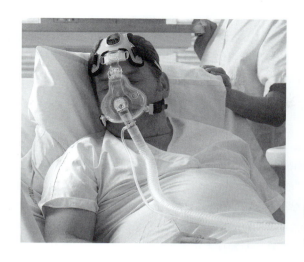

図3 ● 非侵襲的陽圧換気（NPPV）
（写真提供：フィリップス・レスピロニクス合同会社）

4 術後酸素投与はいつまで行うか

　術後酸素投与の必要性は疑いがないが中止の判断は難しい．これについてPowellらは「**室内気でもSpO$_2$＞93％もしくは術前と同等になるまでは酸素投与を行う**」としている[7]．これは酸素解離曲線でSaO$_2$が93％以下になればPaO$_2$が急激に低下することから設定されたものであるが，もちろん鎮痛，循環の安定，貧血の改善などを図ったうえでの評価である．患者ごとに術前状態，使用した麻酔薬・麻薬，術式などがさまざまであるため，この基準を達成するための酸素投与時間も異なる．このため術後酸素投与を一律に「○時間」「○時まで」と指示することは避けるべきである．

5 呼吸のモニタリング

　呼吸の目的は"酸素化"と"換気"である．このため呼吸のモニタリングは両者を正確に計測することが重要である．全身麻酔中はパルスオキシメーターとカプノメーターが必須であり，この両者を継続的にモニターしながら調節呼吸が適切に行われれば安全性は保たれる．

　対して術後患者では呼吸抑制や上気道閉塞などの結果として生じた有害な事象をいかに迅速，正確に捉えられるかが重要となる．さまざまな呼吸モニタリングが発展したが，視診・聴診が基本となることを認識すべきである．特に呼吸異常を発見するためには，呼吸パターンに注目することが有用である．例えば，肺などの呼吸器に異常が発生し呼吸不全となるときは，浅く早い呼吸パターンとなる．術後鎮痛が不十分なときにも浅く早い呼吸パターンとなる．また，麻薬が過量の場合は呼吸数が減少する．睡眠時の上気道閉塞はシーソー呼吸パターンで診断可能である．

1) 動脈血ガス分析

PaO_2，$PaCO_2$の測定により，"酸素化""換気"の両者を最も正確に評価できる．しかし採血を必要とし動脈穿刺もしくは観血的動脈ラインの挿入が必要である．また得られた結果はあくまでも採血時のものであり，経時的変化をみることは難しい．

2) パルスオキシメーター

SpO_2測定は，術中，術後を通して必須である．簡便性，即時性，継続性，鋭敏性など多くの面で利点をもち，"酸素化"の指標としては最も優れている．しかし呼吸回数や換気量を保障するものではなく"換気"の評価はできない．特に酸素投与が行われている場合は，低換気が重篤になるまでSpO_2が保たれることも多いため，パルスオキシメーターのみでの評価ではむしろ危険察知が遅れるリスクがある．

3) 呼吸回数その他の測定

換気の指標には，呼吸回数，1回換気量，分時換気量などがあるが，抜管した患者ではこれらのモニターに制限がある．The anesthesia patient safety foundationは，術後に自己調節鎮痛法（intravenous patient-controlled analgesia：IV-PCA）や硬膜外麻酔などで麻薬を使用している場合，「酸素飽和度と呼吸回数の連続的なモニタリングと患者の急変をタイムリーに知らせることが重要」としている[8]．

呼吸回数は目視，聴診でも確認できるが継続して観察することは難しく，より客観的，非侵襲的，継続的なモニタリングが望ましい．

a) インピーダンス法

最も一般的に用いられる．呼吸筋により胸郭が拡張して心電図電極間のインピーダンスが変化することをとらえるもので非侵襲的である．しかし測定項目が呼吸回数に限定される，電極の位置によっては検出困難や心拍動の影響などを受ける，上気道閉塞などによる努力呼吸でも胸郭の動きを検出して異常を見逃す可能性がある，などの欠点もある．

b) アコースティック呼吸数モニタリング（acoustic respiration rate：RRa）（図4）

音響トランスデューサー内蔵のセンサーを患者の頸部に装着して非侵襲的，連続的に呼吸数を測定する．呼吸抑制だけでなく，気道閉塞または呼吸窮迫を示す呼吸パターン異常の初期徴候も感知できる．術後患者への使用で有用性が報告されている[9]．

c) カプノグラム

術中はルーチンで使用するが，術後も引き続き使用すれば呼吸回数減少，低換気などの早期発見に有用である．自発呼吸下の使用は精度が問題とされてきたが，近年は酸素投与しながら口元で測定し精度も高いCO_2センサーが発売されている（図5）．

d) 非侵襲的換気量モニター

前胸部にパッドを装着し，非侵襲的に呼吸回数，1回換気量，分時換気量が測定できる．その数値は人工呼吸中の実測値とよく相関しており，術後患者においても呼吸抑制の判定や投与する麻薬の調節に有用とされている[10]．

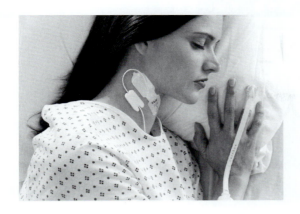

図4 ● アコースティック呼吸数モニタリング
（写真提供：マシモ）

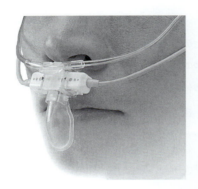

図5 ● 自発呼吸で用いるCO_2センサー
（写真提供：日本光電）

文献

1) Sun Z, Sessler DI, Dalton JE, et al：Postoperative hypoxemia is common and persistent: A prospective blinded observational study. Anesth Analg 121：709-715, 2015
2) 第Ⅳ章 酸素療法の実際．『酸素療法ガイドライン』（日本呼吸器学会肺生理専門委員会，日本呼吸管理学会酸素療法ガイドライン作成委員会 編），pp26-48, メディカルレビュー，2006
3) 陳和夫：酸素療法の実際．『新呼吸療法テキスト』（3学会合同呼吸療法認定士認定委員会 編），pp162-164, アトムス，2012
4) Hernández G, Vaquero C, González P, et al：Effect of postextubation high-flow nasal cannula vs conventional oxygen therapy on reintubation in low-risk patients: A randomized clinical trial. JAMA 315：1354-1361, 2016
5) Squadrone V, Coha M, Cerutti E, et al：Continuous positive airway pressure for treatment of postoperative hypoxemia：A randomized controlled trial. JAMA 293：589-595, 2005
6) 藤野裕士，内山昭則，西村匡司，他：大手術後の抜管後呼吸不全に対する非侵襲的人工呼吸．日集中医誌 9：207-211, 2002
7) Powell JF, Menon DK, Jones JG：The effects of hypoxaemia and recommendations for postoperative oxygen therapy. Anesthesia 51：769-772, 1996
8) Weinger MB：Dangers of postoperative opioids. APSF newsletter 21：61-67, 2006
9) Mimoz O, Benard T, Gaucher A, et al：Accuracy of respiratory rate monitoring using a noninvasive acoustic method after general anaesthesia. Br J Anaesth 108：872-875, 2012
10) Voscopoulos CJ, MacNabb CM, Freeman J, et al：Continuous noninvasive respiratory volume monitoring for the identification of patients at risk for opioid-induced respiratory depression and obstructive breathing patterns. J Trauma Acute Care Surg 77：S208-215, 2014

第6章 術後呼吸管理

3 小児の術後人工呼吸管理

稲田 雄，橘 一也，竹内宗之

- 患者がなぜ挿管されたまま帰室したのかを理解することが不可欠である
- 小児の人工呼吸管理で問題となりやすい点を理解する
- 患者の病態のほかに精神発達段階や性格を考慮した鎮静と十分な鎮痛を心がける
- 抜管にはしっかり準備をして臨み，抜管後も注意を怠らない

1 術後人工呼吸管理の適応

小児の術後人工呼吸管理の適応は幅広い（表1）．そのなかでも**成人と大きく異なるのは，鎮静にかかわる問題**といえる．じっと我慢していることが難しい小児では，成人では不必要な鎮静が大量に使用されることが稀ではなく，そのために人工呼吸が必要になることがある．患者がなぜ挿管されて帰室したのかを理解することは，患者の状態を把握し抜管までの管理を計画するうえで最も大事なことといえる．

表1 ● 小児に対する術後人工呼吸管理の適応例

気道保護	・気管形成術後	鎮痛，鎮静，筋弛緩の必要性	・縫合部の安静（気管形成術，食道吻合）
呼吸不全	・気道の問題（上気道狭窄，喉頭軟化症） ・肺の問題（無気肺，肺水腫） ・無呼吸（過鎮静，筋弛緩） ・腹腔内圧の上昇（横隔膜ヘルニア術後，腹壁破裂術後）		・重要なライン・チューブなどの抜去防止 ・鎮静を要する検査・手技
心不全	・心臓外科術後（後負荷軽減，呼吸仕事量軽減，肺高血圧発作予防などを目的とする）	その他	・頭部外傷後（脳圧コントロールや気道保護などを目的とする）

2 人工呼吸中の小児特有の問題点

人工呼吸の基本は小児でも成人でも同じである．以下に小児で顕在化しやすい問題について述べる．

- **小児の気道径は小さく，気道分泌物による気道閉塞が起こりやすい**．特に手術室の人工呼吸回路は加湿が十分でないことが多いため[1]，分泌物が気管チューブ（ETT）または気道内に固まり，ICU入室時に換気不良に陥ることも稀ではない
- カフなしETTからのリークがある場合は，1回換気量のモニターが正確に行えないため，従圧式換気が適している．ただし，肺または胸郭のコンプライアンスが悪い場合，気道抵抗が高い場合などにはリークからの圧損失が大きくなるため，従圧式換気でも対応できないことがあり，カフ付きETTに交換することも検討する．カフ付きETTを使用する場合は**カフ圧に注意し，20 cmH$_2$Oを超えないようにする**[2]
- 最近は，カフ付きETTの使用と人工呼吸器性能の発展により，小児においても1回換気量を規定するモード（volume control, volume support, pressure-regulated volume controlなど）が使われることがある．しかし，小さな患者ほど換気量の測定は不正確となり得ることに注意すべきである
- 小児では患者と人工呼吸器の呼吸を同調させるのも容易ではない．吸気努力による回路内の気流・圧の変化が小さいため，**ineffective triggering**[※1]や**auto-triggering**[※2]を起こしやすい．また，呼吸が速く吸気時間が短い小児ほどトリガーの遅れによる影響が大きくなる．呼吸器回路やETTへの死腔の付加は，トリガーの問題を悪化させるだけでなくCO$_2$貯留の原因にもなるため，小さな患者ほど無駄な死腔を減らすよう留意する
- 成人では肺と胸郭のコンプライアンスはほぼ等しいが，**乳児の胸壁は柔らかく，胸壁コンプライアンスは肺コンプライアンスの3倍にもなる**[3]．よって同じ気道内圧を設定した場合，乳児ではより高い経肺圧がかかることになり，過膨張による肺障害に注意が必要である

3 人工呼吸中の鎮静

小児とひとくくりに言っても，その精神発達段階はさまざまである．適切な鎮静のためには，**実年齢だけではなく患者の性格，発達障害の有無などを知っておくことも重要である**（p253）．成熟した小児では成人と同様，十分な鎮痛のうえできるだけ鎮静薬を避けるのが望ましい．一方で，精神発達段階の未熟な小児では，ETTや動静脈ラインなどを確保し，過剰な体動による気管粘膜障害を予防するために，鎮静や抑制帯が必要になることが多い．
まずは，筋弛緩の要否，予測される人工呼吸管理期間，精神発達段階などから必要な

[※1] **ineffective triggering**…トリガー感度が鈍すぎて患者の呼吸努力による気流・圧の変化を感知できないこと
[※2] **auto-triggering**…トリガー感度が鋭敏すぎて，回路内の結露のゆれやリークなどによる気流の変化を感知してしまうこと

表2 ● PICUでの人工呼吸管理中に頻用される鎮痛・鎮静薬

薬剤	ボーラス	持続静注	効果発現（分）	効果持続
モルヒネ	0.05〜0.1 mg/kg	0.025〜0.1 mg/kg/時間	2〜5	2〜4時間
フェンタニル	0.5〜1 μg/kg	1〜5 μg/kg/時間	0.5〜1	15〜30分
ミダゾラム	0.05〜0.1 mg/kg	0.05〜0.2 mg/kg/時間	0.5〜1	30〜60分
デクスメデトミジン	0.3〜1 μg/kg*	0.2〜0.7 μg/kg/時間	10〜20	30〜60分

これらの数字はあくまで目安で有効な容量や持続時間などは，投与期間，薬剤耐性，薬剤体内貯留などによって変化する
*デクスメデトミジンのボーラスは10分間かけて
（文献4をもとに作成）

　鎮静深度を決定したうえで，鎮静薬の種類と用量を選択する（表2）[4]．PICUでは，オピオイド鎮痛薬（フェンタニルまたはモルヒネ）とベンゾジアゼピン系鎮静薬（ミダゾラム）が最もよく用いられている[5]．短期間の人工呼吸管理であれば適宜ボーラス投与のみでもよいが，長期間になれば持続投与が必要な場合が多い．

　最近は小児においてもせん妄の問題が注目されるようになり，ベンゾジアゼピン系鎮静薬は最小限に抑えるのが望ましい[6]．デクスメデトミジンは，ベンゾジアゼピンやオピオイドの使用量を抑え，せん妄のリスクを減じる可能性があること，呼吸抑制がないために抜管後にも継続できる利点があることなどから，広く用いられつつある[7]．

　ICUでの人工呼吸中の鎮静を目的とした，小児に対するプロポフォールの使用は，**プロポフォール静注症候群**[※3]を発症する危険があるため禁忌である[8]．

❹ 抜管と抜管後の注意点

　基本的には，人工呼吸管理を必要とした原因がとり除かれた時点で抜管をすることが望ましく，過鎮静によって抜管が遅れないよう鎮静の計画を立てる．

　人工呼吸が長期に及んだ患者では，気道粘膜障害，筋力低下，鎮静などさまざまな因子が絡んでくるので，抜管時に注意が必要である．また，心臓外科手術後や心機能の悪い患者の場合，自発呼吸が心機能に与える影響も考慮する[9]．さらに，小さな患者ほど体重あたりの機能的残気量が小さく，体重あたりの酸素消費量が大きいため，抜管時に上気道閉塞や息こらえがあれば**短時間で低酸素血症に陥る**．このように，抜管には危険が伴うため，抜管適応の確認と準備を怠らないようにする．

　抜管時に，抜管後声門下狭窄の症状がある場合，クループの治療に準じてアドレナリン吸入やデキサメサゾン投与を考慮する．**小さな小児ほど気道浮腫による気道抵抗の増大が顕著**であり（図1），さらに不穏・啼泣などによって吸気流速が増大すると，層流が乱流となり，さらに気道抵抗を増加させることがある[10]．また，気管・気管支における軟骨支持

※3　**プロポフォール静注症候群**…プロポフォールの長期また大量投与により，徐脈から心室性不整脈，高脂血症，肝腫大（脂肪肝），代謝性アシドーシス，横紋筋融解などの症状を呈する病態

組織が未発達な小児では，吸気流速の増大が起こるとベンチュリ効果によって狭窄部分がさらに虚脱する可能性がある（図2）[10]．このような悪循環に陥った場合，鎮静のほかに，CPAPやハイフローシステムなどによる陽圧が有用なことがある．

抜管後声門下狭窄の症状がない場合でも油断は禁物である．特に未熟な小児ほど，吸気努力に対して換気量を得る効率が悪く（柔らかい胸郭，平坦な横隔膜などによる），closing capacity（末梢気道が閉塞しはじめる肺容量）が機能的残気量に比べて大きく，側副換気路（図3）が未発達であるため，**無気肺をつくりやすい**[11]．また抜管前は完全に覚醒していたように見えても，ETTの刺激がなくなったとたんに鎮静による呼吸抑制が顕在化する

	正常	浮腫	気道径の変化	気道抵抗の変化
乳児	4 mm	2 mm	↓50%	↑16倍
成人	8 mm	6 mm	↓25%	↑3倍

図1● 気道粘膜浮腫（1 mm）が気道抵抗に与える影響（乳児と成人の違い）

ハーゲン・ポアズイユの法則（Hagen–Poiseuille's law）により，
$Q = \Delta P \pi r^4 / 8nL$
（Q：流量，ΔP：圧差，n：気体の粘性，L：気道の長さ，r：気道の半径）
これより，気道抵抗＝$8nL/\pi r^4$（半径の4乗に反比例）
これは層流の場合であって，乱流の場合は気道抵抗は半径の5乗に反比例する．啼泣などにより吸気流速が増大すると，乱流を作りやすく，気道抵抗が上昇しうる
（文献10より引用）

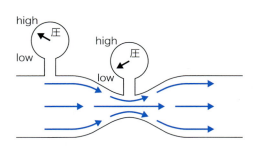

図2● ベンチュリ効果（venturi effect）
流量が一定のとき流れの断面積が狭くなると，流速が増加し，圧力は低下する．気道の軟骨組織が未発達な小児では，流速の増加によって狭窄部がさらに虚脱しうる（文献10より引用）

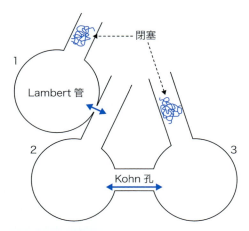

図3● 側副換気路
肺胞1と3への正常な換気路は閉塞しているが，それぞれ細気管支肺胞間交通（Lambert管）と肺胞間交通（Kohn孔）によって換気が保たれている．Kohn孔は1～2歳で，Lambert管は6歳以降にみられるようになる
（文献11より引用）

ことがある．心機能の悪い患者では，上気道閉塞（声門下狭窄，舌根沈下など）によって抜管後の左心後負荷の増大が増長されるので注意が必要である[9]．

文献

1) 橘 一也，竹内宗之：小児麻酔中の人工呼吸管理を再考する．日臨麻会誌 35：344-350, 2015
2) Tobias JD：Pediatric airway anatomy may not be what we thought：implications for clinical practice and the use of cuffed endotracheal tubes. Paediatr Anaesth 25：9-19, 2015
3) Papastamelos C, Panitch HB, England SE, et al：Developmental changes in chest wall compliance in infancy and early childhood. J Appl Physiol 78：179-184, 1995
4) Lambert RL, Brink LW, Maffei FA：Sedation and Analgesia."Pediatric Critical Care Study Guide"（Lucking SE, Maffei FA, Tamburro RF, et al), pp382-405, Springer, London, 2012
5) 辻尾有利子，志馬伸朗，德平夏子，他：小児集中治療室での鎮痛・鎮静管理：看護師による現状調査．日集中医誌 22：285-288, 2015
6) Silver GH, Kearney JA, Kutko MC, et al：Infant delirium in pediatric critical care settings. Am J Psychiatry, 167：1172-1177, 2010
7) Pan W, Wang Y, Lin L, et al：Outcomes of dexmedetomidine treatment in pediatric patients undergoing congenital heart disease surgery：a meta-analysis. Paediatr Anaesth 26：239-248, 2016
8) 氏家良人：平成26年度厚生労働科学特別研究事業「プロポフォールの小児集中治療領域における使用の必要性，及び，適切な使用のための研究」総括研究報告書．2015
9) Bronicki RA, Anas NG：Cardiopulmonary interaction. Pediatr Crit Care Med 10：313-322, 2009
10) Wheeler DS：Life-Threatening Diseases of the Upper Respiratory Tract. "Pediatric Critical Care Medicine. 2nd ed"（Wheeler DS, et al eds), pp19-39, Springer-Verlag London, 2014
11) McFadyen JG, Thompson DR, Martine LD：Applied Respiratory Physiology. "Pediatric Critical Care Medicine. 2nd ed"（Wheeler DS, et al eds), pp3-18, Springer-Verlag London, 2014

第7章 鎮静中の気道・呼吸管理

1 歯科鎮静：適応，方法，呼吸モニタリング

飯島毅彦，幸塚裕也

- 痛みを伴う処置では，局所で十分な鎮痛をしてから鎮静を行う
- 中等度鎮静以上の深い鎮静を行う場合は，十分な気道確保の手段を用意する
- 酸素化はパルスオキシメーター，上気道閉塞はそれ以外のモニターで監視する

1 局所麻酔補助としての鎮静の適応，禁忌と方法

1) 鎮静の概念

　麻酔補助としての鎮静は，局所麻酔による鎮痛で手術を行っている患者の意識を低下させる目的として行われる．局所麻酔で痛みが完全に抑えられている場合は，少量の鎮静薬で意識を低下させることができる．しかし，鎮痛が十分でない場合は痛みを感じるたびに意識が戻るために十分な鎮静が得られない．鎮静下での手術の原則は「**痛みは局所で除去し，痛みで鎮静を妨げられないようにすること**」である．この原則が守られないと，鎮静薬で鎮痛をはかろうとするために鎮静薬の過量投与を招いて重大な合併症を起こすことがある．かつて鎮痛と鎮静の区別が曖昧であった時代には，患者が痛みを訴えると鎮静薬を投与して何とか静かにさせようとしていた．鎮静薬の大量投与，あるいは麻薬等の静脈内投与する鎮痛薬が併用される（カクテル）と，呼吸抑制が顕著となり，呼吸管理を必要とする機会が多く，ときには呼吸不全による事故につながることになった．現在では**鎮痛と鎮静を明確に区別**して行うようになっている．

2) 鎮静時上気道閉塞のメカニズム，誤嚥の危険性

　鎮静における呼吸管理上の最も重要な問題は上気道閉塞と誤嚥である．一般的な上気道維持や気道防御のメカニズムについては**第1章**を参照していただきたいが，鎮静による意識消失とともにこれらの機能が大きく抑制されることを認識すべきである．歯科鎮静においては，治療体位や治療内容が大きくこれらの機能に影響する．坐位での治療は，いずれの機能も維持しやすくなるが，頭低位での歯科治療では，上気道閉塞を起こしやすくなる[2]．

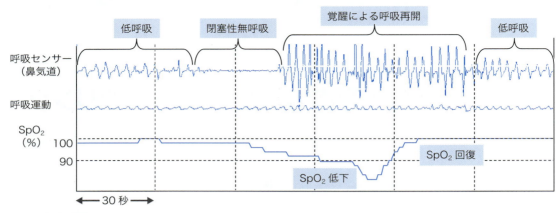

図1 ● 静脈内鎮静法下での歯科治療中に発生した気道閉塞
意識レベルの低下とともに呼吸が弱くなり，不規則になった後に気道閉塞が発生している．間もなく覚醒して呼吸は再開するが，SpO_2は一過性に低下している

口腔内の治療中は基本的に鼻気道のみの呼吸となり，さらに開口により上気道閉塞は悪化する．また注水が行われる場合には，口呼吸による代償も不可能となるばかりでなく，異物の混入した水を誤嚥するリスクも高くなる．図1には歯科鎮静中に生じた上気道閉塞と気道反射の例を示す．

3）鎮静の適応および非適応

鎮静は軽い麻酔ではあるものの使用する薬剤の禁忌患者には適応させることはできない．表1〜3に鎮静の適応および禁忌の患者と慎重な対応が必要な患者を示す．

表1 ● 歯科静脈内鎮静法の適応症
1. 歯科治療が恐く治療が受けられない患者
2. 血管迷走神経反射，過換気症候群，パニック障害などを引き起こしやすい患者
3. 異常絞扼反射（嘔吐を伴わない咽頭反射）の患者
4. アテトーゼ，振顫，痙直の強い患者
5. 侵襲度の高い処置を受ける患者

表2 ● 鎮静が禁忌となる患者
1. 妊娠初期
2. 使用薬剤にアレルギーのある患者
3. 使用薬剤が禁忌である患者
   【ミダゾラム等のベンゾジアゼピン系薬剤】
   ①急性狭隅角緑内障
   ②重症筋無力症
   ③HIVプロテアーゼ阻害薬を投与中の患者
   ④ショックの患者，昏睡の患者，バイタルサインの抑制がみられる急性アルコール中毒の患者
   【プロポフォール】
   ①妊産婦
   ②小児（集中治療における人工呼吸中の鎮静）
   【デクスメデトミジン】
   ①本剤に対するアレルギー患者以外禁忌はない

表3　特に慎重な対応が必要な患者

1. 上気道閉塞に関連する疾患（高度肥満，小顎症，扁桃肥大，睡眠時無呼吸症候群など）を有する患者
2. 重度の全身疾患を有し，特に呼吸・循環予備力が低下している患者
3. 胃内容物が残存していると思われる患者
4. 以前の鎮静で有害事象の発生した患者
5. 向精神薬の長期内服治療を受けている患者
6. 学童以前の小児患者（容易に低酸素血症になりやすい）
7. 筋ジストロフィー

4）鎮静の実際

a）鎮静の装備

手術室での鎮静は，全身麻酔を施行できる設備を備えているので，深くなっても顎保持による気道確保，気管挿管による対応まで可能であるが，歯科治療室など手術室以外や放射線科などでの鎮静は全身麻酔に移行できる準備をしたうえで施行する必要がある．

b）酸素投与

静脈内鎮静法は上気道閉塞を起こしやすく，ときには低酸素血症に陥ることもある．このため必要に応じて酸素吸入をしておく．酸素は鼻カニューレから，2〜3L/分で投与する．

c）短時間（30分程度の処置）の鎮静

短時間の処置では鎮静薬の単回投与で鎮静は可能である．ミダゾラム1〜2mgを静脈内投与して患者の様子を観察する．興奮している患者ではやや時間がかかるが，通常は数分で瞼を閉じるようになる．この程度の投与量でも**十分な健忘効果が期待できる**．鎮痛に併用する神経ブロックは，種類によるが体位変換が必要な場合には鎮静前に施行する方が望ましいが，鎮静後でも施行できる．30〜40分で患者は鎮静から回復してくる．通常は拮抗薬の投与を必要としない．

d）やや長い時間の鎮静

ベンゾジアゼピン系鎮静薬の反復投与をしていると覚醒までの時間が延長する．そのため，より長い時間の鎮静は**持続投与が可能な鎮静薬を使用**する．プロポフォールは1〜2mg/kg/時間で良好な鎮静を得ることができる．デクスメデトミジンは0.5〜1.0μg/kg/時間で投与する．これらの薬剤の健忘効果はミダゾラムより弱いので，ミダゾラムをはじめに投与してその後これらの薬剤に移行する方法もある．

❷ 目的とする鎮静レベルと評価

1）鎮静のレベル

a）意識下鎮静

患者の不安を薬剤で軽減した状態で，意識は低下しているものの，問いかけには答えられる程度の状態に保つ鎮静法である．これは**意識下鎮静**（conscious sedation）に相当する．

鎮静法はあくまで患者の精神状態をリラックスさせるものであり，鎮痛を期待するものではない．したがって，処置部位の鎮痛が十分であり，その他の不快なものがなければ，多くの症例でこのレベルの鎮静で目的を達することができる．

b）中等度・深鎮静（静脈麻酔法）

意識下鎮静よりも深い麻酔であり，意識をなくすものである．したがって，全身麻酔に分類されるが，咽頭反射や咳嗽反射はおおむね保存されている状態であり，気管挿管せずに管理される．誤嚥を起こさないレベルに鎮静を保つ必要があるが，ときには麻酔のレベルが深くなりすぎることもあるので注意が必要である．全身麻酔に移行することがあるので，その準備を整えた環境で全身麻酔を行える専門家が行うべきである（monitored anesthesia care：MAC）．

2）鎮静度の評価

鎮静は患者がリラックスして居心地よい状態で処置や手術を受けることができればその鎮静度が至適鎮静度である．全身状態が不良な患者では，呼吸，循環器系にも影響を与えるので，呼吸や循環動態への影響が少ない状態が適切な鎮静のレベルといえる．また，誤嚥を防ぐためには咽頭反射などの防御反射が保たれていることも必要である．鎮静のレベルのスコアで代表的なものはRamsayスコア（表4）である．レベル2,3が意識下鎮静に相当し，レベル4〜5が中等度，深鎮静に相当する．レベル6は過鎮静といえる．

表4 ● 鎮静の深度の評価（Ramsay sedation score：RSS）

レベル1	不安が強く，興奮している	
レベル2	協力的で落ち着いており，見当識がある	意識下鎮静
レベル3	よびかければ反応する	
レベル4	眠っているが，軽い刺激ですぐに覚醒する	中等度，深鎮静
レベル5	眠っており，軽い刺激では覚醒しない	
レベル6	反応しない	過鎮静

（文献2より改変）

❸ 鎮静薬の種類と目的，投与方法

1）ベンゾジアゼピン系鎮静薬

鎮静に用いる薬剤のなかで使用頻度が高いのは，鎮静薬に属するミダゾラムである．ベンゾジアゼピン系鎮静薬にはより作用時間の長いジアゼパム，フルニトラゼパムがある．ベンゾジアゼピン系鎮静薬はGABA$_A$受容体に結合し，特に大脳辺縁系（海馬，扁桃核）への作用により，鎮静作用，催眠作用，抗痙攣作用，健忘効果を発揮する．

ミダゾラムは水溶性であり，最も広く使用されている薬剤であるが，過量投与では上気道閉塞を起こし，監視下でなければ事故につながる薬剤である．比較的少量で健忘効果も

期待できるので，1 mgずつ，患者の状態を見ながら投与量を決めていく．

ジアゼパムはかつて広く使用された薬剤であるが，水には不溶で，注射用蒸留水で希釈すると白濁するので原液で使用するが，静注時の血管痛と血栓性静脈炎に注意が必要である．またミダゾラムと比較して消失半減期が長いので長時間の観察が必要である．

フルニトラゼパムは長時間作用型の薬剤であり，手術よりも病棟管理で使用される．

ベンゾジアゼピン系薬剤には拮抗薬であるフルマゼニルを使用することができるので過鎮静を戻すことができる．鎮静をもとに戻す作用があると同時に痙攣を引き起こす可能性があるために患者の状態を見ながら徐々に投与する．初回0.2 mgを緩徐に投与し，必要であれば0.1 mgを追加する．

2) プロポフォール

脂溶性の超短時間作用性の静脈麻酔薬である．大豆油に溶解されているため，大豆アレルギー患者には使用できない．防腐剤は添加されていないため汚染に注意する．25℃での長期保存では安定であるが，25℃以上になる環境であれば冷蔵庫に入れて保存されることが多い．消失半減期が短いため，持続投与することができる．肝臓でグルクロン酸抱合あるいはリン酸抱合されるため，肝障害患者では作用が延長することがある．注射時には血管痛を感じることがある．制吐作用があるため，異常絞扼反射（嘔吐を伴わない咽頭反射）のある患者等に好んで使用される．

長時間大量投与（4 mg/kg/時間以上で48時間以上）により，代謝性アシドーシス，脂質代謝異常，筋崩壊，不整脈を特徴とする **PRIS（propofol infusion syndrome）** が起こることが知られている．漫然とした投与には注意したい．

鎮静には2～3 mg/kg/時間で持続投与する．全身麻酔薬であるので意識消失し，気道閉塞を起こす危険性があるので呼吸抑制には特に注意して使用する．TCI（target concentration infusion）という脳内濃度を推定して自動的に一定の濃度を保つプログラムを兼ね備えたシリンジポンプも使用することができる．標的臓器濃度を1.2～1.4 μg/mL程度に設定することにより鎮静効果を得ることができる．

3) デクスメデトミジン

α_2-アゴニストであるデクスメデトミジンは催眠鎮静作用を有する持続投与が可能な薬剤である．集中治療における人工呼吸中および離脱後の鎮静へ適応があったが，局所麻酔下における非挿管での手術および処置時の鎮静の適応もある．**「非睡眠鎮静」** という言葉であらわされるが，**受け答えをしながら患者はリラックスすることができる**という特徴をもつ．そのため気管挿管をしているストレスのある状態でも鎮静をすることができる．呼吸抑制が少ないことも特徴の1つであるため，小児や高齢者への応用も可能な薬剤である．α_2レセプターに作用するために投与初期には血圧の上昇がみられ，その後の維持期には血圧が低下するので血圧の監視が必要である．初期に6 μg/kg/時間で10分間投与した後，0.2～0.7 μg/kg/時間で維持投与する．肝臓で代謝を受けて排泄されるので，肝障害患者では投与終了後の作用の延長を考慮する．

4 鎮静中の呼吸モニタリングの種類と方法〜精度と限界

1) 鎮静による呼吸の変化と監視するべき指標（表5）

鎮静薬は中枢機能の抑制により上気道の狭窄を伴う．いわゆるconscious sedationであれば，患者の意識レベルが保たれるので上気道の開通性は比較的良好であるが，deep sedationになると，より上気道閉塞を起こしやすくなる．鎮静には麻薬を併用することもあり，麻薬による呼吸中枢の抑制によりCO_2濃度に対する応答が遅れ，呼吸回数の低下，呼吸運動の減弱化が起こり，換気量自身も減少する．鎮静薬にも筋弛緩作用があり用量依存性に換気量も減少する．すなわち，鎮静では上気道狭窄，閉塞に加え，換気量の減少により，低換気による低酸素血症をきたすことになる．

表5 ● 呼吸監視モニター

パラメーター	種類	備考
酸素化	パルスオキシメーター	必須のモニター．体動，末梢循環不全時は測定困難，換気異常は早期に発見できない
呼吸数	視診	見逃すことも多い
	インピーダンス法	気道閉塞時もカウントしてしまう
	アコースティック法	気道での空気の流れを感知する
	カプノグラム	測定条件で正確さが左右される
	サーミスタ・鼻カニューレ式圧力センサー	正確であり，睡眠中の呼吸評価に用いられる（研究段階）
換気量	カプノグラム	自発呼吸下では終末呼気二酸化炭素濃度の評価が困難なときがある．サイドストリームでは時間のずれを生じる
	サーミスタ・鼻カニューレ式圧力センサー	比較的正確に換気量を反映するが，研究や睡眠中の評価に限定される

2) パルスオキシメーター

パルスオキシメーターは生命に必要な酸素が十分に体のなかで循環しているかを知ることができるので安全管理上は最も重要な必須モニターである．鎮静中は酸素を与えてSpO_2を正常化させれば，さほど重大な合併症を引き起こすことはないかもしれないが，上気道閉塞や低換気を診断することはできない．SpO_2が低下しはじめると急激に低酸素血症となりうることは認識すべきである．特に上気道閉塞を起こしやすい患者や強度肥満患者，重篤なCOPDなど，気道閉塞を起こすと低酸素血症に陥りやすい患者では気道の開通性を監視して，上気道閉塞を未然に防ぐ必要がある．

3) カプノグラム

呼気二酸化炭素の検出は換気していることを示す指標である．カプノグラムは挿管下の患者ではその波形からさまざまな気道の問題を診断することができるが，鎮静下にある非挿管患者では安定して記録することが難しいため，その波形から換気の問題を診断することは難しい．カプノグラムは呼気をサンプリングして器械本体で測定するサイドストリーム方式と呼気の出口にセンサーを置いて直接測定するメインストリーム方式がある．自発呼吸下で酸素投与をしながら呼気二酸化炭素濃度を測定すると，サイドストリーム型の場合は投与する酸素で薄まり正確な測定ができない．酸素投与とサンプリングを分けたものではより正確に二酸化炭素濃度を測定することができる（図2）．

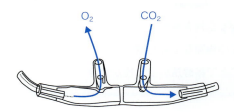

図2● 鼻カニューレによる終末呼気二酸化炭素濃度の測定
O_2吸入とCO_2サンプリングを分けると，サンプリングの二酸化が薄まらないのでより正確に終末呼気二酸化炭素が測定することができる
（提供：泉工医科工業株式会社）

4) アコースティック式呼吸モニター

カプノグラムはサンプリングが安定しないと呼吸をとらえることができないが，呼吸音をモニターすることにより呼吸をとらえることもできる（p234参照）．インピーダンス法と比較しても精度は高いので呼吸数の監視には有用である[3]．手術，処置時の鎮静では麻酔科あるいは他の患者の状態を監視する人がいるので必ずしも必要とは限らないが，術後の病棟でのモニタリングにも有用かもしれない．

❺ 術後の管理

外来麻酔の場合，安全に帰宅させるため，精神活動および運動機能がほぼ薬剤投与前の状態に回復するのを確認してから帰宅を許可する．

①意識が明瞭で歩行時にふらつきがない　②ロンベルグテストで異常がみられない
③呼吸，循環の状態に異常がない　　　　　④当日は車の運転をさせない

文献

1) Tagaito Y, Isono S, Tanaka A, et al：Sitting posture decreases collapsibility of the passive pharynx in anesthetized paralyzed patients with obstructive sleep apnea. Anesthesiology 113：812-818, 2010
2) Ramsay MA, et al：Controlled sedation with alphaxalone-alphadolone. Br Med J 2：656-696, 1974
3) Ramsay MA, Usman M, Lagow E, et al：The accuracy, precision and reliability of measuring ventilatory rate and detecting ventilatory pause by rainbow acoustic monitoring and capnometry. Anesth Analg 117：69-75, 2013

第7章 鎮静中の気道・呼吸管理

2 鎮静の原則，方法，呼吸モニタリング

磯野史朗

- 鎮静時は覚醒反応を維持することが安全性を高める
- 麻薬が必要な場合は，効果部位濃度の急激な上昇を避ける
- 呼吸状態を連続的にモニターすることで鎮静法の安全性が大きく高まる

はじめに

　先進的と言われる医療施設においても，「短時間の苦痛だから多少我慢しましょう」，「鎮静薬や鎮痛薬の副作用を避けることができます」という理由で，患者を抑制しながら目的とする医療行為をすませてしまうことがしばしば行われている．鎮静・鎮痛薬の使用方法や全身管理に精通した麻酔科医が関与することで，患者を苦痛から解放するだけでなく，有用な医療行為の適応範囲を拡大させ，医療の質を向上させることが可能である．いわゆるMAC（monitored anesthesia care）の実践，拡大が求められている．本項では，成人を対象とした鎮静の原則，方法，呼吸モニタリングについて概説する．ICU患者，緩和医療患者の鎮静などについては，それぞれのガイドラインを参照してほしい．

1 鎮静，鎮痛のどちらが必要なのか？

　短時間の医療行為であっても，患者に精神的，肉体的に大きな苦痛を与える場合は，適切な鎮静，鎮痛を行うべきである．**鎮静のみでよいか，鎮痛のみでよいか，あるいは両者が必要なのかは，個々の医療行為や症例で異なる．**非侵襲的な画像診断のみであれば，不安除去目的の鎮静のみで対処可能であるが，内視鏡による診断が必要であれば，咽頭の局所麻酔による鎮痛が少なくとも必要である．**鎮痛の第一選択は，区域麻酔**など意識レベルに大きく影響しない手段である．鎮痛作用のある麻酔薬や麻薬は，鎮静効果により鎮静レベルが不必要に深くなり，気道閉塞などの合併症発生の原因となるため，区域麻酔で対処できない場合にのみ適応とすべきである．鎮痛が必要な状況に対し，鎮静薬を（追加）投

与することはもちろん適切ではないが，現実的に患者に必要な対応が鎮痛なのか鎮静なのか判断が難しい場合も多い．目的とする医療行為により，適切な鎮静レベルが異なるが，**一般的には意識を維持するRamsayスコアの2〜3（意識下鎮静）が安全**ではある．強い苦痛を伴う場合には，覚醒は可能ではあるが意識消失を伴うRamsayスコア4〜5（深鎮静）までの鎮静レベルが求められることも多い．

❷ 鎮静のリスク評価と施行前チェックリスト

鎮静中の最も頻度の高い合併症は上気道閉塞とこれによる低酸素血症である．心筋虚血などの循環系合併症も起こり得るが，多くの場合高度低酸素血症の結果である．鎮静を開始する前に上気道閉塞のリスク評価を行い，必要な準備を整えるべきである．全身麻酔術前の気道評価に準じ，STOP-BANGなど閉塞性睡眠時無呼吸症の問診や咽頭周囲の解剖学的アンバランスを示唆する理学所見などスクリーニングが有用である（p56，80参照）．

鎮静実施前のチェックリストは，準備状況と問題点把握など医療スタッフ間の情報共有を容易にし，安全かつ質の高い医療実施には必須である．図1は，千葉大学医学部附属病院で用いられている鎮静チェックリスト（抜粋）である．特に，同意書と飲食の制限順守確認が重要である．

鎮静下の処置・検査を行うことが予定されたら
- □ 必要性について個別に検討，結果をカルテ記載
- □ 目的とする鎮静・鎮痛のレベルを確認
- □ 患者（または保護者・家族）に文書で説明，同意を得る

鎮静を始める前に以下を確認
- □ 同意書の有無（再度確認する）
- □ 当日の体調，および飲食の制限が守られているか
- □ 必要な薬剤・気道確保用の器材・モニターが用意されているか
- □ 患者の状態を把握する役割（中等度以上の鎮静のとき）を誰が担うか
- □ パルスオキシメーターを装着したか

鎮静開始

図1● 鎮静開始前のチェックリスト
千葉大学医学部附属病院，鎮静ガイドラインより抜粋

❸ 鎮静薬，鎮痛薬の投与方法

鎮静目的には静脈麻酔薬，鎮痛目的には麻薬性あるいは非麻薬性鎮痛薬が使用されることが多い．静脈麻酔薬には，中枢性呼吸抑制による1回換気量低下ばかりでなく，意識レベル低下による上気道閉塞を助長させる作用がある．麻薬や非麻薬性鎮痛薬は，呼吸数

低下を主体とした中枢性呼吸抑制に加えて上気道中枢の抑制作用も強いが，意識が維持されている状態では，これらの抑制作用は比較的軽度である．しかし，鎮静下に鎮痛薬が投与されると，意識レベル低下による鎮痛薬の呼吸抑制作用が増強され容易に閉塞性無呼吸となる．この呼吸異常から回復するためには，神経性調節のなかでも最も重要とされる覚醒反応が働かなければならないが，鎮静深度によっては覚醒せず呼吸異常が延長し，高度の低酸素血症をきたすこととなる．この点ではプロポフォールよりもデクスメデトミジンなどのように覚醒しやすい鎮静薬は安全性が高いと考えられる．

　どのような薬剤の組合わせで鎮静・鎮痛を行う場合でも，これらの相互作用を少なくさせ，呼吸抑制を軽度に制御するには，それぞれの薬剤の投与方法にも工夫が必要である．図2に示すように，鎮痛薬には呼吸抑制発生閾値が存在するが，痛みの有無，さらには意識の有無により閾値が異なる．図2の（A）（B）の場合，痛みを伴う手技が行われるタイミング（②，③）で鎮痛薬が投与されているが，（B）のように投与後の鎮痛薬効果部位濃度が呼吸抑制閾値を超えてしまうと呼吸停止や気道閉塞などの呼吸合併症をきたすこととなる．鎮痛薬使用量を最小限にすることが可能ではあるが，（B）のように過量投与となってしまう場合も多い．（C）は，過量投与を避けるため鎮痛薬を少量に分割投与する方法を行った場合であり，この場合は過量投与で呼吸抑制が生ずる可能性が低くなる．（C）の場合は，鎮静による意識消失前（①）に鎮痛薬が投与され，鎮痛薬による呼吸抑制作用を軽減する方法が行われている．鎮痛法を用いて行われる多くの医療行為は，その医療行為実施後には，痛みがないかあっても非常に軽度である．したがって，術中の鎮痛薬が過量であった（B）などの場合には，観察室や病室で鎮静薬や鎮痛薬の呼吸抑制作用がより強くなる．鎮痛薬の過量投与や残存効果を避けるためには，（C）のようなフェンタニルなどの少量分割投与も有用ではあるが，レミフェンタニルの特長を活用した鎮静法も今後発展することが期待される．患者のリスクによって最善の薬剤を選択すべきと考えるが，現在の保健医療制度では鎮静法の適応となっていない薬剤も多いので，臨床医はこの点にも注意を払うべきであろう．

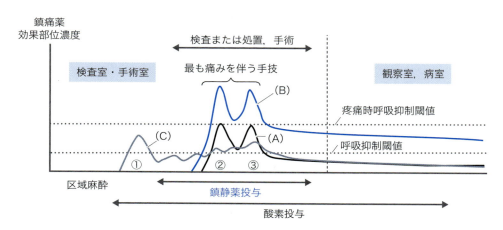

図2● 鎮静と鎮痛を必要とする処置に対する鎮痛薬投与パターン
呼吸抑制発生が投与方法により大きく異なる可能性を模式的に示す

❹ 鎮静中のバイタルサインチェック

"鎮静は全身麻酔よりも安全である"と考えるのは誤りである．したがって，鎮静中は，日本麻酔科学会の『安全な麻酔のためのモニター指針』に準じた患者監視体制が望ましい．心電図，自動血圧計，パルスオキシメーターの装着が望ましく，少なくともパルスオキシメーター装着は必須である．検査や処置の実施者がバイタル監視者を兼ねることは望ましくなく，麻酔科医または熟練した看護師が専属的に監視すべきである．

鎮静中は，酸素を投与し，呼吸の大きさ，呼吸数，呼吸パターン，酸素化と鎮静レベルを評価すべきである．パルスオキシメーターは，鎮静中の必須のモニターであるが，呼吸状態や鎮静レベルの判断は不可能であり，酸素投与下での呼吸異常発見の精度は低いことを認識すべきである．低酸素血症を伴わない無呼吸や低呼吸には臨床的意義が少ないと考える臨床医も多いが，心血管イベントを伴う重篤なイベントは氷山の一角であり，水面下のイベントを確実に防ぐことが転帰不良なイベント防止に重要である．患者との距離，体位やドレープなどにより患者の呼吸運動確認が不確実となるため，鎮静中に目視での呼吸状態を評価することは，熟練者であっても困難である．前項（「歯科鎮静」）では，さまざまな呼吸モニターが議論されている．呼吸状態を安定的に連続測定し，かつ閉塞性と中枢性の呼吸異常パターンが鑑別可能な呼吸モニターは市販されていない．それぞれの利点・限界を理解したうえで，使用すべきである．

❺ 鎮静中の呼吸状態変化とその対応

鎮静中には，薬物動態的な作用ばかりでなく，患者自身の薬剤感受性や呼吸機能，上気道維持能力，さらには行われる医療行為による影響で，呼吸状態は大きく変動する．このような呼吸状態の変化は，呼吸数，呼吸の大きさ，呼吸パターンを連続的に視覚的にモニターすることで認知可能となる．図3には，ERCPに対する鎮静中の患者に鼻カニューレ圧センサーを装着し，検出できた代表的な呼吸パターンを示す．単なる呼吸数表示モニターは，一定時間内の平均呼吸数を表示するに過ぎないが，呼吸波形を視覚的に確認することで，呼吸の規則性，呼吸数の変化，無呼吸や低呼吸などの呼吸異常，さらには痛みによる呼吸パターン変化などもモニター可能となる．**呼吸パターンの変化を確認しながら，薬剤投与量や投与のタイミング，上気道閉塞への対応などを適切に行うことが可能となる．**

鎮静薬のみの鎮静法では呼吸数15〜20回/分が目安となるが，麻薬などを併用する場合は呼吸数10〜15回/分が適正投与の目安となる．上気道閉塞発生によりSpO_2 90％以下の低酸素血症となる場合には，よびかけや軽い刺激による覚醒を誘発させ呼吸再開を試みる．麻酔科医が頭部にアプローチできる場合には，頭部後屈や下顎挙上などの気道確保手技が有効である．刺激なしでも患者自身で呼吸再開が可能かどうかの確認も有用である．低酸素血症を伴わない場合であっても，上気道閉塞をくり返す場合には，ネーザルエアウェイ挿入や鼻CPAPなども考慮すべきである．

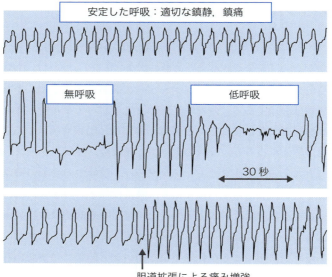

図3● 鎮静中の呼吸パターン
高齢者のERCPに対し，ミダゾラム（0.5mg），デクスメデトミジン（初期負荷＋維持）とフェンタニル（75μg分割投与）を用いた鎮静実施中に検出した呼吸波形（鼻カニューレ圧センサー使用）

6 鎮静後の患者管理

　目的とする検査や処置の終了後には，鎮静薬投与を終了し，患者のバイタルサインと意識レベル回復を待って，観察室や回復室，病室に移動する．退室時にも，チェックリストを活用し情報伝達を確実にすることが望ましい．意識レベルや呼吸状態の回復目的で，ベンゾジアゼピン系薬剤使用時はフルマゼニル，麻薬投与時はナロキソンによる拮抗が行われることもあるが，特にナロキソンは作用時間が約30分であり，投与する場合は再投与の必要性も考慮すべきである．

　鎮静後は，痛み刺激がなくなるため，残存する鎮静薬や鎮痛薬による呼吸抑制が強く現れる場合も少なくない．したがって，術後も酸素投与とバイタルサイン監視継続が望ましい．外来検査や処置の場合には，患者の認知機能や運動機能，平衡機能も含めてチェックした後に離院可能の判断を行うべきである．自動車運転など判断によって患者自身あるいは他者に危険を及ぼす可能性のある行為は，鎮静後の当日は避けるべきである．

文献

◇ 『鎮静ハンドブック』（飯島毅彦，上農喜朗監修），メディカルサイエンスインターナショナル，2014
◇ 『歯科診療における静脈内鎮静法ガイドライン』，日本歯科麻酔学会，2011
◇ 小原勝敏，春間賢，入澤篤志 他：内視鏡診療における鎮静に関するガイドライン．日本消化器内視鏡学会雑誌 55：3822-3847，2013

第7章 鎮静中の気道・呼吸管理

3 小児の鎮静

三浦由紀子，香川哲郎

- 小児の鎮静は，検査内容や時間，小児特有の気道，合併症などさまざまな問題点を考慮して行う．各学会等からガイドラインが出されており[1)〜4)]，参照しておくことを推奨する
- 鎮静に伴う有害事象は，呼吸関連のものが最も多く，患者要因に加え，薬剤の過剰投与や効果遷延も関連している[5) 6)]
- 小児の鎮静を簡単に行う方法はなく，全身麻酔に準じて患者評価を行い，緊急時の対応等，万全の体制で行うことが重要である

1 鎮静レベル

1）鎮静レベルの分類

鎮静レベルは，表1のようにminimal，moderate，deep，general anesthesiaに分類される[1) 3)]．この鎮静レベルに明瞭な境界はなく連続しており，容易により深いレベルに移行しうる．このため鎮静の途中から気道閉塞を起こす可能性もあり，すみやかに対応できるようにしておく．

表1 ● 鎮静レベル

鎮静レベル	意識	気道	自発呼吸	循環	スタッフ
minimal	呼びかけにほぼ通常通り反応	開通	通常	変化なし	基本的な救命措置ができるスタッフで管理
moderate	刺激に反応	通常は開通	ほぼ通常通り保たれる	多くは変化なし	マスクバッグ換気などの救命措置ができるスタッフで管理
deep	強い刺激に反応	閉塞の可能性あり	やや抑制	やや抑制される可能性あり	advanced pediatric life supportができる人員が専属でモニターを行い管理
general anesthesia	反応なし	閉塞	抑制	抑制される可能性あり	麻酔科医などの専門医が管理

（文献1，3を参考に作成）

2) 鎮静レベルの設定

鎮静が必要な場合，必要な安静度，検査時間，疼痛の有無を考慮し，目標鎮静レベルを設定する．CT検査等，短時間で疼痛のない場合，minimal～moderateが目標とされる．疼痛を伴う処置は，deep以上の鎮静が必要なことが多い．気道閉塞の可能性があり，呼吸補助や循環モニターも必要なため，麻酔科医が対応することを原則とするべきであろう．

❷ 患者評価

1) 全身評価

全身麻酔の術前評価に準じた評価を行い，ASA分類を行う．ASA physical status Ⅲ以上の患者では，適応や方法を慎重に考慮する．問診時にはいわゆる**AMPLE**（**アレルギー，内服薬，既往歴，最終経口，イベント**）を聴取する．過去の麻酔歴，以前に鎮静をして不十分だったかなどのイベントも含め，なぜ今回鎮静が必要なのか確認する．

表2に鎮静時に注意するべき患児の状態をあげた．これらの状態の有無も，評価時にチェックする．例えば上気道炎直後で分泌物が多いと，鎮静中に酸素化の悪化や，少しの刺激で咳や喉頭痙攣などが起こる可能性がある．

表2 ● 鎮静に際して注意を要する状態

1. 無呼吸：睡眠時無呼吸，肥満，アデノイド肥大など
2. 安定していない心疾患：チアノーゼ性心疾患，心機能低下，弁逆流，狭窄
3. 呼吸器合併症：最近の肺炎，気管支炎，気管支喘息，気道感染症
4. 頭蓋顔面奇形
   〈先天性〉21トリソミー，頭蓋骨早期癒合を伴うCrouzon症候群，Apert症候群，Treacher Collins症候群，Pierre Robin連鎖，鰓弓症候群，ムコ多糖症や内分泌疾患，など
   〈後天性〉腫瘍，炎症，膿瘍
5. 気道確保困難の既往
6. 胃食道逆流・嘔吐
7. 筋緊張低下
8. 鎮静薬に対するアレルギー
9. 前回の鎮静不成功
10. 振戦，痙攣の合併

（文献7より改変）

2) 気道評価

小児の気道は，舌などの口腔内軟部組織の割合が大きい，しばしば扁桃肥大を伴う（2～8歳でピーク）などから容易に閉塞する．ハイリスク因子である，無呼吸，睡眠時無呼吸，いびき，肥満，扁桃肥大，顔面奇形などの有無を確認し，口腔内視診も行う．

舌や顔面の異常から困難気道をきたす疾患として，表2の4に示すものがある．先天性のものに加え，腫瘍や炎症などの後天性疾患にも十分注意する．

神経筋疾患や側弯では，変形により困難気道をきたす場合や，呼吸筋力の低下や肺胸郭コンプライアンスの低下により，軽度な鎮静でも呼吸抑制が強い場合がある．

❸ 術前準備

1）絶飲食

鎮静の際は，原則として全身麻酔に準じた絶飲食（2-4-6ルール，清澄水2時間，母乳4時間，ミルク・軽食6時間）を行う．嘔吐はよくみられる有害事象であり，保護者や病棟スタッフも含め危険性をよく説明し，徹底する．

2）インフォームドコンセント

鎮静に伴うリスク（呼吸抑制や循環抑制，誤嚥等）を必ず説明し，緊急挿管等の緊急処置の可能性も説明しておく．絶飲食，必要な準備もしっかり説明しておく．各ガイドラインでもこのような**インフォームドコンセントと同意書を準備**することを強調している[1)～3)]．

❹ 鎮静中の気道管理

鎮静において気道管理が最も重要である．目標鎮静レベルと患者評価から，以下のような気道管理の計画を立てる．

1）目標鎮静レベルがminimal～moderateで，合併症のない場合

画像検査など痛みを伴わない処置に対する鎮静が該当する．気道が開通し，補助呼吸を必要としない自発呼吸が理想である．合併症のない患児では静脈麻酔薬のタイトレーションで，自発呼吸を十分保った鎮静が可能である．MRIでは長時間となるため，静脈麻酔薬の持続投与が必要になる場合があり，その状態で気道が保てるか，よく評価を行って進める．肩枕や頭部の位置調整で気道が開通し保たれる場合もあるため，可能であればこの工夫をする．

そのうえで気道の開通が不十分な場合や，部分的気道閉塞によるシーソー呼吸によって画像検査に影響が出る場合はエアウェイやラリンジアルマスクなどの声門上器具の使用を考慮する．声門上器具でも呼吸が不安定な場合や人工呼吸器による補助が必要な場合は，気管挿管の適応となる．気道確保デバイスを使用するためには十分に鎮静を深めなければならず，気管挿管，補助呼吸といった全身麻酔に準じた対応が必要となる．この場合，いったん鎮静を中止し，**改めて全身麻酔に準じた準備をしてから再度鎮静**を行う方が安全である．

2）目標鎮静レベルがdeep以上，または合併症や困難気道がある場合

痛みを伴う検査（骨髄穿刺や各種生検など）は，より深い鎮静が必要となる．鎮静に加え鎮痛作用も得られるような方法をとるため，呼吸抑制がより大きくなる可能性があることに留意する．

筆者らは，骨髄穿刺や髄液採取の場合，患者の頭部で気道管理が可能であるので，麻酔科医がセボフルランを用いたマスクによる全身麻酔を行っている．

困難気道を有する場合は，minimal～moderateの鎮静を目標としていても気道閉塞することがある．あらかじめ困難気道が強く示唆される症例では，気管挿管や声門上器具による気道を確保してから鎮静を行うことを考慮する．自然気道で鎮静をはじめても，いつでも介入ができるように準備しておく．さらに困難が予想される場合は緊急事態に最も対応しやすい**手術室で気道確保をすることも考慮する**[1)4)]．

心疾患によっては鎮静下の自発呼吸により動脈血炭酸ガス分圧の上昇から肺高血圧となり循環のバランスを崩す場合もある．状態の悪い患児の場合も，少量の鎮静薬で悪化する場合がある．患児の状態に合わせて対応できる準備をし，**自発呼吸に固執せず，声門上器具や気管挿管による気道確保をためらわない．**

5 鎮静の実際

1) 鎮静中のモニター

各ガイドラインにおいて，モニターは最低限全身麻酔の場合と同じ，経皮的酸素飽和度（SpO_2），心電図，血圧としている[1)～4)]．これにカプノメーターや呼吸音といった換気モニターを加えることを考慮する．カプノメーターはdeep sedation以上では使用すべきであり，マスク付近にサンプリングチューブを置くなどしてモニターする．SpO_2は換気のモニターとしては不十分である[1)～3)]．一般に，小児は機能的残気量が少なく，SpO_2の低下が早い．一方で，酸素投与中は高度低換気となるまでSpO_2が低下してこないことがある．カプノメーターや胸郭の動きなどの換気状態をモニターし，換気異常をいち早く察知することが重要である．

MRIは磁性体をもち込めないため，MRI対応機器を使用する必要がある．操作室からガントリー内を映す患者監視TVモニターから胸郭の動きを目視する．ガントリーのある部屋は騒音があり，モニター音やポンプの異常に気がつきにくいため，薬液や点滴の残量なども適宜確認する．**緊急時は患者を前室などに移して蘇生を行うので，この準備もしておく．**

2) 鎮静に使用する薬剤

表3に，小児の鎮静で使用しうる薬剤とその特徴や利点をまとめた．薬剤の種類が増えると合併症が増加するとの報告もあり，計画を立てて使用する．

筆者らの施設では，MRI検査ではプロポフォールを使用することが多い．呼吸状態が悪い症例で鎮痛も必要な場合には，プレセデックスにケタミンを併用して行う場合もある．小児におけるプレセデックスは，高用量（1～2μg/kg/時間）で良好な鎮静が得られた[10)]との報告はあるが，徐脈が多いこと，鎮静が不十分となることもしばしばみられる．各施設で慣れた薬剤や方法がある場合は安全性を確認し行うのがよいであろう．

表3 ● 鎮静に使用する薬剤

薬剤名	用法・用量	特徴	注意	禁忌
抱水クロラール（エスクレ®坐薬）	20〜100 mg/kg（安静目的6〜20 mg/kg）作用発現30〜60分 持続2〜8時間	体内で分解されトリクロロエタノールとトリクロロ酢酸に代謝	新生児では半減期30時間．代謝産物がトリクロリール®シロップと類似成分のため併用注意	ゼラチンなど含有成分へのアレルギー，急性間欠性ポルフィリン症
トリクロホスナトリウム（トリクロリール®シロップ）	シロップとして0.2〜0.8 mL/kg（20〜80 mg/kg）作用発現30〜60分 持続2〜8時間	緩徐に効果発現し，呼吸抑制，循環抑制作用は強力ではないので，麻酔科以外の管理で使用される	新生児では30〜40時間持続することあり．作用時間は長いため追加投与は慎重に行う	含有成分へのアレルギー，急性間欠性ポルフィリン症
バルビツール（チオペンタール等）	1 mg/kgずつ3〜4 mg/kg 麻酔導入量は5 mg/kg	効果が確実で，作用時間は短い．入眠剤や短時間の検査では有用である．入眠後他の薬剤で維持	循環抑制が強いため全身状態の悪い患者には注意．呼吸停止も容易に起こる．浅麻酔となると，喉頭痙攣，気管支攣縮に注意	急性間欠性ポルフィリン症，バルビタール酸系薬剤アレルギー，重症喘息，アジゾン病
プロポフォール	1〜2 mg/kg単回 2〜10 mg/kg/時間持続投与	持続静注可能で調節性があるので自発呼吸を残した鎮静も可能．小児は体重あたり高用量必要（8〜10 mg/kg/時間）なことが多い	小児で48時間以上の長時間大量投与にて横紋筋融解などの重篤な合併症，PRIS（プロポフォール注入症候群）がみられるため慎重投与	小児患者への長時間使用，大豆レシチンを含むため，卵，大豆アレルギー患者
ミダゾラム	0.1〜0.3 mg/kg静注 0.1〜0.4 mg/kg/時間の持続投与	効果発現が速く，呼吸抑制もやや少ない．健忘作用がある	投与量が増えると無呼吸のリスクが上がる．効果に個人差がみられる．状態の不安定な患者では循環抑制がありうる	
ケタミン	1〜2 mg/kg静注 5〜10分ごとに0.5〜1 mg/kg追加 または0.05〜0.1 mg/kg/時間持続静注 5〜10 mg/kg筋注も可能	鎮痛作用を有し，呼吸抑制は少ない．このため疼痛を伴う処置に有用．分泌物抑制にアトロピン併用や悪夢の予防にミダゾラムや他の鎮静薬と併用	痙攣を誘発するおそれがある．分泌物増加による呼吸状態悪化に注意	脳圧亢進，眼圧亢進，重篤な肺高血圧
デクスメデトミジン	1 μg/kg/時間10分での投与後0.2〜0.75 μg/kg/時間にて持続投与	呼吸抑制が少なく，弱い鎮痛作用も得られる．成人ではカテーテル検査などに使用されている	徐脈や低血圧，高血圧が問題となる．小児では十分な鎮静が得られないことが多く，確立されていない	

（文献8，9を参考に作成）

これらを踏まえて，各施設で準備体制をチェックし，個々の患児に見合った鎮静計画を立てて行うことが重要である．軽微な検査でも鎮静をする以上，重篤な合併症を起こすリスクがあることを忘れてはならない．

文献

1) American Academy of Pediatrics; American Academy of Pediatric Dentistry, Coté CJ, Wilson S : Guidelines for monitoring and management of pediatric patients during and after sedation for diagnostic and therapeutic procedures: an update. Pediatrics 118 : 2587-602, 2006
2) MRI検査時の鎮静に関する共同提言．日本小児科学会・日本小児麻酔学会・日本小児放射線学会 2013年5月26日
3) National Institute for Health and Clinical Excellence : Sedation in children and young people. 2010 December

4) Practice advisory on anesthetic care for magnetic resonance imaging. Anesthesiology 122：495-520：2015
5) Metzner J, Domino KB：Risks of anesthesia or sedation outside the operating room：the role of the anesthesia care provider. Curr Opin Anaesthesiol 23：523-531, 2010
6) Cravero JP, Blike GT, Beach M, et al：Incidence and nature of adverse events during pediatric sedation/anesthesia for procedures outside the operating room：report from the pediatric sedation research consortium. Pediatrics 118：1087-1097, 2006
7) Davis PJ, Cladis FP, et al "Smith's Anesthesia for Infants and Children. 8th ed", pp1041-1057, Elsevier Mosby, Philadelphia, 2011
8)『臨床小児麻酔ハンドブック 改訂第3版』(前川信博 監修，香川哲郎，鈴木 毅 編)，診断と治療社，2013
9)『こどもの検査と処置の鎮静・鎮痛』(堀本 洋，木内恵子，諏訪まゆみ 編著)，中外医学社，2013
10) Ahmed SS, Unland T, Slaven JE, et al：High dose dexmedetomidine：effective as a sole agent sedation for children undergoing MRI. Int J Pediatr 2015; 397372

第8章 術前呼吸器系合併症とその対策

1 閉塞性睡眠時無呼吸：小児

北村祐司

- 重症度を意識した周術期管理を行う
- 成人閉塞性睡眠時無呼吸との違いを意識する
- 3歳未満の重症閉塞性睡眠時無呼吸には特に注意する

はじめに

小児の周術期呼吸器関連有害事象（perioperative respiratory adverse events：PRAEs）の3大リスク因子は，「3歳未満」「呼吸循環系・頭蓋顔面・神経筋異常の合併」そして「**重症な閉塞性睡眠時無呼吸（obstructive sleep apnea：OSA）**」と報告されている．このなかで，麻酔科医が術前評価で見つけるのが最も難しいのが**重症なOSA**である．本項では，小児OSAの特徴と重症度評価に基づいた周術期管理について，麻酔科医が注意すべきポイントを，成人との違いを意識しながら解説する．

1 小児OSAの特徴

1）生理学的メカニズム

小児におけるOSAの有病率は1～5％程度，好発年齢は2～6歳といわれている．疾患名のとおり，睡眠中の上気道閉塞により，慢性的な間欠的低酸素と睡眠の断片化が引き起こされるという点においては，成人OSAと共通である．しかし，そのメカニズムや生理学的特徴は成人とは異なる点も多く，その違いは睡眠検査によるOSA重症度診断基準をみても明らかである（表1）．

表1 ● AHI（apnea hypopnea index）に基づくOSA重症度分類

OSA重症度	AHI 小児	AHI 成人
なし	0	0〜5
軽症	1〜5	6〜20
中等症	6〜10	21〜40
重症	>10	>40

（文献1より引用）

> **ワンポイント**
>
> **なぜ成人と小児でOSA重症度基準が異なるのか？**
>
> 　無呼吸−低呼吸指数（apnea hypopnea index：AHI）とは，睡眠1時間あたりの無呼吸または低呼吸の合計回数（p82参照）のことであり，OSAの重症度評価において，基本となる指標である．同じAHIであっても，小児では成人と比べて，より重症なOSAと診断される．
>
> 　理由の1つは，無呼吸や低呼吸が起こった場合に，低酸素に陥るまでの時間が小児の方が早く，重篤になりやすいということである．これは，小児では成人に比べて，体重あたり酸素消費量が大きいうえに，機能的残気量が小さいからである．このことは，小児の麻酔管理で，多くの麻酔科医が経験的に知っていることと思う．
>
> 　もう1つの理由は，上気道を維持する神経筋活動が小児では非常によく発達しているので，上気道閉塞が成人よりも生じにくいためである．新生児や乳児では，舌などの軟部組織に対して顎の骨格が相対的に小さいため，上気道の開通性という観点からみた場合，解剖学的なバランスは不利といえる．この解剖学的なアンバランスを代償して上気道の開通を維持しているのが，神経筋活動である．特に新生児や乳児では，上気道の開通を維持する筋肉の活動が非常に重要で，上気道閉塞が生じた際に，脳波上睡眠状態のまま働く気道開大反射も存在する．この反射は成長とともに失われ，成人ではほとんど認められない．成人OSAでは覚醒反応に伴って上気道閉塞が解除されることをくり返すため，睡眠が断片化されて，日中傾眠を引き起こすが，小児OSAではあまり特徴的でない．これは，一部の閉塞性無呼吸が睡眠状態のまま解除されるために，睡眠の断片化が成人よりも起こりにくいからかもしれない．神経筋活動的には，小児は成人よりもOSAが起こりにくいといえる．OSA患者の麻酔管理において，多くの麻酔科医が配慮するのは抜管時の覚醒度であると思われるが，上気道の開通に重要な神経筋活動を障害しないためにも，覚醒度ばかりでなく残存筋弛緩を避けることも重要である．

2）原因と治療

　小児OSAの原因で最も多いのは，**扁桃肥大とアデノイド増殖**であり，2〜6歳という好発年齢もそれらと一致する．解剖学的バランスでその機序を説明するなら，骨格に対して扁桃やアデノイドといった軟部組織が増大するために上気道スペースが狭くなっている状態である．したがって，小児OSA治療の第一選択は，**扁桃摘出およびアデノイド切除**（tonsilectomy and adenoidectomy：T&A）ということになる．

　他の原因としては，**顎顔面の形態異常**があげられる（p309参照）．これは逆に，軟部組織に対して骨格が小さいために，上気道スペースが狭くなって生じるOSAである．したがって，治療は骨格の形成術が主体となる．先天性の小顎症で有名なPierre Robin症候群やTreacher Collins症候群は，麻酔科医にとっては気道確保困難症として同じような疾患として認識されているかもしれないが，前者は成長によるOSA改善が見込める一方，後者は美容形成学的にもくり返しの手術介入を必要とし，自然経過でのOSA改善が難しい．

これは，同じ小顎症でも，下顎の成長経過が全く異なることを意味している．したがって，特に年長児以降における両疾患の麻酔管理は，気道管理の点で異なる場合が多い．また，中顔面低形成症である，Crouzon症候群やApert症候群では，頭蓋形成を目的に麻酔依頼される場合が多い．気管挿管困難の頻度は低いが，鼻気道が閉塞しやすいために，重症なOSA合併の可能性とマスク換気時は特に口気道の開通がポイントとなる．

また，**肥満**は小児でもOSAの原因となる．肥満があると，たとえT&AをしてもOSAが改善しない，あるいは再発する危険がある．もしも，扁桃肥大やアデノイド増殖の好発年齢でなく，顎顔面の形態異常もない，にもかかわらず，OSAを合併している患児をみたら，何か他の原因，メカニズムが存在すると考えて，慎重に術前評価してほしい．

❷ 術前評価

1）問診

> **Pitfall**
> 問診でOSA重症度まで予測することは難しい．あくまでOSAのスクリーニング手段と位置づける．

落ち着きがない，年長児の夜尿など，小児OSAでは典型的な症状が成人OSAと異なることを認識する．喘息とOSAにも相関があるといわれており，特に難治性の喘息患者ではOSAの合併を疑ってほしい．しかし，問診は，あくまで小児OSAのスクリーニング手段として位置づける必要がある．OSA患児の治療介入や周術期管理において重要なのは，その重症度評価であるが，問診によってOSA重症度を予測することは難しいからである．例えば，いびきが大きい，小さいからといって，OSAが重症，軽症とは言えない，ということである．OSAの重症度を評価するためには，睡眠検査が必要となる．

2）睡眠検査（p79参照）

> **ワンポイント**
> PSGがなくてもあきらめない．簡易夜間パルスオキシメトリーやビデオ撮影で状態を調べよう．

a）睡眠ポリグラフ（PSG）検査

OSA診断および重症度評価のゴールドスタンダード検査であるが，高価なうえに検査枠と施設が限られていることが問題である．

b）簡易夜間パルスオキシメトリー検査

夜間のサチュレーションを連続記録する検査である（p81）．McGill oximetory score（MOS）を用いると，PRAEsの発生リスクを予測することができる．MOS3, 4は重症OSAとして管理する．

c) ビデオ撮影

モニターを装着する必要がないため，最も自然な睡眠状態を知ることができる．酸素化レベルの評価はできないが，上気道閉塞時の呼吸パターンは判別可能である．

❸ 術中・術後管理

1）オピオイドの減量

小児OSAでは，OSAが重症なほど，また月齢が小さいほど，モルヒネの必要量が少ないという研究報告がある．これは，OSAに伴う慢性的な間欠的低酸素によって，オピオイド受容体に変化が起こるためと考えられている．重症OSAでは，非OSAあるいは軽症OSAの2分の1量程度から調節することを勧める．ともにPRAEsの3大リスク因子に含まれる，**3歳未満かつ重症OSA患児では特に，オピオイドの投与量に注意が必要である．**

> **ワンポイント**
> 神経ブロックや浸潤麻酔は，オピオイドの節約と同時に質のよい覚醒のために有益であるため，積極的に併用すべきである．

2）ステロイドの併用

ステロイドには，鎮痛補助，気道浮腫予防，悪心予防の効果がある．重症OSAに対するステロイド併用（デキサメタゾン0.3 mg/kg静注）とオピオイドの減量を導入した結果，介入が必要となる呼吸イベントが有意に減少したとの報告がある[2]．

3）術後モニタリング

重症度を意識した周術期管理で，特に重要と思われるのが，術後の監視体制である．北米で，T&A術後に死亡または不可逆的脳障害に陥った86例の検討で，少なくとも16例は適切なモニタリングを続けることで避けられたはずだと報告されている．T&Aを行ったからといって，術直後からOSAが改善するわけではない．麻酔薬と手術の影響により，T&A術当日夜間のOSAは術前よりも悪化している可能性すらある．各施設ごとにその管理ユニットは異なって構わないが，重症OSAの術後管理体制は明確に区別されるべきである（表2）．

表2 OSA重症度別，術後管理指針の一例

MOS3 （重症OSA）	● 入院が必須 ● オキシメトリーによるモニタリングは必須 ● PACU（最低3時間）を経て一般病棟管理可 ● 麻酔科医が必要と判断すれば，PACUにて一晩管理
MOS4 （最重症OSA）	● 入院が必須 ● オキシメトリーによるモニタリングは必須 ● 合併症がなければPACUにて一晩管理 ● 以下の場合はICU管理 　①複合疾患症例 　②3歳未満 　③NIPPV導入症例 　④週末・休日の手術症例
	術後デキサメタゾン：投与量は症例ごとに術者と協議

PACU：post-anesthesia care unit（麻酔回復室）
ICU：pediatric intensive care unit（集中治療室）
NIPPV：non-invasive positive pressure ventilation（非侵襲的陽圧換気）
（文献2より改変）

文献

1) Patino M, Sadhasivam S, Mahmoud M：Obstructive sleep apnea in children：perioperative considerations. Br J Anaesth 111：i83-95, 2013
2) Raghavendran S, Bagry H, Detheux G, et al：An anesthetic management protocol to decrease respiratory complications after adenotonsillectomy in children with severe sleep apnea. Anesth Analg 110：1093-1101, 2010
◇ 北村祐司：小児の閉塞性睡眠時無呼吸症候群．LiSA 22：674-679, 2015
◇ Practice guidelines for the perioperative management of patients with obstructive sleep apnea：an updated report by the American society of anesthesiologists task force on perioperative management of patients with obstructive sleep apnea. Anesthesiology 120：268-286, 2014
◇ Isono S：Developmental changes in collapsibility of the passive pharynx during infancy. Am J Respir Crit Med 163：832-836, 2000
◇ Carlo WA：Differential response of respiratory muscles to airway occlusion in infants. J Appl Physiol 59：847-852, 1985
◇ Nixon GM, Kermack AS, Davis GM, et al：Planning adenotonsillectomy in children with obstructive sleep apnea：the role of overnight oximetry. Pediatrics 113：e19-25, 2004
◇ Constantin E, Tewfik TL, Brouillette RT：Can the OSA-18 quality-of-life questionnaire detect obstructive sleep apnea in children? Pediatrics 125：e162-168, 2010
◇ Brown KA, Laferriere A, Moss IR：Recurrent hypoxemia in young children with obstructive sleep apnea is associated with reduced opioid requirement for analgesia. Anesthesiology 100：806-810; discussion 805A, 2004
◇ Cote CJ, Posner KL, Domino KB. Death or Neurologic Injury After Tonsillectomy in Children with a Focus on Obstructive Sleep Apnea：Houston, We Have a Problem! Anesthesia and analgesia 2013
◇ Nixon GM, Kermack AS, McGregor CD, et al：Sleep and breathing on the first night after adenotonsillectomy for obstructive sleep apnea. Pediatr Pulmonol 39：332-338, 2005

第8章 術前呼吸器系合併症とその対策

2 閉塞性睡眠時無呼吸：成人

田垣内祐吾

- 閉塞性睡眠時無呼吸症（OSA）患者のほとんどが未診断で術前にやってくる
- OSAは導入時マスク換気困難，気管挿管困難のリスク因子である
- OSAは術後呼吸循環合併症発症の独立危険因子である
- 重症度と手術侵襲に対応した系統的な周術期管理が望ましい

はじめに：OSAが重要なワケ

　閉塞性睡眠時無呼吸症（obstructive sleep apnea：OSA）は，睡眠中の上気道閉塞に端を発する症候群である．中枢性無呼吸と違い，呼吸中枢は働いているので呼吸運動はあるが，気流は停止するか，または著しく減少するため窒息に近い状態となる．その状態が続くと覚醒反応が生じ，結果的に閉塞は解除されて呼吸再開するが，入眠するとまた上気道閉塞をくり返す．ちなみにこのときの覚醒は通例意識されないが，交感神経は刺激され，頻脈・血圧上昇を伴い睡眠は分断される（図1）[1]．そのため睡眠不足となり，日中傾眠を引き起こす．またOSAは肥満，高血圧，虚血性心疾患，心不全，糖尿病，脂質異常症等の生活習慣病とも関連が深く，社会的な関心も高まっている．

　全身麻酔は人工的な"眠り"であるから，麻酔中や麻酔後に同様の問題が生じることは想像に難くない．実際OSA患者では上気道が閉塞しやすいためマスク換気困難が生じやすく気管挿管も困難である[2]．術後低酸素血症をはじめとする呼吸器系合併症ばかりでなく循環系器系合併症の発生率も高い[3]．2014年にはASAの睡眠時無呼吸患者の周術期ガイドライン[4]も改訂され，麻酔科医にとって必修項目といえる．

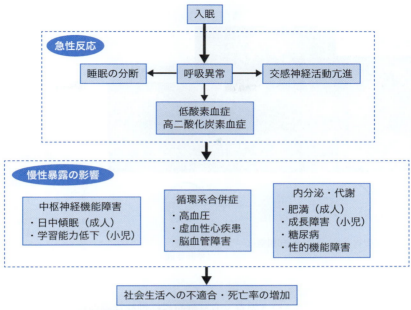

図1 ● OSAの急性反応と慢性暴露の影響
（文献1より引用）

1 OSAの病態生理

　OSA患者では，睡眠時あるいは全身麻酔などによる意識消失時に咽頭気道を拡大する筋活動が抑制され，咽頭気道が閉塞するために無呼吸となる．咽頭と咽頭周囲の構造を単純化して考えると，咽頭気道（余剰空間）の周囲は舌や軟口蓋などの軟部組織がとり囲み，さらにその外側は上顎・下顎や頸椎などの骨構造物がとり囲んでいる．このような構造において，内部の余剰空間の大きさを決定するのは，軟部組織量と骨構造物の大きさのバランスである．肥満により軟部組織が増大した場合，あるいは，肥満ではなくとも骨構造自体が小さい小顎症患者の場合は，解剖学的なアンバランスのため咽頭気道は閉塞する（図2）[5)6)]．OSAは肥満に関連する疾患であるが，小顎を伴う非肥満患者でもOSAは発症しやすいのである．覚醒時には，このアンバランスを代償するため咽頭拡大筋群の活動を高めるので，咽頭は閉塞しないが，入眠や麻酔導入によりこの神経性代償は失われ咽頭は閉塞する．

　肥満患者においては，肺容量低下により咽頭気道閉塞性が高まるというメカニズムも関与する．咽頭気道を長軸方向に牽引すると気道は閉塞しにくくなるが，この張力は肺容量に依存して変化する．Tagaitoらは，特に機能的残気量（FRC）の低下した肥満患者でこの変化が大きいと報告している[7)]．睡眠中に肺容量を約1,000 mL増加させると睡眠時呼吸異常が半減したという報告もある[8)]．中心性肥満患者では，FRCが術前から低下し，術中はさらに低下することが報告されているので，周術期においては非常に重要な咽頭閉塞のメカニズムである．

　ところでいくら重症のOSA患者でも，目が覚めているときに無呼吸になる人はいない．

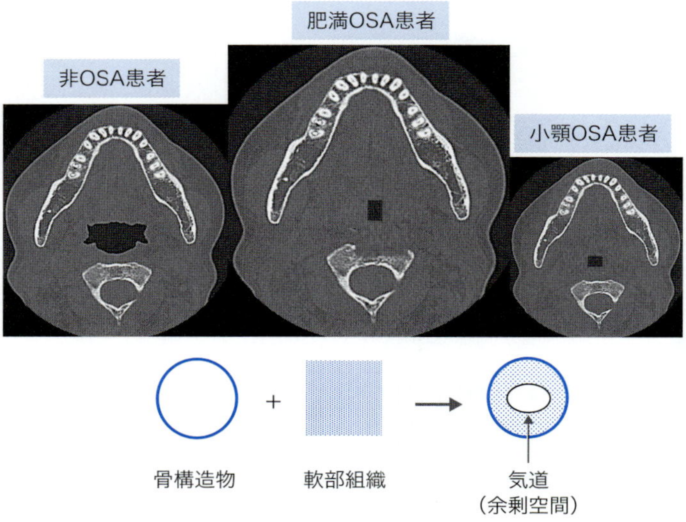

図2 ● 解剖学的アンバランスによる咽頭気道狭小化の2つのタイプ

咽頭筋が働かない状況では，咽頭気道は，骨構造物内に軟部組織を収納したときの"余剰空間"と考えることができる（咽頭気道解剖学的バランス）．肥満患者では過剰な軟部組織で余剰空間は小さくなり，小顎患者では，軟部組織を収納できる骨構造物の容積が少ないため余剰空間は小さくなる
（文献6より引用）

じつは正常人でもOSA患者でも覚醒時には神経性調節により上気道の開存を保っているが，OSA患者ではその働きが正常人より高いことが知られている[9]．つまりOSA患者は覚醒時，閉塞しやすい上気道に打ち勝つため正常人より余計に筋肉が働くことにより開存を保っているといえる．全身麻酔で用いる麻酔薬，筋弛緩薬，麻薬はいずれもこの働きを抑制する方向に働くため，麻酔中麻酔後に平常時以上に上気道閉塞のリスクが上昇するのは避けがたいことなのである．

❷ OSA患者はどの程度存在するのか？

肥満患者の少ない日本ではOSA患者は少ないと考えられていたこともあるが，現在は世界中どの国においてもその頻度はほぼ同等と考えられている．2008年の大阪府での調査では中等症以上のOSAが22.3％の男性勤務者に存在したと報告されている[10]．通常男性の有病率が女性に比較し約2倍高く，加齢とともにその割合は増加し女性の閉経後には男女差が減少する．高齢者の手術患者が増加しているので，手術患者でのOSA合併率も高くなっている．イギリスの調査ではあるが，術前OSA未診断患者708名のうち，軽症OSA患者は218名（31％），中等症148名（21％），重症119名（17％）であり，OSAを認めなかったのは，223名（31％）のみと報告されている[11]．麻酔科医が考えている以上に，OSAを合併している手術患者は多く，有病率は糖尿病と同等と考えられている．前述のイギリスの研究では，外科医や麻酔科医が実際OSA合併を見逃した頻度も調査しているが，重症OSAであっても，外科医は90％，麻酔科医であっても53％見逃している．ルーチンのスクリーニングと術前診断方法を確立しない限り，この疾患を術前に診断することは困難なのである（p79参照）．

❸ 麻酔上の対策[6]

患者が術前からOSAと診断されている場合，担当医に照会して重症度や治療状況等の情報を入手する．すでにnasal-CPAP等の治療が導入されている場合，全身麻酔後にも有用なので，術直後から使用できるよう手術室に持参してもらう．

実際はOSA患者の大部分が未診断である．術前にOSAが疑われた場合，手術を予定通り行うか，いったん延期してOSAの重症度評価や治療を行うかは，リスクと利益のバランス判断となるが，明確な基準はない．現実には多くの場合，リスクに配慮しつつ手術を行わざるをえない．そのためにも「睡眠検査」（p80）の項に記述された術前OSA診断を迅速に行える体制を構築すべきである．術前OSAの診断は周術期管理に反映されるべきである．最近紹介された千葉大学OSA管理プロトコールを参考にするとよい（図3）．

OSAのスクリーニング	STOP問診2項目以上陽性，またはOSAを疑う理学所見（マランパチⅢ・Ⅳ，二重あごなど）			
周術期外来または入院後の術前OSA診断（括弧内は小児基準）	正常	軽症	中等症	重症
	AHI≦5（1）	5（1）＜AHI≦15（5）	15（5）＜AHI≦30（10）	AHI＞30（10）
導入時	通常管理	ビデオ喉頭鏡準備 スニッフィング位（肥満者はランプ位），逆トレンデレンブルグ体位 マスク密着し純酸素投与，呼気酸素濃度90％以上確認 両手気道確保，PEEP併用PCV人工呼吸器，必要時経口エアウェイ		
				頭部後屈制限，下顎前方移動制限のある場合は覚醒時気管挿管も考慮
術中		肥満患者は高めのPEEP設定，肺リクルートメント実施 デスフルラン，レミフェンタニルでの麻酔維持		
覚醒・抜管時		完全覚醒抜管が基本（深麻酔抜管は極力避ける）		
				逆トレンデレンブルグ体位
術後		枕の使用，半坐位，覚醒不良なら，一時的に経鼻エアウェイ使用		
		酸素投与		
			ネーザルハイフロー（手術侵襲が大きい場合は中等症でも）	
				術前CPAPは継続（心不全患者は，ASV）

図3 ● 千葉大学OSA管理プロトコール
（STOP問診についてはp80参照）

❹ 術後のOSA治療方法

術後のOSA治療は，自宅で行うことを原則とする術前OSA治療とはさまざまな点で異なる．麻酔科医は，以下に述べるさまざまなOSA治療手段を患者ごとに選択，あるいは組合わせることで，OSA重症度も手術内容も異なる多種多様な術後OSA患者の気道管理を適切に行うべきである．

1) 酸素療法，坐位と適切な枕の使用

すべてのOSA患者に対し，少なくとも手術当日とその夜間は酸素を投与すべきである．坐位は，FRCを増加させるばかりでなく，咽頭気道周囲軟部組織への重力の作用を減弱させ咽頭閉塞性を改善させる．適切な高さの枕を使用したスニッフィング体位も咽頭閉塞性を改善する．酸素療法は，OSAの根本的解決にはならないが，呼吸異常の頻度を低下させる[12]．千葉大学OSAプロトコールでは，軽症患者には術後夜間のみ鼻カニューレ酸素投与を推奨している．

2) CPAP療法

CPAP療法は，気道内腔から陽圧で気道を支えることで睡眠中に生じる上気道の虚脱を防止するばかりでなく，肺容量増加を介しても咽頭閉塞性を改善するという治療原理である．CPAPは閉塞部位とは無関係に，装着ができればほぼ100％有効である．心循環系合併症の予防や予後を改善することが証明されている唯一の治療法であり，OSA治療の第一選択である．しかし，患者の受け入れが悪く，治療継続可能患者は約50％程度であり，治療動機の希薄な術前患者の受け入れはさらに不良である．鼻マスクよりも，口と鼻の両方を覆うマスクを好む患者もいる．周術期に使用する場合は，固定圧を維持するタイプよりも適正圧を自動的に決定できるオートタイプのCPAPが望ましい（p232参照）．

3) ネーザルハイフロー

術後呼吸不全管理手段の1つとして注目されているネーザルハイフローは，低呼吸主体のOSA治療にも有効である[13]．ネーザルハイフローは，10 L/分ごとに気道内圧が約1 cmH$_2$O程度上昇するのでCPAP効果が期待できる．単独では，重症OSAの治療には限界があるが，坐位やスニッフィング体位を同時に行うことで治療効果を高めることができる（p232参照）．

4) 経鼻エアウェイ

術前からOSAを治療されていない重症患者では，ネーザルエアウェイ挿入も選択肢の1つである．しかし，適切な位置に固定したつもりであっても，呼吸異常は約50％程度改善するにとどまり，麻酔科医が期待するほどの効果はない[14]．

5) 口腔内装置（図4）

口腔内装置の治療メカニズムは，下顎を前方に移動し骨構造物を大きくすることで，前述の上気道の解剖学的なアンバランスを解消することである．治療成功率は約60〜70％で，肥満患者や重症患者では無効であることが多い．術前から口腔内装置を使用している患者では，口腔内装置によるOSAの改善度を簡易睡眠検査などで術前に確認しておくべきである．効果が確認できていれば，酸素療法とともに手術直後から使用可能である．

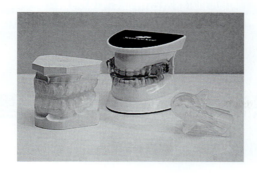

図4● 口腔内装置
（写真提供：睡眠総合ケアクリニック代々木）

文献

1) 磯野史朗：睡眠時呼吸障害，概念と発症機序，診断と治療 92：1125-1131，2004
2) Langeron O, et al：Prediction of difficult mask ventilation. Anesthesiology 92：1229-1236, 2000
3) Kaw R, et al：Postoperative complications in patients with obstructive sleep apnea. Chest 141：436-441, 2012
4) Practice guidelines for the perioperative management of patients with obstructive sleep apnea：an updated report by the American society of anesthesiologists task force on perioperative management of patients with obstructive sleep apnea. Anesthesiology 120：268-286, 2014
5) Watanabe T, Isono S, Tanaka A, et al：Contribution of body habitus and craniofacial characteristics to segmental closing pressures of the passive pharynx in patients with sleep-disordered breathing. Am J Respir Crit Care Med 165：260-265, 2002
6) 磯野史朗：閉塞性睡眠時無呼吸症候群症例の周術期管理：千葉大学OSAプロトコールの紹介. 麻酔 66, 2016
7) Tagaito Y, Isono S, et al：Lung volume and collapsibility of the passive pharynx in patients with sleep-disordered breathing. J Appl Physiol 103：1379-1385, 2007
8) Heinzer RC, Stanchina ML, Malhotra A, et al：Effect of increased lung volume on sleep disordered breathing in patients with sleep apnoea. Thorax 61：435-439, 2006
9) Mezzanotte WS, Tangel DJ, White DP：Waking genioglossal electromyogram in sleep apnea patients versus normal controls (a neuromuscular compensatory mechanism). J Clin Invest 89：1571-1579, 1992
10) Nakayama-Ashida Y, Takegami M, Chin K, et al：Sleep-disordered breathing in the usual lifestyle setting as detected with home monitoring in a population of working men in Japan. Sleep 31：419-425, 2008
11) Singh M, Liao P, Kobah S, et al：Proportion of surgical patients with undiagnosed obstructive sleep apnoea. Br J Anaesth 110：629-636, 2013
12) Mehta V, Vasu TS, Phillips B, et al：Obstructive sleep apnea and oxygen therapy：a systematic review of the literature and meta-analysis. J Clin Sleep Med 9：271-279, 2013
13) Nilius G, Wessendorf T, Maurer J, et al：Predictors for treating obstructive sleep apnea with an open nasal cannula system (transnasal insufflation). Chest 137：521-528, 2010
14) Kumar AR, Guilleminault C, Certal V, et al：Nasopharyngeal airway stenting devices for obstructive sleep apnoea：a systematic review and meta-analysis. J Laryngol Otol 129：2-10, 2015

3 病的肥満患者の周術期呼吸管理

菅沼絵美理

- 綿密な気道管理計画とマンパワー・気道確保困難カートなどの人的・物的準備が不可欠である
- 閉塞性睡眠時無呼吸症候群（OSA）や肥満肺胞低換気症候群，胃食道逆流症などの気道管理に注意を要する疾患の合併が多い
- 周術期の気道管理で重要なことは，上気道の開存と肺容量の維持である
    ①体位：逆トレンデレンブルグ体位（約30度），半坐位〜坐位，ランプ位
    ②triple airway maneuver（下顎前方移動，頸部伸展，開口）
    ③陽圧の維持：CPAP，ネーザルハイフロー，非侵襲的陽圧換気の使用
    ④肺胞リクルートメント：PEEP，リクルートメント手技，深呼吸，呼吸理学療法

はじめに

　食生活の欧米化に伴い，本邦でも肥満患者は増加している．肥満患者は肥満症に対する外科的手術だけでなく，併存合併症も多いために全身麻酔を受ける機会は多い．
　肥満度は体重（kg）を身長（m）の2乗で除したbody mass index（BMI）の値により判定される（表1）．日本人は欧米人と比べてBMI 25程度の肥満でも合併症を起こしやすく，肥満の基準はWHO基準よりも厳しいものとなっている[1]．

表1 ● 肥満の判定

BMI（kg/m²）	日本	WHO基準	BMI（kg/m²）	日本	WHO基準
<18.5	低体重	underweight	30≦BMI<35	肥満2度	obese class Ⅰ
18.5≦BMI<25	普通体重	normal range	35≦BMI<40	肥満3度	obese class Ⅱ
25≦BMI<30	肥満1度	preobese	40≦BMI	肥満4度	obese class Ⅲ

日本人は欧米人に比べて，インスリン分泌が少ないため，軽度の肥満でも合併症を発症しやすい．
このため日本の肥満基準はWHO基準よりも厳しい基準となっている

❶ 肥満のタイプと解剖学的・生理学的変化

　肥満のタイプは内臓脂肪蓄積型と皮下脂肪蓄積型の2つに大きく分類される（表2）．特に内臓脂肪蓄積型は肥満による合併症の頻度が高い．上気道や頸部への脂肪が蓄積しやすいため，BMIの増加とともにOSAは重症化する（図1C）．さらに，内臓脂肪による横隔膜挙上により，機能的残気量（FRC）や胸郭コンプライアンスが減少し，低酸素血症をきたしやすくなる．BMI≧35の病的肥満患者では，FRCの値自体が正常値以下となってくるため，より低酸素血症をきたしやすくなると考えられる（図1A）．FRC低下は上気道の閉塞性を高めることも報告されている[3]．肺活量の低下は軽度である．胸壁コンプライアンス低下による拘束性換気障害では通常$PaCO_2$は上昇せず，$PaCO_2$上昇を認める場合は肥満肺胞低換気の合併を考える．覚醒時は浅く速い呼吸パターンである．

　病的肥満患者（特に内臓脂肪蓄積型タイプ）ではOSAや肥満肺胞低換気症候群，胃食道逆流症などの合併が多くなり，重篤な気道トラブルは非肥満患者の4倍以上とされる．綿密な気道管理計画とマンパワー・気道確保困難カートなどの人的・物的準備が必要である．本項では病的肥満患者における周術期の気道・呼吸管理についてまとめる．

表2● 肥満のタイプと特徴

	内臓脂肪蓄積型（リンゴ型）	皮下脂肪蓄積型（洋ナシ型）
特徴	● 脂肪細胞の質的異常 ● 上半身に脂肪が多い ● 男性に多い	● 脂肪細胞の量的異常 ● 下半身に脂肪が多い ● 女性に多い
合併症	① 頸部・上気道周囲の脂肪 　→ OSAの重症化 　　緊急気道確保困難 ② 循環器合併症 ③ 内臓脂肪 　→ 横隔膜の挙上 　　胸郭コンプライアンスの低下 　→ FRC低下に伴う低酸素血症 　　無気肺の形成 ④ 肥満肺胞低換気症候群や胃食道逆流症の合併	

内臓脂肪蓄積型では，上気道や頸部周囲・内臓に脂肪が蓄積する．肥満に伴う全身合併症が多く全身麻酔のリスクとなる

❷ 術前気道評価

　BMI＞35の70％以上にOSAの合併があり，手術予定患者にはOSAを疑い，STOP-BANGを用いた問診，スリープスタディやポリソムノグラフィなどの検査を行うべきである（p80）．病的肥満患者でOSA未診断のまま手術を行う場合は，OSAを合併していると考えて管理することが望ましい．また，BMI＞50の50％，OSAの10～20％は肥満肺胞低換気を合併している．肥満肺胞低換気の診断基準は，BMI＞30，低換気の原因が他に

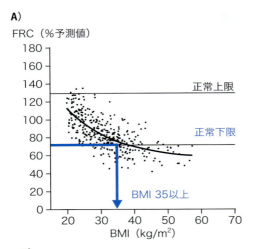
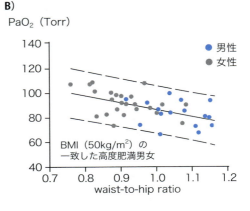
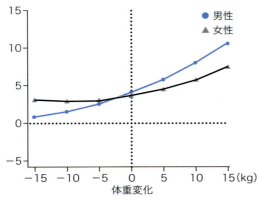

図1 ● 肥満による呼吸機能，酸素化能，睡眠時呼吸障害への影響

A) 内臓脂肪により横隔膜が挙上するため，BMIの増加とともにFRCは減少する．BMI≧35の病的肥満患者では，FRCの値自体が正常値以下となり，より低酸素血症きたしやすくなると考えられる（文献1より引用）
B) BMIは同じであってもwaist-hip ratioの大きな内臓脂肪型の男性の方が酸素化能が低下している（文献2より引用）
C) 体重増加とともにOSAは重症化するが，内臓脂肪型の男性でより顕著である（文献3より引用）

なく夜間の$PaCO_2>45$ Torrである．日中は，高二酸化炭素血症は改善しているが，夜間の高二酸化炭素血症に伴う代償性の代謝性アルカローシスのために重炭酸イオン濃度が増加している．肥満肺胞低換気は忘れられがちだが，オピオイド関連の有害事象が多く，OSA単独合併よりも術後の予後を悪化すると言われている．

マスク換気困難や挿管困難予測は通常の全身麻酔のときと同様に行う．OSA患者ではマスク換気困難が予想されるため，OSAを合併した病的肥満患者ではtriple airway maneuver（下顎前方移動，頸部伸展，開口）の3つのうち，1つでもできないときは意識下挿管も考慮する．

胃内容の排出は肥満患者でも損なわれていないとする報告があるが，胃食道逆流症や食道裂孔ヘルニアの合併が多く，誤嚥には注意が必要である．迅速導入時の無換気や気道確保困難によって重篤な低酸素血症をきたす可能性が高いので，麻酔導入後の輪状甲状軟骨圧迫下での低圧換気を検討しておく．

意識下挿管については必ずしも安全とは限らないので，適応はしっかりと考える．フルストマックや換気困難が予想される場合には，半坐位～坐位で少量のレミフェンタニル・

局所麻酔を用いての意識下挿管を検討する．病的肥満患者では鎮静は軽度であっても上気道閉塞性を高めるため，自発呼吸を温存していても鎮静すべきではない．局所麻酔は意識下挿管には必要であるが，上気道の筋活動を低下させ閉塞性を高めることもある．

❸ 麻酔導入

上気道の開存性を高め，FRCを維持し，肺のコンプライアンスを上昇させ，胃内容逆流を予防するためには，**逆トレンデレンブルグ体位（約30度）や半坐位，ランプ位**が適している（図2，p111も参照）．

1）前酸素化

十分にマスクを密着させ，吸気酸素濃度が下がらないように酸素流量を上げ（10 L/分以上必要となることもある），終末呼気酸素濃度が90％以上になるまで行うことで，安全な無呼吸時間を得ることができる．CPAP（5〜10 cmH$_2$O）や非侵襲的陽圧換気（pressure support 7〜10 cmH$_2$O，PEEP 7 cmH$_2$O）を併用することでFRCを増加させ，低酸素血症を予防できる．

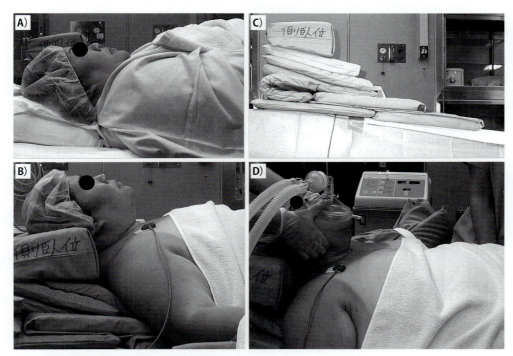

図2 ● 肥満患者の気道管理に有用な体位
A）逆トレンデレンブルグ体位（約30度）：腹部臓器の横隔膜への圧迫を軽減しFRCやコンプライアンスを増加させることで，無気肺を予防し酸素化に有効
B）ランプ位：C）のように外耳道と胸骨切痕が水平になるように頭・首・上半身の下に枕やタオルを置くことで，顎下部にスペースができマスク換気や挿管がやりやすくなる（D）

2) 就眠～マスク換気

　　　　　CPAPや非侵襲的陽圧換気などの持続的陽圧を継続したまますばやく就眠を得た後に，筋弛緩薬を投与しマスク換気を開始する．換気は，2人法よりも，最高気道内圧とPEEPのコントロールが正確にできる圧制御モードでの人工呼吸器の使用が好ましい．マスク保持者は両手で**triple airway maneuver**を行う．換気困難時はエアウェイや声門上器具を考慮する．高度肥満患者では低酸素血症になるまでの時間が短いので，JSAの気道管理アルゴリズムに従い迅速に対処する（p105）．

　　麻酔導入後から挿管終了までの無呼吸時間の酸素化を補助する手段として，apneic oxygenationが有効であるという報告がある．100％酸素を用いたマスク換気に加えて，就眠後に鼻腔から10 Frのチューブを（外耳孔から口角までの長さ分）挿入し，酸素を5 L/分で吹き流すと，安全な無呼吸時間が得られるというものである[4]．

3) 気管挿管

　　挿管困難を予測し複数のデバイスを準備する．挿管操作のくり返しは当初容易であったマスク換気を困難にするので，確実に挿管できる方法を選択するのが望ましい．普段から，ビデオ喉頭鏡などのデバイスに習熟しておくことも大切である．前述のapneic oxygenationの変法として，ビデオ喉頭鏡にセットした気管チューブから酸素を吹き流す（喉頭鏡の先端から気管に酸素を流す）と，安全な無呼吸時間を延長するのに有効であるという報告がある[5]．この報告は小児に対するものであるが，病的肥満においても有効な可能性がある．

4) 術中人工呼吸管理

　　無気肺を予防し適切な肺容量を維持することと，過度な気道内圧に伴う圧損傷の回避を目標とした人工呼吸管理を行う．$SpO_2 > 90\%$を維持できる最小吸入酸素濃度（吸収性無気肺防止のため，80％未満を目標），1回換気量8 mL/<u>理想体重</u>（kg），適切なPEEP（酸素化を見ながら調節）で人工呼吸器を設定し，定期的に**肺胞リクルートメント**を施行する．文献的には40 cmH$_2$Oで40秒前後行うとされているが，血圧低下には注意が必要である．当院では30 cmH$_2$Oで約20秒間維持する方法を行っている．

　　換気様式は従圧式換気（PCV），従量式換気（VCV），従圧式換気−換気量保証（PCV−VG）のいずれを選択しても，1回換気量，酸素化，平均気道内圧には差を認めなかった．しかし，過度の最高気道内圧は圧損傷のリスクを高めると考え，当施設ではPCVを主体とした人工呼吸器管理を行っている．PCVでは，気道抵抗の上昇や肺・胸郭コンプライアンスの低下で容易に1回換気量や肺容量が低下しやすく，これらのモニタリングが必要である．近年増加傾向にある腹腔鏡手術では気腹に伴いこのような変化が起こりやすい．筋弛緩モニターを用いて，筋弛緩薬を必要量投与することでコンプライアンスを増加させ，できるだけ低い気道内圧で適切な1回換気量を得るべきである．深い筋弛緩は腹腔鏡手術をやりやすくし，より低圧での管理が可能である．

4 麻酔からの覚醒・抜管

　逆トレンデレンブルグ体位や半坐位とし，肺胞リクルートメントを行い，肺胞の虚脱を防ぐ．残存筋弛緩は低酸素換気応答を低下させ，上気道閉塞や誤嚥のリスクを高めるため，筋弛緩は完全に拮抗する．ネオスチグミンはスガマデクスに比較して，筋弛緩が残存しやすく，高度肥満患者ではスガマデクスが好ましい（p201）[4]．四連刺激（TOF）1～2の筋弛緩レベルで，2 mg/実体重（kg）より若干少ない量のスガマデクスを投与したところ，再クラーレ化したという症例報告がある．スガマデクスは実体重当たりでの必要十分な量を投与し，筋弛緩モニターで回復を確認し，その後も呼吸などのモニタリングが必要であると考える．麻酔覚醒前に十分な自発呼吸を確認し完全覚醒をめざす．体位は逆トレンデレンブルグ体位が望ましい．抜管後は，上気道閉塞の有無と意識レベルをただちに評価する．手術室退室後は必要に応じて酸素を付加したCPAPや非侵襲的陽圧換気，ネーザルハイフローなどを開始する．ネーザルハイフローは，酸素流量に応じたPEEPがかかるため上気道開存に有効であると考えられている（酸素流量-PEEP：30 L/分-1.93±1.25 cmH$_2$O，40 L/分-2.58±1.54 cmH$_2$O，50 L/分-3.31±1.05 cmH$_2$O）[6]．

　高度肥満患者では心血管合併症も多く適切な鎮痛が必要である．オピオイド自体が低CO_2，高CO_2に対する換気応答を低下させることに加えて，OSAや肥満肺胞低換気患者ではオピオイドに対する感受性が高くなっている．麻薬を可能な限り減量し，局所麻酔，NSAIDs，アセトアミノフェンなどを併用したマルチモーダルな鎮痛を行うと同時に抜管前の自発呼吸が麻薬の必要量をタイトレーションすることに役立つ．

　睡眠パターンが正常化するまでには3～4日以上かかり，正常化するまでは呼吸トラブルが起きやすいとされている．術後数日は，酸素投与とモニタリングが必要であるが，CPAPのコンプライアンス，オピオイド投与の有無，OSAや肥満の重症度，手術の侵襲度に応じてそれ以降のモニタリング期間を決める．

文献

- ◇『肥満症治療ガイドライン』（日本肥満学会 編），協和企画，2007
- ◇ Langeron O, et al：Airway management in obese patient. Minerva Anestesiol 80：382-392, 2014
- ◇ Isono S：Obstructive sleep apnea of obese adults: pathophysiology and perioperative airway management. Anesthesiology 110：908-921, 2009
- ◇ Fernandez-Bustamante A, Hashimoto S, Serpa Neto A, et al：Perioperative lung protective ventilation in obese patients. BMC Anesthesiol 15：56, 2015
- ◇ Shah U, Wong J, Wong DT, et al：Preoxygenation and intraoperative ventilation strategies in obese patients: a comprehensive review. Curr Opin Anaesthesiol 29：109-118, 2016
- ◇ Cullen A, Ferguson A：Perioperative management of the severely obese patient: a selective pathophysiological review. Can J Anaesth 59：974-996, 2012
1) Jones RL, Nzekwu MM：The effects of body mass index on lung volumes. Chest 130：827-833, 2006
2) Zavorsky GS, et al：Preoperative gender differences in pulmonary gas exchange in morbidly obese subjects. Obes Surg 18：1587-1598, 2008
3) Newman A, et al：Progression and regression of sleep-disordered breathing with changes in weight: the sleep heart health study. Arch Intern Med 165：2408-2413, 2005
4) Gaszynski T, Szewczyk T, Gaszynski W：Randomized comparison of sugammadex and neostigmine for reversal of rocuronium-induced muscle relaxation in morbidly obese undergoing general anaesthesia. Br J Anaesth 108：236-239, 2012
5) Baraka AS, Taha SK, Siddik-Sayyid SM, et al：Supplementation of pre-oxygenation in morbidly obese patients using nasopharyngeal oxygen insufflation. Anaesthesia 62：769-773, 2007
6) Parke RL, Eccleston ML, McGuinness SP：The effects of flow on airway pressure during nasal high-flow oxygen therapy. Respir Care 56：1151-1155, 2011

第8章　術前呼吸器系合併症とその対策

4 COPD

五藤恵次

- 術後合併症発生率と術後死亡率が高い
- 術前に禁煙，最大限の内科治療，呼吸リハビリテーションを実施する
- 全身麻酔により換気不全，循環不全が発生する危険性が高い
- 人工呼吸により肺の過膨張や肺損傷をきたすため，肺の保護に努める
- 術後早期より肺理学療法を開始し，重症者はICUで管理する

はじめに

　COPD（chronic obstructive pulmonary disease，慢性閉塞性肺疾患）の患者数は増加しており，40歳以上の日本人では約10人に1人が罹患していると推定される[1)2)]．中等症以上の患者では全身麻酔と手術によって換気不全や循環不全が発生しやすく，麻酔管理は容易ではない．術後合併症の発生率と術後死亡率も高い．病態を理解し総合的な周術期管理が重要である．

1 病態生理の特徴

　COPDは肺のみならず全身性の疾患であり，病態の包括的な理解が必要である[2)]．

1）肺病変

　胸部単純X線およびCTで気腫性陰影が有意に認められる"**気腫型COPD**（肺気腫病変優位型）"と気腫性陰影に乏しい"**非気腫型COPD**（末梢気道病変優位型）"に分類される．末梢気道病変と気腫性病変（肺弾性収縮力の低下）の複合作用によって，気流閉塞とair-flow limitationによる肺の進行性の過膨脹を生じている．この過膨張を**動的肺過膨張**（dynamic hyperinflation）とよぶ．肺内の換気血流不均等分布による低酸素血症と，肺

胞低換気による高二酸化炭素血症をきたす．病状が進行すれば換気効率は著しく低下する．重症化すれば二次性肺高血圧症を発症し，右心室肥大，肺性心，右心不全へ進行する．喘息，慢性気管支炎，気胸，肺がん，間質性肺炎を合併することもある．

2）全身性炎症と併存症

COPDは炎症を伴う全身性疾患である．炎症は全身に波及しており，虚血性心疾患，不整脈，脳血管障害，消化性潰瘍，骨粗鬆症，骨格筋機能障害，るい痩，栄養障害，糖尿病，抑うつなどの併存症の原因となっている．これら併存症は周術期に病状が悪化し予後不良の原因となる．

3）予後

重度のCOPD患者の年間死亡率は5～10％と推定され，急性増悪，感染，心血管疾患，手術などがその原因である．欧米では虚血性心疾患や不整脈による死亡が，日本では呼吸の増悪による死亡が多い．**手術を契機に悪化する危険性が高く，手術の必然性と患者の予後を総合的に評価しなければならない．**

❷ 周術期のリスク：「何が」「なぜ」怖いのか？

1）術後合併症発生率と手術死亡率が高い

非COPD患者に比べて数倍高いと考えられている[3]．大手術ほど危険性が高くなる．近年の大規模研究においても，胸腹部手術30日後の肺合併症発生の合併症発生率は，COPD患者25.8％，非COPD患者10.2％，死亡率は同様に6.7％と1.4％であり，COPD群では非常に高い[4]．術後の主な合併症としては，不整脈，心停止，心筋梗塞，敗血症，腎不全，肺炎，再挿管，長期人工呼吸管理，創傷治癒遅延などがあげられる．

2）高二酸化炭素血症や低酸素血症が発生しやすい

全身麻酔と人工呼吸により，気流閉塞と動的肺過膨張が悪化する（図1）[5]．吸気は完全に呼出されず（エアトラッピング），気道抵抗が上昇し，高二酸化炭素血症が発生する．

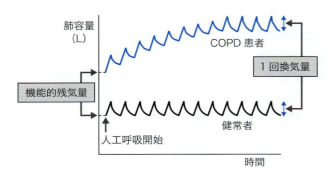

図1 ● 人工呼吸による動的過膨脹
COPD患者では，人工呼吸の開始により肺容量が進行性に過膨脹し，平衡点に達する

喫煙患者や喀痰が多い患者では気道閉塞や無気肺が容易に発生し，早期に換気不全に陥りやすい．また，換気血流不均等の悪化や無気肺の発生により酸素化能が低下する．しかし，高濃度酸素投与により酸素化能の低下はマスクされやすいため，注意が必要である．術後に低酸素血症が顕在化しやすい．

3) 肺傷害の発生

陽圧呼吸により肺は過膨張し，気腫やブラの増悪，エアリーク，気胸などが発生する危険性がある．人工呼吸換気中の気胸は致死的である．術中および抜管前後のバッキング，術後の咳嗽は圧外傷発生の大きな要因となる．

4) 血圧低下，不整脈，肺高血圧などの循環不全が発生しやすい

COPD患者は術前から循環血液量が低下していることが多く，麻酔により血圧低下をきたしやすい．さらに人工呼吸により，肺は過膨張し静脈還流が減少するため，心拍出量が低下する．**重症例では容易に循環虚脱をきたす**．また，右心機能不全を合併している場合が多く，急速な輸液輸血や人工呼吸などの後負荷の上昇により，肺高血圧や右心不全が誘発されやすい．高二酸化炭素血症や低酸素血症によっても，肺高血圧症，右心不全，重篤な不整脈が発生する．

5) 術後の呼吸機能低下

術後も換気血流不均等が遷延し，低酸素血症と高二酸化炭素血症が発生しやすい．特に，開胸手術，上腹部手術，長時間手術の後は，肺活量，1秒量が大きく低下する．疼痛やエアリークがある場合には，有効換気量が低下し，チアノーゼ，呼吸仕事量の増加，呼吸筋疲労，末梢血管抵抗の上昇，心筋酸素需要の増大などを引き起こすため，呼吸不全や心不全の誘因となる．重症患者では術後に自力での喀痰排出ができず，抜管が困難で長期人工呼吸が必要となる．

❸ 術前の呼吸管理

1) 術前評価

COPDは未診断の潜在患者が非常に多く，病歴，臨床症状，呼吸機能検査で状態を把握する（p65）．重症度，術式，手術侵襲，併存症などによりリスクは異なり，患者に応じて手術の可否を判断しなければならない．表1[6]の術前呼吸機能検査値は術後肺合併症発生の危険性を予測するうえで参考となる．一般的に呼吸機能検査において1秒量が2L以下であれば中程度の，1L以下であれば高度の術後肺合併症発生の危険性がある．肺切除術では，術後に予想される1秒量を算出しリスクを評価する[7]．

動脈血液ガス分析で$PaCO_2$が45 Torr以上，あるいはPaO_2が60 Torr以下，または，体動時に酸素飽和度が大きく低下する患者は重症である．

表1 ● 術後肺合併症の危険性を予測する術前呼吸機能検査値

検査項目	術後合併症の危険性	
	中程度	高度
努力肺活量（FVC）	＜予測値の50％	＜15 mL/kg
1秒量（FEV$_1$）	＜2 L	＜1 L
FEV$_1$/FVC	＜予測値の70％	＜予測値の35％
FEV 25〜75％		＜14 L/秒
残気量/全肺気量（RV/TLC）	＞予測値の50％	
一酸化炭素肺拡散能（DLCO）	＜予測値の50％	
最大換気量（MVV）	＜予測値の50％	

（文献6より引用）

肺高血圧症を合併する場合も多く，心エコー検査が有用であるが，安静時の評価であるため潜在的な肺高血圧症は発見しにくい．

喀痰分泌が多い症例や呼吸器感染を併発している場合には，呼吸機能にかかわらず術後肺合併症発生の危険性が非常に高くなる．

2）術前の指導と治療

喫煙者に対しては，直ちに禁煙を強く指導する（p86）．合併症予防のためには4〜8週間の禁煙が必要だが，短期間の禁煙でも喀痰量は低下し，COHb量の低下，繊毛運動の回復が期待でき，術後肺合併症のリスクが低下する．

術前に，ステロイド，気管支拡張療法，感染症治療など最大限の内科的治療を実施する．喘息を合併している場合は，可能であればコントロールできている時期を選ぶ．術前および術後の排痰療法と呼吸トレーニングは，術後肺合併症の発生頻度を減少させることが期待される．

3）麻酔方法の選択

中等度以上の患者では，可能であれば伝達麻酔（脊髄くも膜下麻酔や硬膜外麻酔）や局所麻酔を選択するが，**むやみに全身麻酔を回避すべきではない**．重症患者では高位の脊髄くも膜下麻酔によって呼吸筋運動が阻害され，換気能力や喀痰排出能力が大きく低下する．術式と病態を十分に考慮し，術中の麻酔管理をより安全にし，術後肺合併症を発生させないことを目標に最適な麻酔方法を選択する．

4 全身麻酔中の呼吸管理

予定手術を受けるCOPD患者の多くは，症状が比較的安定している．したがって，原疾患を悪化させないこと，人工呼吸に伴う肺傷害を防止すること，早期抜管を可能にすることが周術期管理の目標となる．そのためには，人工呼吸中の動的過膨張による肺損傷を最小限とし，肺を保護的に管理すること（肺保護戦略）が重要である．手術中の血液ガス正常化を目標とせず，特に最高気道内圧や1回換気量の意図的制限による$PaCO_2$上昇を許容するpermissive hypercapniaは手術中には有用な呼吸管理手段である．また，バッキングや強い咳反射などによる圧損傷を防ぐため，手術中は筋弛緩薬を適切に使用すべきである．ここまでの方針は多くの専門家の意見が一致するところであるが，その際のPEEP設定に関してはさまざまな意見が存在する．逆説的ではあるが，この適正PEEP設定の難しさとそのメカニズムを知ることがCOPDの呼吸管理を適切に行うための第一歩である．

1）COPD患者でのauto-PEEPの存在

COPDに共通する大きな特徴として，気管支の慢性炎症による気道の狭小化と気腫化による肺弾性収縮力の低下の2つを原因とする呼気の気流制限が認められる．特に肺気腫患者では，①弾性収縮力の減少，②呼気時に気道を拡張させるtethering forceの消失，③過膨張した肺胞による気道の圧迫，により気流制限が生じる（図2）．このため，1回の換気量が完全に呼出されずにエアトラッピングをきたし，呼気終末の肺容量は健常時の機能的残気量（FRC）を超えて増加し，肺が進行性に過膨張してしまう．エアトラッピングは，気道の抵抗をさらに増悪させ，肺のコンプライアンスを低下させ，換気効率を低下させる．この気流制限による肺の進行性の過膨張は動的過膨張と呼ばれ（図1），COPDが他の肺疾患と換気力学的に大きく異なる点である．気流制限や気道抵抗の増加により，呼出中に肺胞内圧が大気圧まで低下する前に呼気が中断され，呼気終末の静肺弾性圧は上昇し肺胞内が陽圧となる．これを**auto-PEEP**または内因性PEEPと呼ぶ．その結果，呼気時の肺気量は安静時のFRCを超えることになる．auto-PEEP値の測定は動的過膨張の程度を評価しモニターする上で有用である．auto-PEEPは，呼気終末に呼吸器の口側を閉塞させて測定する方法（静的auto-PEEP：p159，図4参照）が一般的であるが，肺は均一ではなく肺内には異なるauto-PEEP値を有する肺区域が混在している．より高いauto-PEEPで気道が閉塞している肺胞が多く存在すれば，測定されたauto-PEEP値は肺全体の肺胞内圧を過小評価することになる．

2）"安定した"COPD患者での人工呼吸器のPEEP設定

人工呼吸によりauto-PEEPは増悪すると考えるべきである．まずは，1回換気量を減少させること，呼気時間を十分長くすることで，auto-PEEP値や呼気流量制限の改善を試みる．auto-PEEPに対して外からPEEPを付加すれば（external PEEP），論理的には気道を常に開存した状態に保ち肺の過膨張や呼吸仕事量の増加を抑えることができるため，auto-PEEPに等しいかわずかに高いexternal PEEPを付加すれば，動的過膨張は改善すると予

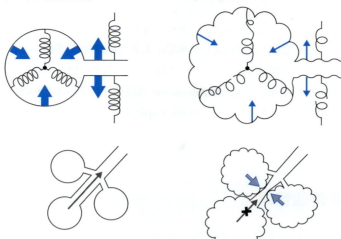

図2 ● COPD患者におけるauto-PEEP発生のメカニズム

A) 正常な肺胞と気道では弾性力が働いており，肺胞も気道も正常構造を維持している

B) COPD患者では，肺胞が縮もうとする弾性力と，気道周囲の気道を開通させる弾性力がともに減弱している．このため隣の肺胞に圧迫されて気道が狭窄し呼気が制限されるため，呼気は肺胞内にトラップされて（動的肺過膨張）肺胞内にauto-PEEPが生じてしまう

測され，それを支持する研究もある．一方で，測定したauto-PEEPより低いexternal PEEPを適用する場合でも，肺容量は増加し過膨張をきたす危険性が指摘されている[8]．一部の肺の過膨張は換気血流比を増大させ，死腔様効果によりPaCO$_2$が上昇することもある．肺損傷を予防するための「適切な」PEEPの設定が重要であるが，COPD患者での至適PEEPの求め方に関してははっきりした結論が出ていないのが現状である．しかし，PEEP付加により動的過膨張は改善するもののFRCが同時に増加するため最終的には循環虚脱が発生したとして，高いPEEP設定の危険性を示唆したRanieriやTuxenたちの1980年代の研究では，急性増悪した人工呼吸中のCOPD患者を対象としたこと，高い1回換気量（約1L）や最高気道内圧（50 cmH$_2$O以上）が用いられて肺保護戦略が実施されていないことなど，我々麻酔科医が手術室で管理する"安定期にある"COPD患者とは多くの点で異なる実験設定である点を理解すべきである（p287, 図2参照）．実際，1回換気量を制限した最近の研究では，PEEP付加により，プラトー圧が減少し動的肺過膨張が改善するCOPD患者が存在することも報告されている[9]．測定した静的auto-PEEP値の80％程度を推奨する専門家もいるが，静的auto-PEEP測定が臨床現場で現実的でない現状では，プラトー圧（動的過膨張の改善と悪化はプラトー圧減少と上昇で推測）や呼気終末呼気流量などの呼吸メカニクスの変化，循環変動を注視しつつ，PEEPを徐々に変化させ至適領域に近づける試みをすべきであろう．

3）術中の呼吸モニタリング

カプノグラムの第3相がプラトーとならず，中等症以上の患者では**呼気終末二酸化炭素分圧値（PEtCO$_2$）とPaCO$_2$が非常に大きく解離**する場合が多く，高二酸化炭素血症を評価しにくい．換気力学モニターを用いて，気道内圧・換気量・気流量の連続的波形，pressure-volume曲線，flow-volume曲線をモニターする．COPD患者では，呼気終末時の流速が0に復帰しない波形（end-expiratory flow limitation）が観察される（p158, 図3G参照）．

❺ 術後の呼吸管理

人工呼吸はCOPDを増悪させ，長期化すれば肺炎や人工呼吸からの離脱困難を生じるため，術後は**早期抜管**が望まれる．胸郭と腹部の呼吸パターンを観察し，抜管の可否を判断する．非侵襲的人工呼吸も抜管後に有用である．

疼痛管理（硬膜外麻酔や神経ブロック，麻薬など）と肺理学療法（自発的深呼吸，吸入と去痰療法，体位ドレナージなど）は，術後肺合併症を軽減させるために大切であり術後早期から実施する（p93）．理学療法中は，血圧，脈拍，SaO$_2$に注意する．

重症者は術後ICUでの管理が不可欠である．

文献

1) Fukuchi Y, et al：COPD in Japan：the Nippon COPD Epidemiology study. Respirology 9：458-465, 2004
2) 『COPD（慢性閉塞性肺疾患）診断と治療のためのガイドライン 第4版』（日本呼吸器学会COPDガイドライン第4版作成委員会），日本呼吸器学会，2013
3) Smetana GW, et al：Preoperative pulmonary evaluation. N Engl J Med 340：937-944, 1999
4) Gupta H, et al：Impact of COPD on postoperative outcomes: results from a national database. Chest 143：1599-1606, 2013
5) 五藤恵次：特殊患者の呼吸管理．『人工呼吸療法：最近の進歩』（西野 卓 編），pp163-182, 克誠堂出版，2000
6) Kopp VJ：Perioperative evaluation of pulmonary function. "Clinical Care Medicine：Perioperative Management"（Murray MJ ed），pp399-414, Lippincott-raven Publishers, Philadelphia, 1997
7) Brunelli A, et al：Physiologic evaluation of the patient with lung cancer being considered for resectional surgery：Diagnosis and management of lung cancer, 3rd ed：American College of Chest Physicians evidence-based clinical practice guidelines. Chest 143（Suppl）：e166S-e190S, 2013
8) Ranieri VM, et al：Physiologic effects of positive end-expiratory pressure in patients with chronic obstructive pulmonary disease during acute ventilatory failure and controlled mechanical ventilation. Am Rev Respir Dis 147：5-13 1993
9) Caramez MP, et al：Paradoxical responses to positive end-expiratory pressure in patients with airway obstruction during controlled ventilation. Crit Care Med 33：1519-1528, 2005

第8章 術前呼吸器系合併症とその対策

5 喘息

内田篤治郎

- 気管支喘息は，さまざまな刺激により，気道平滑筋の攣縮が起こる可逆的な病態であり，背景に気道の炎症を伴う．治療の基本はβ_2作動薬等による気管支拡張と，背景となる炎症のコントロールからなる
- 手術に際しては，できるだけコントロールのよい状態となるよう，重症度に応じて，吸入ステロイドをはじめとする治療を行うことや，誘因となる刺激を避けることが基本的な方針となる
- 発作を起こした患者で人工呼吸管理が必要な状況では，エアトラップを起こさない設定とすることが重要となる．呼気時間を十分にとることが大切で，吸気相におけるプラトー圧のモニタリングがエアトラップの指標となる

1 病態生理

　気管支喘息は，さまざまな吸入刺激により，気道平滑筋の攣縮が起こり，咳，喘鳴，呼吸困難を引き起こす病態であり，自然経過，あるいは治療により回復する可逆的な病態である（図1)[1]．気道の過敏性の背景には，好酸球や肥満細胞を介する特有の炎症が背景にあり，線維性組織や気道平滑筋，粘液腺の増殖が認められ，気道の狭窄が進行する．炎症

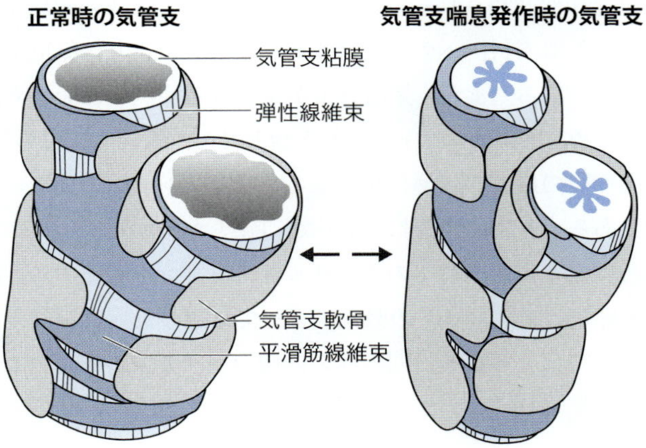

図1 ● 気管支喘息の病態
喘息発作時には，平滑筋線維束が過剰に収縮し気道が狭窄し，気管支粘膜にも炎症により浮腫が生じる．気管支内腔では，過剰な粘液による狭窄・閉塞が起こる（文献2より一部改変して転載）

が遷延化すると，粘膜表面を覆う上皮細胞が傷害されて剥がれ落ち，神経終末が露出するためにさまざまな刺激に対して過敏になり，気道壁も厚くなるため，気道の狭窄症状も改善しにくくなる．炎症の遷延化に伴う気道壁に起こる変化をリモデリングというが，リモデリングが起きると回復が難しくなる．

❷ 管理の基本

気管支喘息の治療の基本は，気管支攣縮に対して気管支拡張薬の吸入などにより，気道狭窄を改善させ，呼吸困難を解除する急性期治療と，背景にある炎症に対するコントロールの2つの要素で構成される．

① **急性期治療**：気管支拡張薬の代表的なものはβ_2刺激薬であり，サルブタモールなどがあげられる．気道からの吸入が，効果や副作用の回避において有効とされ，ネブライザーからの吸入や定量噴霧式吸入器（metered dose inhaler：MDI）からの吸入により投与される．ただし，重症度が高い重責発作では吸気が攣縮を起こしている箇所に到達しにくい状況となるため，エピネフリンの皮下注・静注が推奨される．

② **炎症のコントロール**：長期管理薬として，**ステロイド**が用いられる．ステロイドの投与経路は，内服，静注，吸入などがあるが，気道組織への効率のよい薬剤分布により全身的な副作用を軽減させる目的から，通常は，吸入薬によるコントロールが推奨されている．

このほか，慢性期のコントロールとしては，ロイコトリエン受容体拮抗薬や抗アレルギー薬によるアレルギー反応のコントロールなどが行われる．気管支喘息と診断された患者は，表1，2に示すように，症状や発作の頻度により治療ステップに関する評価が行われ，重症度に応じた治療・管理が行われることになる[1]．

❸ 気管支喘息患者の麻酔管理

1）術前の評価と管理

術前数週間以内に喘息発作が認められる患者や，過去に気管挿管時の喘息発作を起こした既往のある患者では，呼吸器内科医へのコンサルテーションにより，気道炎症のコントロールをつけることが優先される．また，気道感染が疑われる症例においても，気道の過敏性の亢進が懸念されるため，感染のコントロールと合わせて，気管支喘息の管理を行い，個々の症例における非発作時の最善の状態に相当するコンディションで手術に臨めるように配慮することが大切である．表3に示すような形で，喘息コントロール状態を評価し[1]，コントロール不良の場合には呼吸器内科へのコンサルテーションを考慮する．周術期の発作の予防のための基本戦略は，ステロイドの吸入によって気道の炎症を鎮静化することであり，ハイリスクのケースでは，術前5日間程度の内服（メチルプレドニゾロン40 mg/日など）を検討してもよい[3]．

表1 未治療患者の症状と目安となる治療ステップ

	治療ステップ1	治療ステップ2	治療ステップ3	治療ステップ4
対象症状	（軽症間欠型相当） ・症状が週1回未満 ・症状は軽度で短い ・夜間症状は月に2回未満	（軽症持続型相当） ・症状が週1回以上，しかし毎日ではない ・月1回以上日常生活や睡眠が妨げられる ・夜間症状は月に2回以上	（中等症持続型相当） ・症状が毎日ある ・短時間作用性吸入β_2刺激薬がほぼ毎日必要 ・週1回以上日常生活や睡眠が妨げられる ・夜間症状が週1回以上	（重症持続型相当） ・治療下でもしばしば増悪 ・症状が毎日ある ・日常生活が制限される ・夜間症状がしばしば

（文献1より転載）

表2 喘息治療ステップ

		治療ステップ1	治療ステップ2	治療ステップ3	治療ステップ4
長期管理薬	基本治療	吸入ステロイド薬（低用量）	吸入ステロイド薬（低～中用量）	吸入ステロイド薬（中～高用量）	吸入ステロイド薬（高用量）
		上記が使用できない場合以下のいずれかを用いる LTRA テオフィリン徐放製剤 ※症状が稀であれば必要なし	上記で不十分な場合に以下のいずれか1剤を併用 LABA（配合剤使用可[5]） LTRA テオフィリン徐放製剤	上記に下記のいずれか1剤，あるいは複数を併用 LABA（配合剤使用可[5]） LTRA テオフィリン徐放製剤 LAMA[6]	上記に下記の複数を併用 LABA（配合使用可） LTRA テオフィリン徐放製剤 LAMA[6] 抗IgE抗体[2,7] 経口ステロイド薬[3,7]
	追加治療	LTRA以外の抗アレルギー薬[1]	LTRA以外の抗アレルギー薬[1]	LTRA以外の抗アレルギー薬[1]	LTRA以外の抗アレルギー薬[1]
発作治療[4]		吸入SABA	吸入SABA[5]	吸入SABA[5]	吸入SABA

LTRA：ロイコトリエン受容体拮抗薬，LABA：長時間作用性β_2刺激薬，LAMA：長時間作用性抗コリン薬，SABA：短時間作用性β_2刺激薬

[1] 抗アレルギー薬は，メディエーター遊離抑制薬，ヒスタミンH_1拮抗薬，トロンボキサンA_2阻害薬，Th2サイトカイン阻害薬を指す
[2] 通年性吸入アレルゲンに対して陽性かつ血清総IgE値が30～1,500 IU/mLの場合に適用となる
[3] 経口ステロイド薬は短時間の間欠的投与を原則とする．短期間の間欠投与でもコントロールが得られない場合は，必要最少量を維持量とする
[4] 軽度の発作までの対応を示す
[5] ブデソニド/ホルモテロール配合剤で長期管理を行っている場合には，同剤を発作治療にも用いることができる．長期管理と発作治療を合せて1日8吸入までとするが，一時的に1日合計12吸入まで増量可能である
 ただし，1日8吸入を超える場合は速やかに医療機関を受診するよう患者に説明する
[6] チオトロピウム臭化物水和物のソフトミスト製剤
[7] LABA，LTRAなどを吸入ステロイド薬に加えてもコントロール不良の場合に用いる

（文献1より転載）

表3 喘息コントロール状態の評価

	コントロール良好 （すべての項目が該当）	コントロール不十分 （いずれかの項目が該当）	コントロール不良
喘息症状（日中および夜間）	なし	週1回以上	コントロール不十分の項目が3つ以上当てはまる
発作治療薬の使用	なし	週1回以上	
運動を含む活動制限	なし	あり	
呼吸機能（FEV_1およびピークフロー）	予測値あるいは自己最良値の80％未満	予測値あるいは自己最良値の80％未満	
ピークフローの日（週）内変動	20％未満[1]	20％以上	
増悪（予定外受診，救急受診，入院）	なし	年に1回以上	月に1回以上[2]

[1] 1日2回測定による日内変動の正常上限は8％である
[2] 増悪が月に1回以上あれば他の項目が該当しなくてもコントロール不良と評価する

（文献1より転載）

2）術中管理

　気管支喘息患者の麻酔管理において考慮すべきポイントとして，**気管挿管の刺激による発作の誘発**があげられる．挿管，抜管のタイミングはもちろん，挿管管理されている状態では，常に気管粘膜に対して一定の刺激が加わる可能性がある．したがって，脊髄くも膜下麻酔，硬膜外麻酔，神経ブロックなどによる管理で手術施行可能な症例では全身麻酔を避け，短時間手術では声門上器具の使用により，気管への刺激を避ける方法での管理が推奨される．一方，発作が重症化すると，陽圧換気の際に高い気道内圧が必要となり，また，分泌物の吸引操作を容易にするなどの観点からも，気管挿管が必須となる．このような状況において，声門上器具による人工呼吸管理では，高い気道内圧により，誤嚥のリスクが上昇するので，すみやかに気管挿管に移行すべきである．実際の症例において，気管挿管を選択するかどうかの判断で，迷う症例も数多く経験するところであるが，**リスク評価を正しく行い，手術途中での発作を起こす危険性がある程度考えられる症例では，気管挿管を選択した方がよい**．

　手術中の発作の予防としては，**ヒスタミン遊離作用のある薬の使用を極力避け，十分な麻酔薬の投与により，気管チューブの刺激や手術による刺激が発作を誘発することがないようにすること，気管支拡張作用のある吸入麻酔薬の使用を考慮する**ことがあげられる．発作のリスクが高い症例においては，麻酔導入前の吸入薬の吸入や周術期のステロイドの静注投与（ヒドロコルチゾン100 mgを術前および以後8時間おきに投与）を考慮する．

　気道内圧や換気量の測定による気道抵抗のモニタリング，呼吸音の聴取，カプノグラムの波形の変化を観察することが，喘息の発作の有無の判定に役立つ．

3）喘息発作時の人工呼吸管理の基本

　喘息発作時の呼吸は，気道抵抗の上昇により，呼気の流速が低下し，吸気として吸い込んだ1回換気量を十分に呼出できないまま次の吸気相へと移り，呼気終末肺容量が増加する．胸郭の弾性は肺容量の増加に伴って上がるため，呼気流速が増え，気道抵抗に打ち勝つことができるレベルまで肺容量が増加するところで平衡に達する．気道内圧で見ると，狭窄している気道より末梢では，呼気終末においても気道内圧は陽圧のままであり，**いわゆるauto-PEEPの状態となる**．

　人工呼吸の場合でも前述の要素は変わらず，**呼気終末の肺容量は，人工呼吸器の設定に大きく依存する**ことになる（図2）[4]．気管支喘息患者の人工呼吸時の吸気終末における肺容量は人工呼吸に伴う合併症の発生の主要な要因の1つであり，人工呼吸器の設定には注意を要する．

　肺の過膨張の指標としては，吸気プラトー圧が参考になる（図3）[5]．人工呼吸に伴う合併症の発生を回避するためには，**吸気プラトー圧を30 cmH$_2$O以下に抑えることが1つの目安となる**．吸気相における最高気道内圧を50 cmH$_2$O以下に抑えることが推奨されていることもあるが，吸気最高気道内圧は，吸気相における気道抵抗を反映し，狭窄部より末梢の肺胞内圧を反映しにくいため，肺の過膨張の指標としては必ずしも適切ではない．

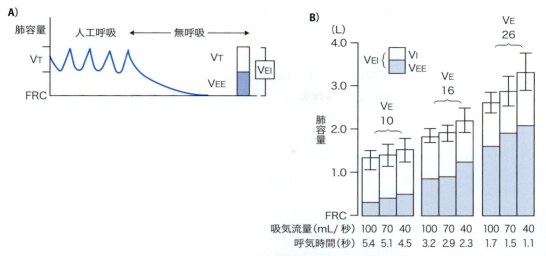

図2● 喘息患者を含む閉塞性肺疾患患者での，人工呼吸器設定変化による肺メカニクスの変化：吸気流量・呼吸回数の設定と肺容量の関係

A）気管支喘息発作時など，末梢気道の閉塞により呼気流量が低下し，呼気相で十分な呼気量が得られなくなると，呼気終末での肺容量の増加が進行し，肺は過膨張となる．この状態で，人工呼吸の後，一定の無呼吸期間を置くことで，肺容量が機能的残気量（FRC）まで減少する．吸気終末における肺容量（VEI）とFRCの差から1回換気量（VT）を差し引いた分 VEEが呼気終末における肺過膨張分に相当する（文献4より引用）

B）VTが一定の場合，VEEは吸気流量や呼吸回数に依存する．吸気流量を上げると呼気時間を多めにとることができ，VEEの増加を少なくすることができる．一方，VTを一定にしたまま，呼吸回数を増加させ，分時換気量（VE）を増加させると，呼気時間が短縮し，VEEは増加する．ただし，この研究では，1回換気量が1Lと大きい点には注意を要する（文献4より改変）

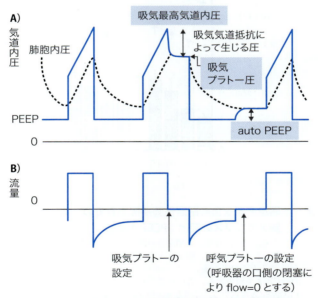

図3● 気管支喘息発作時の人工呼吸における気道内圧と流量の関係

（文献5より引用）

1回換気量の設定は6〜9 mL/kg，呼吸回数を10〜14回に設定し，I：E比を1：3からスタートさせ，呼気1回換気量が十分にとれるように呼気時間の割合を調節する．人工呼吸器におけるPEEPレベルの設定については，図4に示すように，PEEPを増加させるとエアトラッピングが解除されるが，同時にFRCも増加する点に注意すべきである．つまりPEEPは，肺の過膨張を助長するリスクを伴うが，口側からauto-PEEPレベル以下（またはauto-PEEPの約80％以下）の圧を設定することにより気道閉塞が解除されてガスの呼出が促され，エアトラップを解除させることが可能であるという意見もある．一部の人工呼吸器では，呼気プラトーボタンにより，呼気流量が0となる状態をつくってauto-PEEPを測定することが可能であるが（図4），全身麻酔器でこのようなauto-PEEP測定は困難

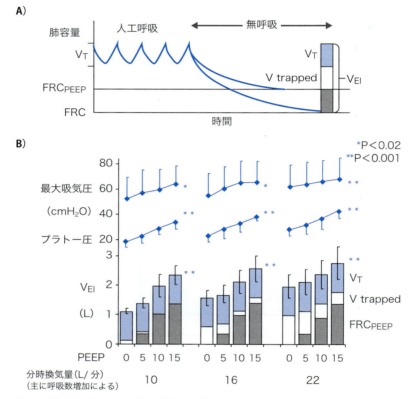

図4　喘息患者を含む閉塞性肺疾患患者での，人工呼吸器設定変化による肺メカニクスの変化：PEEPの影響

A) 気管支喘息発作時など，末梢気道の閉塞により呼気流速が低下し，呼気相で十分な呼気量が得られなくなると，呼気終末での肺容量の増加が進行し，肺は過膨張となる．この状態で，人工呼吸の後，一定の無呼吸時間を設定することで，肺容量が機能的残気量（FRC）まで減少する．この状態でPEEPをかけると，FRCが増加するので，これをFRC$_{PEEP}$と定義する．このとき，吸気終末における肺容量（V$_{EI}$）とFRC$_{PEEP}$の差から1回換気量（V$_T$）を差し引いた容量が，PEEPをかけたときの肺過膨張分容積となる（Vtrapped）．

B) V$_T$が一定の場合，PEEPによりVtrappedは減少するが，PEEPによるFRC増加があるため，全体として肺容量は増加し，吸気プラトー圧は上昇する．V$_T$を一定にしたまま，呼吸回数を増加させ，分時換気量（V$_E$）を増加させると，さらに吸気プラトー圧は上昇し，圧外傷などのリスクが増加する．ただし，この研究では，1回換気量が1Lと大きい点や気道内圧の制限がないなど，現在の呼吸管理戦略とは異なる点には注意を要する（文献6より引用）

である．呼気時間を十分長くとったうえで，PEEP値を徐々に増加させ，グラフィックモニター上で，呼気終末呼気流量が減少するなど，呼出パターンが改善するような設定をするのも1つの方法であるが（p280参照），PEEPを0 cmH$_2$Oとした場合と比較してプラトー圧が上昇するような設定は避けるべきである．

> **ワンポイント**
>
> 気管支拡張薬やステロイドへの反応が悪い症例では，気道内分泌の亢進により，粘液栓が形成され，気道が閉塞しているケースもあるため，疑われる場合には，深麻酔下にファイバースコープを用いた吸痰を試みてもよい．頻度としてはかなり稀であるが，CO$_2$の貯留によるアシドーシスの影響で，循環が不安定な場合や，肺組織における圧外傷が顕著な症例では，veno-venous ECMOによる二酸化炭素除去，あるいはガス交換を考えてもよい．

文献

1) 第2章 成人喘息『アレルギー総合ガイドライン2016』（日本アレルギー学会 制作），pp76-78，協和企画，2016
2) 『呼吸器の病気』気管支ぜんそく，資料1，日本呼吸器学会
   http://www.jrs.or.jp/modules/citizen/index.php?content_id=15
3) Woods BD, Sladen RN : Perioperative considerations for the patient with asthma and bronchospasm. Br J Anaesth 103 : i57-65, 2009
4) Tuxen DV, Lane S : The effects of ventilatory pattern on hyperinflation, airway pressures, and circulation in mechanical ventilation of patients with severe air-flow obstruction. Am Rev Respir Dis 136 : 872-879, 1987
5) Leatherman J : Mechanical ventilation for severe asthma. Chest 147 : 1671-1680, 2015
6) Tuxen DV : Detrimental effects of positive end-expiratory pressure during controlled mechanical ventilation of patients with severe airflow obstruction. Am Rev Respir Dis 140 : 5-9, 1989

6 特発性肺線維症 / 特発性間質性肺炎

五藤惠次

- 手術を契機に急性増悪が生じ,高率に死亡する危険性がある
- 急性増悪は予防法も治療法もないため,悪化の回避を目標とする
- 低侵襲・短時間の術式を選択し,可能であれば全身麻酔を避ける
- 全身麻酔により低酸素血症や高二酸化炭素血症を生じやすい
- 過剰な換気や高濃度酸素投与を行わない
- 術後数週間は急性増悪の発生を経過観察する

はじめに

原因が特定できない間質性肺炎を総称して**特発性間質性肺炎**(idiopathic interstitial pneumonias:IIPs)とよぶ.2013年に新しい国際分類が発表された(表1)[1].このなかで**特発性肺線維症**(idiopathic pulmonary fibrosis:IPF)はIIPs患者の50〜90%,**特発性非特異性間質性肺炎**(idiopathic nonspecific interstitial pneumonia:idiopathic NSIP)は5〜20%と,この2病型で大半を占める[2].両者は有効な治療法が確立されておらず,**急性増悪**(acute exacerbation:AE)を発症する危険性があるため,手術を契機に死亡する危険性がある.この項では,IPFを中心に解説する.

表1 ● 特発性間質性肺炎(IIPs)の国際新分類

1. 主要なIIPs	①特発性肺線維症(IPF) ②特発性非特異性間質性肺炎(特発性NSIP) ③呼吸細気管支炎を伴う関連性間質性肺疾患(RB-ILD) ④剥離性間質性肺炎(DIP) ⑤特発性器質化肺炎(COP) ⑥急性間質性肺炎(AIP)
2. 稀なIIPs	⑦特発性リンパ球性間質性肺炎(ILIP) ⑧特発性胸膜肺実質線維弾性線維症(IPPFE)
3. 分類不能なIIPs	

(文献1より引用)

1 病態生理の特徴

IPFは慢性で進行性の肺間質組織の線維化を伴う肺胞壁の炎症を主体とした病態である[2].乾性咳嗽と労作時呼吸困難を主症状とし,病態の進行によりチアノーゼ,肺性心,末梢性浮腫を呈する.肺では肺弾性収縮力の増大とガス交換能の低下を生じるため,拘束性換気障害と拡散障害を認める.運動時の低酸素血症は予後不良の指標となる.通常,早期には高二酸化炭素血症は呈さない.

IPF患者の平均生存期間は2〜5年と推察され,非常に予後不良である[2,3].また,肺がんを高率に合併する.さらに,**手術を契機にAEが発生し高率に死亡することが報告されている**[4,5].有効な治療法はなく,重症者では肺移植でしか救命できない.

2 周術期のリスク:「何が」「なぜ」怖いのか?

a) 術後に致死的なAEが発症する危険性がある

AEは,"IPFの経過中に,1カ月以内の経過で,①呼吸困難の増強,②HRCT所見で蜂巣肺所見+新たに生じたすりガラス陰影・浸潤影,③動脈血酸素分圧の低下(同一条件下でPaO_2 10 Torr以上)のすべてがみられ,明らかな肺感染症,気胸,悪性腫瘍,肺塞栓や心不全を除外したもの"と定義され,原因不明,あるいは手術・ステロイドの減量・BALなどの検査後・薬剤性などが誘因と推定される場合がある[2,6].

術後AEの発生頻度に関してはエビデンスの高い報告はなかったが,2014年に日本胸部外科学会が多施設大規模研究を公表した.肺がん手術対象患者のうち間質性肺炎合併患者は約5%,そのうち**9.3%にAEが発生**し(発症までの中央値は7日),**発症例の死亡率は43.9%と非常に高い**.発症の危険因子として,**AEの既往,術式,男性,CTでUIP pattern,術前ステロイド歴,KL-6>1,000 IU,%VC<80%**の7つがあげられている[7].特に,肺切除量との強い相関が認められ,胸腔鏡手術でも差は認められなかった.

b) 全身麻酔,高濃度酸素,人工呼吸は術後AEの原因となりうる

術後に発症する原因は不明であるが,手術侵襲,麻酔,高濃度酸素,人工呼吸による肺の機械的伸展,肺切除による肺血管床の減少,炎症性サイトカインなどにより炎症が肺全体に急激に広がるものと推察されている.酸素に関しては,IPFの発症と病態進行に細胞内の酸化的ストレス応答が重要な役割を演じていることが報告されている[8].

c) IPFおよびAEには有効な予防法も治療法もない(後述)

d) 全身麻酔により低酸素血症や高二酸化炭素血症が発生しやすい(後述)

e) 人工呼吸により気胸や縦隔気腫を発生しやすい

IPF患者では自然経過中に気胸や縦隔気腫が頻回に発症する.ステロイド投与により発生頻度は増加する.人工呼吸に際し高い気道内圧を必要とするため,気胸などの圧外傷が発生しやすい(後述).

f) 肺高血圧症，肺性心を合併する

重症IPFでは肺血管床の減少により肺高血圧と肺性心を生じる．術前に心エコーにより評価しなければならない．全身麻酔時の低酸素血症や高二酸化炭素血症により肺高血圧や右心不全は増悪する．

g) 感染を起こしやすい

ステロイドや免疫抑制薬の使用により日和見感染の頻度が高い．AEとの鑑別が重要である．

❸ 術前管理

1) 術前診断

潜在的患者が多く，問診，病歴，胸部X線・CTなどにより発見に努める．血清マーカーのKL-6，肺サーファクタントタンパク質-A（SP-A），SP-Dの高値は，IPFを含めたIIPsを疑わせる．**疑いがあれば呼吸器専門医へコンサルトする．**膠原病などに関連する間質性肺炎はIPFに比べて予後が比較的良好であり治療にも反応するため，予後不良のIPFとの鑑別診断が重要である．しかし，確定診断のためのBALは，病態を悪化させるリスクがある．表2に，IPFの重症度分類判定表を示す．

表2 ● 特発性間質性肺炎の重症度分類判定表
（厚生労働省特定疾患認定基準）

新重症度分類	安静時動脈血ガス　PaO_2（Torr）
I	80 >
II	80 > PaO_2 ≧ 70
III	70 > PaO_2 ≧ 60
IV	> 60

なお，重症度II度以上で6分間歩行時SpO_2が90％未満となる場合は，重症度を1段階高くする．ただし，安静時動脈血ガスが70 Torr未満のときには，6分間歩行時SpO_2は必ずしも測定する必要はない

2) 術前のリスク評価とインフォームドコンセント

間質性肺炎患者は手術を契機に死亡する危険性があり，手術の必然性と予後を総合的に評価しなければならない．外科医・内科医とともに検討し，**患者・家族に対し十分なインフォームドコンセントを行う．**手術全般に関してAEの発生を予測することは困難であるが，肺切除に関しては胸部外科学会の研究結果[8]をもとにしたリスクスコアが提案されており，手術の可否や術式選択の参考になる（表3）[9]．

表3 ● 肺がん手術対象者のAEのリスクスコアと予測発症率

AEの既往　有り	5点
術式　区域切除以上	4点
CT所見　UIP pattern	4点
性別　男性	3点
術前ステロイド投与歴　有り	3点
KL-6　1,000 IU/mL以上	2点
%VC　80%以下	1点

表の7つの危険因子を総和したものがリスクスコアとなる.
AEの予測発症率：スコア　0〜10点　　10%未満
　　　　　　　　　　　　11〜14点　　10〜25%
　　　　　　　　　　　　15点以上　　25%以上

（文献9より改変）

3）術前準備とAEの発症予防

IPFには確立された内科治療法はない．現時点ではステロイド薬と免疫抑制薬の併用療法が暫定的に推奨されている．**ピルフェニドンおよびニンテダニブは**，IPFの進行を遅らせる効果があることが報告されているが[10]，AEの予防効果は不明である．

AE発症の誘因としてステロイドの減量が知られている．一方で，日本胸部外科学会の大規模研究では，術前のステロイド使用あるいは既往はAEを起こす危険因子であるとの結果が出ている．また，術後のステロイド予防的投与は効果が認められていない[8]．現時点では，ステロイド使用中の患者に対しては術前のステロイドカバーを実施するしかなく，今後の研究が待たれる．IPF以外のIIPsでは，ステロイド療法が予防的にもAE発症後にも有効であることが多いとされている．

術前からの日常生活管理指導と呼吸リハビリテーションは重要である．発熱が認められる場合は，IPFのAEや感染の併発が疑われるため，呼吸器専門医と討議が必要となる．

進行した患者では肺高血圧症合併の危険性が高くなるため，術前に心エコーにより評価しなければならない．IPFに比較してIPF以外のIIPsでは肺高血圧症の合併は少ないとされている．

4）麻酔方法の選択

可能であれば伝達麻酔（脊髄くも膜下麻酔や硬膜外麻酔）や局所麻酔を選択する．全身麻酔の場合，できるだけ手術侵襲が小さく，手術時間が短くなる術式を選択する．

4　術中の呼吸管理

管理目標は2つに大別できる．1つは，**いかにして圧外傷を発生させることなく周術期の酸素化能と二酸化炭素排出能を維持するか**であり，他方は**AEの発生をいかに回避するか**である．しかし，エビデンスのある管理法はない．ARDSの管理経験や実験結果から，ARDSに準じた肺保護戦略が妥当と推察されている．

人工呼吸に際し，拘束性障害により高い気道内圧を必要とし，必然的に肺胞内圧も異常

に増加する．このため，気胸などの圧外傷が発生しやすい．緊張性気胸の発生は致死的となる．**圧外傷を回避するため，1回換気量を低く設定するなど肺保護に努めなければならない．**

全身麻酔に際し，肺弾性収縮力の増大，FRCの低下，拡散障害，高濃度酸素吸入による無気肺の増加，換気能力を有する肺組織の減少によって低酸素血症と高二酸化炭素血症をきたす．仰臥位や全身麻酔によりFRCはさらに低下し，**重症例では麻酔導入により急激な換気不全に陥る**ため，経皮的心肺補助法やECMOのスタンバイが必要となる．PEEPの適用により，FRCの増加と低酸素血症の改善が期待できる場合がある．

AE発症の確率を下げるためには，吸入酸素濃度と気道内圧を可能な限り低く保ち，手術侵襲と時間を短縮することしか現状では方法がない．**SpO_2が90台前半でも許容せざるを得ない場合もある．**また，肺コンプライアンスが低く，肺保護のために換気量を抑えることにより，高二酸化炭素血症も許容せざるを得ない．

❺ 術後管理

経過観察が不可欠である．術後3日目以降から1カ月以内はAE発生の危険性が高いため，定期的な胸部単純X線，CT，動脈血液ガス分析などをチェックする．

AEが発症した場合，確立された治療法はない．IPF以外のIIPsでは有効な大量ステロイド療法もIPFでは無効であることが多いが，試験的に実施せざるを得ない状況である．

文献

1) Travis WD, et al : An official American thoracic society/European respiratory society statement: update of the international multidisciplinary classification of the idiopathic interstitial pneumonias. Am J Respir Crit Care Med 188 : 733-748, 2013
2) 『特発性間質性肺炎 診断と治療の手引き（改訂第2版）』（日本呼吸器学会びまん性肺疾患 診断・治療ガイドライン作成委員会），南江堂，2012
3) Douglas WW, et al : Idiopathic pulmonary fibrosis: Impact of oxygen and colchicine, prednisone, or no therapy on survival. Am J Respir Crit Care Med 161（4 Pt 1）: 1172-1178, 2000
4) Kawasaki H, et al : Postoperative morbidity, mortality, and survival in lung cancer associated with idiopathic pulmonary fibrosis. J Surg Oncol 81 : 33-37, 2002
5) Kumar P, et al : Pulmonary fibrosis and lung cancer : risk and benefit analysis of pulmonary resection. J Thorac Cardiovasc Surg 125 : 1321-1327, 2003
6) Collard HR, et al : Acute exacerbations of idiopathic pulmonary fibrosis. Am J Respir Crit Care Med 176 : 636-643, 2007
7) Sato T, et al : Impact and predictors of acute exacerbation of interstitial lung diseases after pulmonary resection for lung cancer. J Thorac Cardiovasc Surg 147 : 1604-1611, 2014
8) Kinnula VL, et al : Oxidative stress in pulmonary fibrosis: a possible role for redox modulatory therapy. Am J Respir Crit Care Med 172 : 417-422, 2005
9) Sato T, et al : A simple risk scoring system for predicting acute exacerbation of interstitial pneumonia after pulmonary resection in lung cancer patients. Gen Thorac Cardiovasc Surg 63 : 164-172, 2015
10) Bonella F, et al : Idiopathic pulmonary fibrosis: current treatment options and critical appraisal of nintedanib. Drug Des Devel Ther 14 : 6407-6419, 2015

7 頭頸部腫瘍

飯島毅彦，嶋根俊和

- 麻酔導入によりCICV（cannot intubate cannot ventilate）に至るかどうかを術前に十分に検討する
- CICVの危険性があれば覚醒下気管挿管を選択するが，不可能な場合は局所麻酔下気管切開術を選択する

① 頭頸部腫瘍に伴う呼吸器系合併症の特徴

　頭頸部腫瘍，特に頭頸部悪性腫瘍は上気道閉塞をきたす症例も多く，挿管困難例も多数存在する．また腫瘍による狭窄で緊急気管切開術が行われる例も多い．

　特に喉頭がん，下咽頭がんでは喉頭麻痺や狭窄さらには腫瘍からの出血などの可能性があり，口腔がん，中咽頭がんでは，腫瘍による喉頭展開不良，腫瘍からの出血，甲状腺がんでは，気管・喉頭の圧迫や直接浸潤による狭窄，反回神経麻痺（p208）などが考えられる．さらに近年では頭頸部扁平上皮がんに対して化学放射線療法が標準治療として認められており，治療後の喉頭の浮腫や組織の線維化，開口制限，喉頭展開が不良な症例も認められる．

　頭頸部腫瘍患者の一次治療あるいは救済手術時には，**麻酔導入後に気道閉塞を起こす可能性があるので，十分な術前評価と麻酔導入法を考慮する必要がある．**

② 一次治療の場合

　口腔内に発育する舌，下顎歯肉の扁平上皮がん，腺様嚢胞がんなどは，部位，大きさにより麻酔導入後に開放しにくい上気道閉塞に発展することがあるので，術前の十分な審査とリスク判定が必要である．

　術前のマネジメントとしては，術前回診，導入前に以下のことを確認すべきと考えられる．

① 患者を直接診察し気道狭窄の有無を確認．慢性的な上気道閉塞は胸郭の変形も伴う
② 上気道（口腔，咽頭，喉頭）の内視鏡所見の確認
③ 頸部の画像所見の確認
④ 頭頸部外科医師へ気道狭窄の有無を確認
⑤ 導入時に頭頸部外科医師が緊急気管切開術の準備

　前述のように口腔内の占拠性病変による上気道の開存度を評価するが，日常生活でのいびき，睡眠時無呼吸，夜間就寝時の体位，息苦しさも参考となる．普段は意識がある状態では咽頭開大筋も機能しており，上気道の開存を保っているが，麻酔がかかると腫瘍の重みで咽頭部に舌が落ち込み，扁桃や口蓋垂とともに上気道を閉塞させてしまうことがある．口腔内に異常のない患者の麻酔では，頸部進展，下顎挙上，エアウェイの挿入で上気道を開放できるが，巨大な腫瘍の場合にはもともと空隙が狭いため開放ができず，**CICV（cannot intubate cannot ventilate）の状態に陥ることがある**．そのようなリスクが予測される場合は覚醒下挿管を行った後に麻酔を導入するか（p119），局所麻酔下での気管切開術をはじめに施行することも考慮する．DAMプロトコールによるとマスク換気困難の場合，ラリンジアルマスクを使用するフローチャートとなっているが，**頭頸部腫瘍の占拠性病変がある場合はラリンジアルマスク挿入が困難なことがあり，輪状甲状間膜切開に移行することも多い**[1]．口腔がん患者に対する気管切開術の必要性はスコア化が試みられている[2]．客観的な評価方法が待たれている．

❸ 救済手術，あるいは二期的手術の場合

　口腔がんの手術の救済手術あるいは二期的手術の場合には，生理学的な上気道形態をとっていないため，麻酔導入後に思わぬ上気道閉塞を起こすことがあり注意が必要である．
　下顎骨の区域切除をしている場合，麻酔導入後にマスク保持ができるかを確認する．下顎骨，上顎骨の形態の変形によりマスクが合わないことがある．**有茎あるいは遊離皮弁での再建後は頸部進展が制限される**ため麻酔導入後のCICVのリスクを考えると覚醒下挿管を選択することも多い．頸部の進展が困難なため気管切開術も通常よりは困難であり，緊急気管切開術が困難かどうかも麻酔導入の判断の基準となる．事前にDAMプロトコールに即したシミュレーションを行うと挿管困難とその対応に関するリスクを整理することができる．術後出血あるいは浮腫による緊急再手術は気道管理のうえでは最も危険な麻酔導入の1つであり，リスク回避のためには**局所麻酔下での気管切開術を躊躇なく選択**することもある．また，すでに施行した手術の影響で反回神経麻痺を起こしていることもあるので声門の機能についても術前に確認しておく必要がある．

Pitfall

頸部郭清術は静脈結紮を伴うので，静脈還流が悪くなる．片側の根治的頸部郭清術と対側の選択的頸部郭清術が行われ，片側の内頸静脈が温存されていても喉頭浮腫を起こす危険もある．このような患者の再手術にあたっては反回神経麻痺の存在と同時に静脈還流の低下による浮腫も考慮しておく[3]．

④ 化学療法，放射線治療後の手術

化学療法および放射線治療後は腫瘍の壊死による組織の収縮が起こり，形態の変化が起こる．**瘢痕収縮は組織の可動性を低下**させるのでマスク換気や気管挿管が困難であることも留意しておく必要がある．

⑤ 進行した気道狭窄により，局所麻酔下での気管切開もリスクが高い症例

前述したように手術の麻酔に際しては全身麻酔の適応を考え，上気道閉塞の危険があれば**局所麻酔下気管切開術**を選択するが，腫瘍により気管切開術も危険な症例も存在する．頸部の腫瘤により，気管の位置の確認が困難な場合である．筆者の経験では，頸部悪性リンパ腫により頸部の腫脹が著明となったが，組織型が判明しなかった症例である．生検のための手術は行わず，臨床像から化学療法を選択し，投与後腫瘍が縮小してから手術を行った．このように気管切開も選択できない症例も稀ではあるが存在する．

甲状腺がん両側頸部リンパ節転移で腫瘍が喉頭に浸潤し，声門が確認できない症例に対し，経皮的心肺補助装置（PCPS）を用いて気管切開術を行った症例も報告されている．

症例：50歳 女性

主訴：頸部腫瘤，呼吸困難

現病歴：頸部の違和感を訴え，複数の医療機関を受診するも異常を指摘されなかった．その後頸部腫瘤が出現し，増大するも放置していた．しだいに頸部腫瘤が増大し，呼吸困難を訴え，外来受診となった．

既往歴：糖尿病 高血圧

初診時喉頭内視鏡所見：左声帯から仮声帯の高さで声門をふさぐような腫瘍を認めた（図1）．

初診時CT所見：甲状腺両葉に石灰化を伴う腫瘍を認め，両側頸部には多発するリンパ節転移が認められた．声門レベルでは喉頭内に浸潤した腫瘍と頸部リンパ節転移で左から高度に圧排され気道狭窄をきたしていた（図2）．

経過：穿刺吸引細胞診の結果はclass Vで甲状腺乳頭がんの診断であった．そのため喉頭・甲状腺全摘出術，両側頸部郭清術を行うこととなった．PCPSスタンバイのもと，意識下においてファイバースコープを用いて経鼻挿管を試みたが，不可能であった．気管切開術自身による気道閉塞も懸念されたため，**PCPSを導入した後，気管切開術を施行し全身麻酔に移行した**[4]．

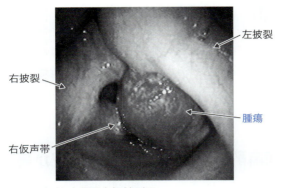

図1 ● 初診時喉頭内視鏡所見
左声帯から仮声帯の高さで腫瘍が声門を塞いでいる
(文献4より転載)

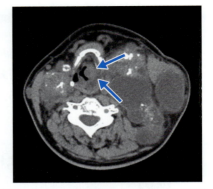

図2 ● 初診時頸部単純CT画像（水平断）
喉頭内に浸潤した腫瘍と頸部リンパ節転移で，左から高度に圧排され，高度な気道狭窄が認められる

まとめ

　頭頸部腫瘍の手術では区域麻酔などのブロックでの対応は困難となるため気管挿管下の全身麻酔が適応になる．しかし，気道確保に際しリスクを伴うため，十分な計画のもと麻酔に臨む必要がある．筆者が考えるフローチャート（図3）も参考に安全な麻酔計画を立ててほしい．

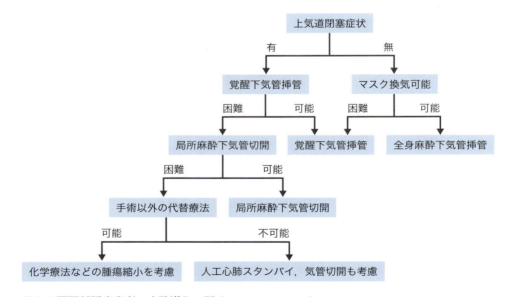

図3 ● 頭頸部腫瘍患者の麻酔導入に関するフローチャート

文献

1) 成瀬 智，石井 裕子，永田 洋一，他：気道確保に難渋した巨大喉頭腫瘍の1症例．麻酔 60（4）：451-453, 2011
2) Cameron M, et al：Development of a tracheostomy scoring system to guide airway management after major head and neck surgery. Int J Oral Maxillofac Surg 38：846-984, 2009
3) Uehara M, et al：Emergency cricothyroidotomy for difficult airway management after asynchronous bilateral neck dissections: A case report and literature review. J Oral Maxillofac Surg 73：2066 e1-7, 2015
4) 小野智裕，嶋根俊和，森 智昭，他：経皮的心肺補助装置を用いて気道確保し手術を行った甲状腺癌の一例．頭頸部外科20（1）：75-79, 2010

第8章 術前呼吸器系合併症とその対策

8 縦隔腫瘍

内田寛治

- 縦隔腫瘍のなかでも，上縦隔，前縦隔が麻酔上の危険性が高い
- 意識下，自発呼吸下で無症状でも全身麻酔導入で呼吸循環不全に陥る可能性がある
- 多職種からなるチームで，リスクを十分評価し，体外循環を含めたリスク回避の準備が必要である

1 縦隔腫瘍の分類

　縦隔腫瘍は，画像上偶然発見される無症状なものから呼吸循環症状を呈するものまでさまざまである．縦隔は，上縦隔，前縦隔，中縦隔，後縦隔の4部位に分けられる（図1）．上縦隔および前縦隔腫瘍は，気管，主気管支や心房，上大静脈，肺動静脈が近傍にあるため，全身麻酔をかけることで重篤な状態をきたす危険性が高く，他縦隔の腫瘍と分けて考えるべきである[1) 2)]．

　良性・悪性の腫瘍，囊胞，動脈瘤などがあり，発生源も肺や，胸膜などさまざまである．

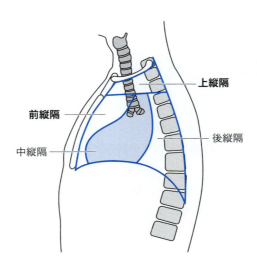

図1 ● 縦隔腫瘍の分類

腫瘍は"terrible T's"と総称される，胸腺腫（thymoma），奇形腫/胚細胞腫瘍（teratoma/germ cell tumor），重症リンパ腫（terrible lymphoma），甲状腺腫（thyroid）が一般的である[3]．

重症例では，全身麻酔時に直ちに生命予後を左右する危機的状況に陥る可能性がある．

❷ 縦隔腫瘍症候群とは？

Erdösらは周術期に急性の呼吸不全，循環不全を起こす状態を**縦隔腫瘍症候群**（Mediastinum mass syndrome：MMS）と定義し，そのメカニズムを以下のように説明している[4]．

1）気道狭窄・閉塞による呼吸不全

腫瘍による気管，主気管支の圧迫だけではなく，麻酔導入時に患者が仰臥位をとることによる胸郭内容積の減少（胸郭前後径減少，横隔膜の頭側への移動，縦隔内への血流増加），血管豊富な腫瘍のサイズ増大などが気道の圧迫を強めることになる．自発呼吸下で，患者の努力によって気道がなんとか維持されていた場合，全身麻酔を導入すると吸気筋が弛緩し，さらに陽圧換気で肺内の圧力がさらに高まって，高度狭窄または完全閉塞に至る危険性がある．十分な換気が得られない場合は，体外循環による人工肺を直ちに導入しないと生命にかかわる危機的な状態になりうる．

2）循環不全

腫瘍が心臓や大血管周囲にあったり，浸潤したりしていると，肺動静脈圧迫から急性右心不全となり心停止に至る危険性がある．また上大静脈が圧迫されると**上大静脈症候群**（superior vena cava syndrome：SVCS）をきたす危険性，さらに心臓の直接圧迫から不整脈や低心拍出量症候群を引き起こすこともある．これらは，覚醒時には大丈夫であったとしても，気道に対する状態と同じように，仰臥位，全身麻酔導入，筋弛緩薬投与，陽圧換気などが一気に圧迫を強めて急速に状態を悪化させる可能性がある．

❸ MMSのリスク評価

こうした恐ろしい合併症をなんとか予測できないものであろうか．

Erdösらは，呼吸困難，咳，嗄声あるいは失神などの症状が，特に立位から仰臥位になって出現するならば，MMSのリスクが高いとし，表1のように症状の重症度分類を提唱した．

またこれらの症状がないとしても，麻酔導入時に安全とは言えないため，CT検査などの追加が必要である．それらを踏まえてMMSのリスクをsafe, unsafe, uncertainの3つに分類できる（表2）．

表1● 縦隔腫瘍症候群（MMS）の症状グレード

症状なし	仰向けになっても症状が出ない
軽度	仰向けになると咳が出る／圧迫感がある
中等度	短時間仰向けになれるが長時間は無理
重症	仰向けになることができない，起坐呼吸 その他，ストライダー，チアノーゼ，内頸静脈怒張，上大静脈症候群の徴候

（文献4より改変）

表2● 麻酔中の縦隔腫瘍症候群（MMS）のリスク分類

safe	無症状の成人 （CT評価で圧迫なし，気管支鏡検査で問題なし，呼吸機能検査*に問題なし）
unsafe	症状のある成人（MMS症状がある，診断で陽性）
uncertain	表1の軽度以上の症状がある成人 成人で無症状だが，画像上気管や気管支の閉塞が認められる（正常の＜50％のサイズ） 成人で無症状だが，気管支鏡検査や呼吸機能検査*に異常あり 診断的評価を受けることができなかった成人

＊：仰臥位になることで呼吸機能検査が立位より悪化することを陽性とする
（文献4より改変）

4 縦隔腫瘍患者の麻酔管理

　Erdösらが提唱する麻酔管理上のポイント12項目を以下にあげる．筆者の意見も追加した．

◆ まず全身麻酔を避けることができないか検討する．そのうえで全身麻酔が避けられない場合は，以下の点に沿って準備を行う

① 麻酔科，外科，放射線科，耳鼻科，病理学の専門家によるチームを組織して，早急に患者情報を提示し，管理方針を検討する
② 術前に腫瘍を縮小させることができれば手術の安全性が上がる．事前の化学療法や放射線治療を検討する
③ 術前に，腫瘍のサイズ，場所，気道，上大静脈，肺動脈，心臓の圧迫の可能性を臨床症状，CT画像，呼吸機能検査から推定する．気管をファイバースコープで観察することは有用である
④ MMSリスクを評価する（表2）
⑤ ④でunsafeまたはuncertainに分類される場合は，外科医師，麻酔科医師，看護スタッフ，人工心肺技師など十分なスタッフを手術室内に待機させる
⑥ 呼吸抑制や筋弛緩を起こすおそれのある術前鎮静薬は原則使用しない
⑦ 体位によるMMS症状が出る場合，麻酔科医師が手術室への搬送時にも同行する．SVCSがある患者の場合はファウラー位で上気道の浮腫を予防する

⑧ SVCSがある場合は，上大静脈圧が高く，また腫瘍による浸潤がある場合は術中上大静脈損傷による大量出血リスクがある．このときは上肢から静脈ラインをとっても通常無効であるため，大口径の静脈ラインを必ず下肢からとる

⑨ 術中損傷しやすい腕頭動脈血流を評価するため，パルスオキシメーターセンサーを右手に装着する

⑩ 確実な薬物投与ルート，輸液ルートおよび循環モニターとして，大腿動静脈にカテーテルを挿入する．MMSリスクのunsafe, uncertainの場合は中心静脈カテーテルを麻酔導入前に挿入する．このとき動静脈は同側から挿入し，対側は万が一の体外循環用に空けておく

⑪ 麻酔導入は手術室で手術台の上で行う．手術台であれば，患者の体位変更が行いやすいからである．患者にとって快適で呼吸循環が安定している体位をあらかじめ調べておく

⑫ 麻酔導入前に，気道確保方法や，循環サポートの方法に，「次の一手」を用意しておく．多種類の長い気管内チューブや，らせん入りチューブ，また軟性・硬性ファイバースコープがあることが望ましい．MMSリスクunsafeの場合は，施設ごとの対応状況にも左右されるが，プライミングされた体外循環（PCPS, ECMO）回路の準備や人工心肺用技師の立会いを含めた準備も検討する．心停止してからのカニュレーションでは，神経学的後遺症を残したとの報告もある[5]

ワンポイント

気管の閉塞，狭窄が，腫瘍による圧迫の場合は，圧迫部分をバイパスする要領で，らせん入りチューブを挿入することで換気が可能となる．硬性気管支鏡をスタイレットのように用いると，挿入しやすいことがある．また管理上の困難を認識した時点で，いったん仕切り直す（麻酔から覚醒させる）ことも重要である．

実際の気道管理，術中注意点として，前述の12項目以外にも以下のポイントも重要である[4) 6)]．

- ぎりぎりまで自発呼吸を温存する目的で，ファイバースコープを用いた意識下挿管が推奨される
- 挿管時の深鎮静は避ける．麻酔は循環動態，呼吸状態をモニターしながら段階的に導入する．吸入麻酔薬による緩徐な導入も考えられる
- 自発呼吸下で咳反射を抑制するうえで麻薬は有効であるが，呼吸抑制に注意が必要である．短時間作動性のものを使用する
- 筋弛緩薬はできれば使用を避ける．特に気道内圧が高い場合は気道狭窄が考えられるので，筋弛緩薬投与は換気不全を増悪させる可能性がある
- 挿管後は自発呼吸をサポートする人工呼吸で，胸腔内圧を上げないためにlow tidal volume呼吸を維持する

- 術中に自発呼吸や咳反射を止めるために筋弛緩薬の投与が必要とされる場合もあると考えられる．その場合は，陽圧換気を実施しても，気道や大血管が圧迫されないことを確認したうえで投与する
- 麻酔による呼吸循環系パラメーターの評価を逐次行う
- 低血圧や出血に対しては，十分な輸液や輸血を行う
- 術中に圧迫による循環虚脱，呼吸不全が発生したときは，ベッドのローテーションで圧迫の解除を試みる．術野から腫瘍を用手的に受動して減圧することが有効である可能性がある

❺ 術後

　術後，腫瘍による圧迫症状がとれていても術後の浮腫や出血のリスクに注意する必要がある．血胸，気胸，横隔膜挙上による呼吸不全（横隔神経領域の腫瘍の場合），さらに術後の気道浮腫による抜管後の気道閉塞などが考えられる．

　腫瘍生検の場合など，術後に腫瘍による圧迫がとれていなければ，抜管は慎重を要する．MMSになる可能性は常にあると考える．

　このように縦隔腫瘍は，MMSという生命予後に直結する危険な状態が急激に発生しうるものであるという認識をもって術前から慎重な評価と管理が望まれる疾患である．重症例をうまく同定して，適切な準備をもって安全に手術を施行できるかという意味で，麻酔科医師の専門性が要求される疾患である．

文献

1) Ku CM : Anesthesia for patients with mediastinal masses. "Principles and Practice of Anesthesia for Thoracic Surgery"（Slinger P, ed）, Springer Science + Business Media, LLC, 2011
2) Blank RS, de Souza DG : Anesthetic management of patients with an anterior mediastinal mass: Continuing professional development. Can J Anesth 58 : 853-867, 2011
3) Berry MF : Evaluation of mediastinal massess. 2016 UpToDate®. Wolters Kluwer
4) Erdös G, Tzanova I : Perioperative anaesthetic management of mediastinal mass in adults. Eur J Anaesthesiol 26 : 627-632, 2009
5) Slinger P and Karsli C : Management of the patient with a large anterior mediastinal mass: recurring myths. Curr Opin Anaesthesiol 20 : 1-3, 2007
6) Al-Sanouri, Shaban M, Al-Shahid M, et al : A 21-year-old woman with mediastinal mass and cardiac arrest. BMJ Case Rep 2013. Jun 19 doi : 10.1136/bcr-2013-009020

第8章　術前呼吸器系合併症とその対策

9 ARDS

川村　篤，橘　一也，竹内宗之

- ARDSの原疾患の治療が奏効するまで人工呼吸により生命を維持する一方，人工呼吸に伴う肺損傷が起こることを防ぐ
- ARDSではFRC[※1]が減少していることを理解し，それにあった呼吸管理を行う
- 1回換気量を制限することには強いエビデンスがある

はじめに

急性呼吸窮迫症候群（acute respiratory distress syndrome：ARDS）は重症肺炎，敗血症，外傷，人工心肺の使用などに続発して生じ，重度の低酸素血症と肺コンプライアンスの低下を呈する非心原性肺水腫であり，人工呼吸が生命維持に必要である．全身管理の進歩はめざましいが，その死亡率はいまだに30％程度と高い．ARDSに対する治療として，ステロイド投与や好中球エラスターゼ阻害薬などの抗メディエーター療法は，現在のところ生命予後を改善する明らかなものではない．しかし，不適切な人工呼吸により肺損傷が起こり予後が悪化することが知られている．ARDSの管理としては，原疾患のコントロール，循環管理，水分バランスの調整も重要であるが，ここでは人工呼吸管理としての肺保護戦略に重点を置き述べる．

1 ARDSの定義と病態

ARDSは1967年に最初に報告された症候群である[1]．2012年にそれまでのAmerican-European consensus conferenceの定義に代わり，新たに**ベルリン定義**が提唱された（表1）[2]．

※1　FRC（機能的残気量）…安静呼気時における肺容量．

表1 ● ARDSのベルリン定義

発症	ARDSの原因もしくは呼吸症状の増悪，または新規の発症から1週間以内	
胸部画像	両側浸潤影（胸水，無気肺，結節影では十分説明できない）	
肺水腫の原因	心不全症状や輸液過多で説明がつかない呼吸不全 （エコーなどにより客観的な評価を必要とする）	
酸素化	軽度	200 Torr＜PaO_2/FIO_2≦300 Torr　（PEEPもしくはCPAP≧5 cmH_2O）
	中等度	100 Torr＜PaO_2/FIO_2≦200 Torr　（PEEP≧5 cmH_2O）
	重症	PaO_2/FIO_2≦100 Torr　（PEEP≧5 cmH_2O）

（文献2より引用）

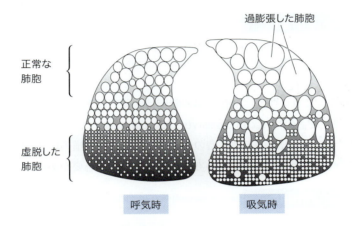

図1 ● ARDSの肺の模式図
（文献4より引用）

　ARDSの病態は複雑であるが，肺性または肺外性の原因から炎症性分子が全身に放出され，サイトカインが肺胞マクロファージを活性化し，好中球が肺に遊走する．好中球が肺の毛細血管内皮を損傷し，膜の透過性が亢進し，血漿成分が間質や肺胞腔に漏出する．肺胞は虚脱しやすく，換気可能な肺胞の数が減少する．また間質浮腫のため肺の重量が増加し，荷重域（仰臥位なら背側）や下葉の肺胞が虚脱する．

　これらにより，FRCの低下，拡散能の低下，**肺内シャント**[※2]の増加が生じる．長期化すると，器質化，線維化を経て不可逆性の病態となることもある．ARDS患者の初期の典型的な胸部CTは比較的健常な肺と前述のメカニズムで損傷を生じた肺が不均一に認められる．有効に換気できる肺胞は減少し（正常な肺胞それぞれのコンプライアンスは低下していない），肺全体としてのコンプライアンスは低下する．この概念は**baby lung concept**[3]とよばれる（図1）．

※2　**肺内シャント**…血液が肺胞で十分ガス交換されずに肺静脈に戻る状態．

2 呼吸管理の実際

1) 少ない1回換気量とプラトー圧の設定, 高二酸化炭素血症の許容

ARDS患者では1回換気量を6〜8 mL/kg（理想体重）程度に, プラトー圧を30 cmH$_2$O以下に制限することが推奨されている[5]．

前述したように, ARDS患者ではFRCが減少している．健常者と同じ1回換気量であっても, ARDS患者では正常肺部分の肺胞が過伸展し肺損傷が生じる可能性がある．よって通常より少ない換気量で換気することが望ましいと考えられている．

Pitfall
1回換気量が6〜8 mL/kg程度に保たれていればどんな症例でも肺保護的であるわけではなく, 当然重症度が高くFRCがきわめて小さければ肺損傷を生じる可能性がある[6]．

また, これに伴う二酸化炭素の貯留は頭蓋内圧亢進などの禁忌がなければ, pH7.15〜7.2以上で許容する（permissive hypercapnia）．

プラトー圧とは人工呼吸時の吸気終末における気道内圧（肺胞内圧）である．これが高すぎれば肺損傷を助長するかもしれないと考える必要がある．

Pitfall
注意しなければならないのは, プラトー圧（肺胞内圧）は肺を広げる圧（経肺圧）と胸郭を広げる圧（胸腔内圧）の和である．われわれが本質的に懸念すべきは経肺圧である．

ARDS患者において強い自発吸気努力（あえぎ呼吸などがみられる）があり胸腔内圧が陰圧になっている場合, プラトー圧は低いが, 経肺圧は比較的高くなっていることがある．深鎮静下でも重症ARDSでこのような呼吸が認められれば肺損傷が助長される可能性があるため, 短期間（48時間未満程度）筋弛緩薬投与を行うことを考慮してもよいかもしれない[6]．逆にプラトー圧は高いものの, 経肺圧はそれほど高くなっていない病態（腹部臓器圧迫などにより高い胸腔内圧がかかる場合）もあり得る．

2) 適正なPEEPを設定する

ARDSの虚脱しやすい肺胞を開放してガス交換させるためにPEEPは必須である．さらに, 適正なPEEPは肺胞や末梢の虚脱・再開放を防ぐことで肺損傷を抑制する．気管内吸引などで人工呼吸器回路を必要以上に開放させることは肺胞を虚脱させる一因となる．

では, 適正なPEEPはどのように設定すればよいのであろうか？ARDS networkなどの換算表をもとに, 必要なFiO$_2$によりPEEPを設定する方法も妥当であると考えられる[5]（表2）．もう1つの方法としては, リクルートメント手技を施行後PEEPを漸減し, 最善のコンプライアンスが得られる圧を至適PEEPとする方法である[6]．循環への影響等は考慮すべきであるが, 中等度以上のARDSで初期にある程度高いPEEP（最低でも10 cmH$_2$O

表2 ● PEEP設定方法と実際に患者にかけられた圧

	FiO_2 (目標PaO_2:55〜80 Torr)							PEEP (cmH_2O) @Day1[*1]
	0.3	0.4	0.5	0.6	0.7	0.8	0.9	1.0	
ARDS net	5	5〜8	8〜10	10	10〜14	14	14〜18	18〜24	9.4
ALVEOLI study	12〜14	14〜16	16〜20	20	20	20〜22	22	22〜24	14.7
LOV study	5〜10	10〜18	18〜20	20	20	20〜22	22	22〜24	15.6
Express study	1回換気量が6 mL/kgでPplat[*2]が28〜30 cmH_2OとなるようにPEEPを設定								14.6

[*1] 各研究で実際に使用されたPEEPの初期設定値の平均
[*2] Pplat:プラトー圧

程度)を設定することは有害ではないと考えられる.また,経肺圧を利用したPEEP設定も提唱されている[9].

3) 可能な限り低いFiO_2に設定する

高濃度酸素投与は,理論的にはフリーラジカルの供給源になるため肺損傷を増悪し,気管支粘膜の炎症を引き起こすため,**吸入酸素濃度はできる限り60%以下に保つことを考慮する**[10].また,ARDS患者に限らないが高濃度酸素が供給されると,**吸収性無気肺**[※3]が生じる可能性がある.**目標とするSpO_2は93〜96%程度とするが,SaO_2と解離していないことを確認する必要がある**.

4) 腹臥位管理

腹臥位管理により酸素化の改善が得られ,特にP/F比150未満の重症患者に限定すれば予後を改善する可能性がある[11].

腹臥位での管理は仰臥位における荷重域である背側の虚脱した肺胞を開放し,人工呼吸による肺損傷を最小限にすることが期待される.背側の無気肺が顕著である場合は,特に有効であるかもしれない.

Pitfall

腹臥位での管理を安全に行うには,チューブの管理,体位による末梢神経障害,循環動態への変動,経管栄養の逆流等に配慮が必要であり,医療従事者の管理への習熟,人員の確保が必要となる.

文献

1) Ashbaugh DG, Bigelow DB, Petty TL, et al : Acute respiratory distress in adults. Lancet 2 : 319-323, 1967
2) Ranieri VM, Rubenfeld GD, Thompson BT, et al : ARDS Definition Task Force : Acute respiratory distress syndrome : the Berlin Definition. JAMA 307 : 2526-2533, 2012
3) Gattinoni L, Pesenti A : The concept of "baby lung". Intensive Care Med 31 : 776-784, 2005
4) Lapinsky SE, Mehta S : Bench-to-bedside review: Recruitment and recruiting maneuvers. Crit Care 9 : 60-65, 2005

※3 **吸収性無気肺**…肺胞内の酸素が急激に血液内に取り込まれ,肺胞内圧を維持するガスがなくなり虚脱する状態.

5) The Acute Respiratory Distress Syndrome Network : Ventilation with lower tidal volumes as compared with traditional tidal volumes for acute lung injury and the acute respiratory distress syndrome. N Engl J Med 342 : 1301-1308, 2000
6) Amato MB, Meade MO, Slutsky AS, et al : Driving pressure and survival in the acute respiratory distress syndrome. N Engl J Med 372 : 747-755, 2015
7) Papazian L, Forel JM, Gacouin A, et al : the ACURASYS Study Group : Neuromuscular blockers in early acute respiratory distress syndrome. N Engl J Med 368 : 2159-2168, 2013
8) Hickling KG : Best compliance during a decremental, but not incremental, positive end-expiratory pressure trial is related to open-lung positive end-expiratory pressure : a mathematical model of acute respiratory distress syndrome lungs. Am J Respir Crit Care Med 163 : 69-78, 2001
9) Talmor D, Sarge T, Malhotra A, et al : Mechanical ventilation guided by esophageal pressure in acute lung injury. N Engl J Med 359 : 2095-2104, 2008
10) Lodato RF : Oxygen toxicity. "Principles and practice of mechanical ventilation, 3rd ed" (Tobin MJ ed), pp1065-1090, New York, McGraw-Hill, 2013
11) Guérin C, Reignier J, Richard JC, et al : PROSEVA Study Group : Prone positioning in severe acute respiratory distress syndrome. Am J Respir Crit Care Med 174 : 268-278, 2006

第8章 術前呼吸器系合併症とその対策

10 顎顔面奇形

鈴木康之

- 術前に睡眠時無呼吸を伴っている場合，二次性の肺高血圧症の合併に注意し，麻酔導入では細心の注意をはらう
- 症候性の頭蓋骨早期癒合症では気道確保困難のみではなく，術前からの気道感染等により，導入，抜管時の気道・呼吸トラブルが起こりやすい
- 口蓋裂術後や腹臥位の手術では，術後の気道浮腫等による気道狭窄症状に注意し，抜管後しばらく観察が必要である

1 頭蓋骨早期癒合症

1）特徴

症候性頭蓋骨縫合早期癒合症では，顔面低形成による睡眠時無呼吸，水頭症，Chiari奇形，環軸椎脱臼，脊髄空洞症，外耳道閉鎖狭窄などを合併する（表1）．

表1 ● 頭蓋骨早期癒合症

症候群	所見
Apert症候群	頭蓋骨早期癒合症，合指症
Crouzon症候群	頭蓋骨早期癒合症
Pfeiffer症候群	頭蓋骨早期癒合症
Carpenter症候群	頭蓋骨早期癒合症，合指症，心疾患，肥満
Antley-Bixler症候群	頭蓋骨早期癒合症，上腕骨橈骨癒合，多発指趾関節拘縮

Apert症候群は尖頭合指症（acrocephalosyndactylia）とよばれ，冠状縫合の早期閉鎖と手足の合指症を特徴とする．口蓋裂，鼻腔狭窄，橈尺骨癒合，眼球突出などがあり，頻回に手術を要する．乳児期に気道感染をくり返し喉頭浮腫を起こしやすく，年齢相当よりも小さいサイズのチューブしか入らないことがある．したがって，**気管挿管後に20～25**

cmH₂Oの吸気圧で必ずリークを確認し，リークがなければサイズダウンして気道管理を行う．**抜管前にもリーク確認を行い，抜管後のクループを回避することが重要である**[1]．また，手術終了直後よりも数時間後に浮腫が進行する場合もあるため，術後overnightで喘鳴，陥没呼吸などの狭窄症状がないかICUにて密に観察を行う必要がある．

Crouzon症候群は塔状頭蓋，眼球突出，オウムのくちばし様の鼻，耳介定位，下顎前突，開咬が認められ，Apert症候群同様に睡眠時無呼吸やくり返す気道感染があり，挿管困難の可能性や抜管時の喉頭痙攣のリスクが高い[2]．

2）気道管理上の注意点

手術の気道管理における問題としては，マスクフィットが困難なことがある．さらに鼻腔狭窄があることが多く，経鼻挿管ができないか，経鼻挿管したチューブが圧迫されて狭窄していることがある．したがって，**術前からファイバースコープ等による鼻腔狭窄がないかどうか耳鼻科的検索を行っておくことが重要となる**．また経鼻挿管時のチューブ挿入に抵抗があった場合には，細径ファイバースコープで狭窄した鼻腔で圧迫変形していないか確認する．

さらに気管挿管が困難なこともあり，通常の喉頭鏡以外に，使用しなれた小児用サイズのビデオ喉頭鏡，声門上器具，細径ファイバースコープ，ガムエラスティックブジーなど気道確保困難セットの準備をしておく．

3）体位に関わる注意点

手術中体位が腹臥位のときには経鼻挿管の方が閉塞，事故抜去の可能性が少ないため，経鼻挿管で粘着性の強いテープでしっかりと固定する．術中に自己抜去やチューブトラブルを起こすことがあり，呼吸音の聴取やカプノグラムでの連続モニタリングで早期の異常発見につとめる．さらにチューブが術野の下にもぐりこんで位置を確認するのが困難なときもあり，挿管チューブ周囲を小型カメラで連続モニタリングする方法が考案されている[3]．

長時間腹臥位の手術の場合，頸部の極端な前屈位は，術後に舌，咽頭，頸部の急速な腫脹や気道浮腫を起こし気道閉塞を起こすことがあるため，手術終了後，陽圧換気にて気管チューブ周囲のエアーリークを確認してから抜管し，術後もICUで呼吸状態の綿密な観察が必要である．

2 術前の呼吸の評価

1）問診および診察

いびきや睡眠時無呼吸の有無に注意する（p80参照）．診察では小顎，開口，動揺歯の有無，扁桃腺肥大の程度，陥没呼吸や胸郭変形に注意する．嗄声は声帯病変が疑われる．吸気性喘鳴は喉頭病変，声門，声門下病変，呼気性喘鳴は末梢気道病変，吸気呼気両方に喘鳴がある場合には胸郭内気道病変が疑われる．夜間のいびきの症状の他に，日中の眠気

（日中に遊んでいて寝てしまう），夜尿などは睡眠時無呼吸の症状の1つである．慢性の夜間低酸素血症は二次性の肺高血圧の場合，心音で二音の亢進を認める．年齢，身長による標準体重の20％を超えると小児肥満と診断され，睡眠時無呼吸の原因となりうる．睡眠時無呼吸の原因となる疾患病態を表2に示した．

表2 ● 睡眠時無呼吸の病態分類，疾患

病態分類	疾患	病態分類	疾患
頭蓋顔面奇形	● Crouzon症候群 ● Apert症候群 ● Pfeiffer症候群 ● Treacher Collins症候群 ● Pierre Robin症候群 ● Goldenhar症候群 ● Larsen症候群	頭蓋底の異常	● Arnold-Chiari奇形 ● 軟骨無形成症 ● 延髄空洞症
		神経疾患	● 脳性麻痺
		21トリソミー	
		代謝性疾患	● ムコ多糖症 ● アクロメガリー（先端巨大症） ● 肥満 ● Prader-Willi症候群

2）頭，頸，胸部X線写真

気道の評価に正面および側面の頭頸胸部のX線は簡便で有用である．アデノイド扁桃腺，声門，声門下，気管は側面でも評価する．胸部正面X線では心拡大がないか，気管狭窄がないか，分岐異常，無気肺等の異常所見がないかチェックを行う．

3）CT，MRI検査

CTは短時間で撮影できるため，呼吸に問題のある小児患者でも，鎮静せずに撮影できる．MRI検査は気道評価に有用であるが，気道や呼吸に問題のある患者では鎮静により睡眠時無呼吸を悪化させ，低酸素血症の危険があるため，検査の必要性を吟味する必要がある．

4）スリープスタディ

夜間睡眠時に無呼吸の有無と程度を判断するのに重要である．夜間のポリソムノグラフにより睡眠時無呼吸の重症度を判定することができる．またovernight pulse oximetryのMcGill score[4]は夜間睡眠時の最低の酸素飽和度により，重症度を判定する簡便な方法である（p83，263参照）．

5）鼻腔，咽頭，喉頭ファイバー

侵襲的であるが声門より上の情報を覚醒時に検査可能である．鼻腔が狭くないか，閉鎖していないか，アデノイド腫大，舌根部，下咽頭部，喉頭部に異常がないか精査する．覚醒時の異常がなくても，睡眠時に解剖学的異常や狭窄が顕著になることもある．その場合は全身麻酔下に精査を行い，セボフルラン深麻酔下に声門上器具を挿入し，自発呼吸を

維持しながら喉頭や声門周囲を精査することができる．

❸ 頭蓋顔面奇形に伴う睡眠時無呼吸

　重症の睡眠時無呼吸においては，麻酔導入時の酸素飽和度低下やマスク換気困難などのトラブルが起こりやすい．麻酔から覚醒時には，抜管後の気道浮腫，分泌物増多，麻酔薬の残存などが複合的な原因で，低酸素血症，マスク換気困難，再挿管など呼吸器合併症の頻度が高い．したがって**抜管時には慎重に，気道確保困難に対応できる再挿管の準備をしてから抜管を行う．気道浮腫による呼吸困難は抜管後数時間で悪化することもあるので，術後ICUにて呼吸状態の観察治療が必要となる．**

❹ 鰓弓異常に伴う症候群

　頭蓋顔面奇形は第一第二鰓弓の発育異常が原因である．鰓弓は胎齢4週にできてくる隆起性の構造物で第一から第六まである．第一第二鰓弓症候群のGoldenhar症候群（眼耳脊椎異形成または半側顔面小人症）は下顎，耳，口に形態異常を起こし，小耳症となり，外耳道は閉塞し，下顎および顎関節が低形成で，顔面非対称となる．咀嚼筋の低形成や表情筋の麻痺が存在する．

　種々の頭蓋顔面奇形は，口唇裂および口蓋裂を伴うことが多い．Treacher Collins症候群（両側の下顎低形成，耳介低形成），Pierre Robin症候群など高度の小顎症を伴い，挿管困難の代表疾患である（表3）．鰓弓異常による顔面奇形のある乳児は大半が正常な知能を有するため，睡眠時を含めた低酸素による発達への悪影響を避けなければならない．

表3 ● 鰓弓の発育異常による挿管困難の代表疾患

症候群	所見
Pierre Robin症候群	下顎低形成，舌下垂，軟口蓋裂
Treacher Collins症候群	外耳奇形，下顎低形成，眼瞼裂斜下，下眼瞼欠損，伝音性難聴
Nager症候群	下顎低形成，橈尺骨癒合症（四肢顔面骨形成不全症）
Goldenhar症候群	顔面非対称，小耳症，巨口症
Klippel-Feil症候群	短頸，頸椎癒合，口蓋裂
CHARGE症候群	Coloboma（虹彩欠損：C），先天性心疾患（H），後鼻孔閉鎖（A），精神発達遅滞（R），外陰部低形成（G），耳奇形（E）

❺ 唇裂，口蓋裂

　第一鰓弓の異常では最も多くみられ，日本人の発症頻度は出生児の400〜600人に1人の割合である．環境因子と遺伝因子の両方が寄与している．出生前の母体の喫煙および飲酒によりリスクが増大する．裂隙は，軟口蓋のみに限られるものから，軟口蓋および硬口蓋，上顎歯槽突起，ならびに口唇のすべてに及ぶものまであり，その程度はさまざまである．最も軽度の状態は口蓋垂裂である．口唇裂が単独で発生することもある．唇裂の手術は生後3カ月頃に行われることが多い．各種臓器奇形を合併することが多く，中枢神経異常，先天性心疾患，気道異常，腎奇形，脊椎奇形等についてはすでに診断および重症度の評価が行われており，月齢程度に成熟および体重増加を待って手術する．また，口蓋裂の修復術は6カ月以降で8 kg程度の体重で行われる．

　挿管困難の頻度は片則の唇裂に比べて両側の唇裂，口蓋裂の方が高い．特に小顎症を伴っている場合には挿管困難が多い．Pierre Robin症候群では小顎症，舌下垂のため出生直後から気道閉塞症状があらわれ，チアノーゼ発作，哺乳不良を起こす．気道閉塞が重症であれば新生時期に気管切開術で気道確保するか，舌前方固定術が必要となる．軽症例では腹臥位や経管栄養を行っている症例もある．

　唇裂，口蓋裂の手術時の呼吸管理に関しては，術中カーブ型のRAEチューブを使用して呼吸管理を行う．**口蓋裂手術の術後は咽頭腔が狭くなり，麻酔薬の影響，気道の浮腫，分泌物や出血**などで，**急性上気道閉塞を起こす危険性が高いため，抜管は慎重にしなくてはならない**．手術時間が長くなると開口器の舌圧迫により術後に舌腫脹し，さらに気道を狭窄化する．出血，分泌物，浮腫，新しく形成された口蓋が緊急の再挿管をさらに困難にしている．

> **ワンポイント**
>
> 　抜管時に気道確保手段として，経鼻咽頭エアウェイを挿入してから抜管するという方法もある．さらに，手術時間が長く，術後の気道浮腫，出血，分泌物等により気道の狭小化が疑われる場合などは，術後抜管せずにICUにて鎮静下に人工呼吸管理を行い，浮腫が改善し，術後の止血が完全に得られた状況で抜管するという施設もある[5]．

文献

1) 安中 寛，伊藤玲子：Apert症候群の麻酔経験．日臨麻会誌 6：343-348, 1986
2) 原野 望，吉田充広，長野結子，他：気道管理に苦慮したCrouzon症候群の全身麻酔経験．日歯麻誌 41：55-56, 2013
3) 中里弥生，近藤陽一，中村信人，他：腹臥位手術中の事故抜管とその予防法．日小麻酔会誌 19：142-146, 2013
4) Nixon GM, Kermack AS, Davis GM, et al：Planning adenotonsillectomy in children with obstructive sleep apnea：the role of overnight oximetry. Pediatrics, 113：e19-e25, 2004
5) 大原博敏，金子 剛，内川裕美子，他：当院における口蓋形成術の周術期合併症に関する検討．日形会誌 29：461-467, 2009

索引 index

数字

12の危険因子を用いた予測モデル ················ 60, 63
1回換気量 ················ 152
1秒率 ················ 68
1秒量 ················ 68
2-4-6ルール ················ 255
6分間歩行試験 ················ 70

欧文

A

A/CV ················ 226
A-aDO$_2$ (alveolar-arterial partial pressure oxygen difference) ················ 163
AAR戦略 ················ 89
ABCDEバンドル ················ 98
ACAP (assured continuous airway pressure) ················ 226
ADI ················ 74
AEC ················ 207
AHI (apnea hypopnea index) ················ 82, 260
Ambu LMA Suction ················ 117
Apert症候群 ················ 261, 309
ARDS (acute respiratory distress syndrome) ················ 304
ARISCAT score ················ 172
Arnold-Chiari ················ 311
auto-PEEP ················ 280, 286

B

β_2刺激薬 ················ 284
baby lung concept ················ 305
BE (base excess) ················ 165
BiPAP (bi-level positive airway pressure) ················ 232
BURP ················ 115

C

Chiari奇形 ················ 309
CICV (cannot intubate cannot ventilate) ················ 296
closing capacity ················ 40, 239
CMV (continuous mandatory ventilation) ················ 225
CO ················ 88
CO_2換気応答 ················ 17
conscious sedation ················ 246
COPD ················ 69, 276
Cormack ················ 144
CPAP (continuous positive airway pressure) ················ 179, 232
CPAPシステム ················ 180
CPAP療法 ················ 268
Crouzon症候群 ················ 261
CSV (continuous spontaneous ventilation) ················ 226
CT画像 ················ 76
CVCI (Cannot ventilate Cannot intubate) ················ 147, 148

D

DAMプロトコール ················ 296
deep sedation ················ 246
DOPE ················ 195

E・F

ECMO ················ 142
ECクランプ ················ 113
FEV$_1$%と%FEV$_1$ ················ 69
FRC ················ 39, 114, 238, 304
F-V curve (flow-volume curve) ················ 156

G・H

GABAA受容体 ················ 244
Goldenhar症候群 ················ 312
HCO$_3^-$ ················ 165
Hering-Breuer吸息・呼息反射 ················ 15
HPV (hypoxic pulmonary vasoconstriction) ················ 164, 175

I

i-gel ················ 184
I：E比 ················ 152, 155
IMV (intermittent mandatory ventilation) ················ 226
IPAP (intermittent positive airway pressure) ················ 179

J

JSA-AMAイエローゾーン ················ 57
J受容器 ················ 15

K・L

KingVision ················ 116
KL-6 ················ 292
Larson法 ················ 215
laryngospasm notch ················ 215

M

MAC (monitored anesthesia care) ················ 244
Mallampatiスコア ················ 144
McGill oximetory score (MOS) ················ 261
Mendelson症候群 ················ 129
MMS (Mediastinum mass syndrome) ················ 300
MOS分類 ················ 83
MRC (British medical research council) の息切れスケール ··· 67
MRI ················ 145, 311

N

nasal airway ················ 143
NPPV (non-invasive positive pressure ventilation) ················ 232

O

ODI (oxygen desaturation index) ················ 83
oral airway ················ 143
ORI (oxygen reserve index) ··· 146
OSA (obstructive sleep apnea) ················ 79, 259, 264, 270
overnight pulse oximetry ················ 145, 311
oxygen cascade ················ 42
oxygen desaturation index ··· 83

P

P/F比 ················ 164
PaCO$_2$ ················ 165
PCPS ················ 141, 297
PCV (pressure controlled ventilation) ················ 151, 155
PEEP ················ 152, 280
permissive hypercapnia ················ 306
PEtCO$_2$ ················ 160, 162
pH ················ 165
Pierre Robin症候群 ··· 260, 312, 313
PPCs (postoperative pulmonary complications) ················ 167
PRAEs ················ 259
preoxygenation ················ 144

PRIS（propofol infusion syndrome） 245
PSG（polysomnography） 80
PSV 152
P-V curve（pressure-volume curve） 156

R

RASS（Richmond agitation-sedation scale） 227
RRa（acoustic respiration rate） 234
RSS（Ramsay sedation score） 244

S

SaO_2（arterial oxygen saturation） 163
SAT（spontaneous awakening trial） 228
SBT（spontaneous breathing trial） 228
SDB（sleep disordered breathing） 79
Sellick手技 115
SGD（supraglottic airway devices） 182
SIMV（synchronized intermittent mandatory ventilation） 152, 226
STOP-BANG問診法 80
SVCS（superior vena cava syndrome） 300
$S\bar{v}O_2$（mixed venous oxygen saturation） 163

T

TOFR（TOF ratio） 200
Treacher Collins症候群 260, 312
triple airway maneuver 27, 112, 274

V

VI 110
VAP 96
VAPバンドル 98
VCV（volume controlled ventilation） 151, 154
VILI（ventilator induced lung injury） 193

和文

あ

アコースティック呼吸数モニタリング 234
アコースティック式呼吸モニター 247
圧-換気量曲線 156
圧外傷 278, 294
圧規定換気 151, 154
アドレナリン入りネブライザー 207

い

イエローゾーン 134
意識下挿管 62, 119, 130
意識下鎮静 243
異常絞扼反射 245
胃食道逆流症 270
一酸化炭素 86
陰圧性肺水腫 204, 209
インセンティブスパイロメトリー 95
咽頭 22, 49
咽頭気道 265
咽頭気道維持 22
咽頭筋 23
咽頭の解剖学的バランス 25
咽頭部閉塞 214
インピーダンス法 234

う

ウィーニング 228
運動負荷試験 70
運動療法 94

え

エアウェイエクスチェンジカテーテル 207
エアウェイスコープ 116
エアトラック 116
エスクレ®坐薬 257
嚥下障害 50, 208
嚥下反射 49

お

横隔膜 36
嘔吐反射 49
頤甲状切痕距離 59

か

加圧抜管 211
開口 27
開口制限 59
カウンセリング 90
加温 47
下顎前方移動 27
下気道 32
顎顔面奇形 309
拡散 43
覚醒 197
覚醒下挿管 296
覚醒時気道確保 56, 63
覚醒刺激 23
覚醒時興奮 213
覚醒と呼吸再開 135
覚醒抜管 211, 220
覚醒反応 20
下喉頭神経 29
加湿 47
下側肺障害 96
片肺換気 173
片耳聴診器 194
カフ圧 237
カフ付き気管チューブ 191
カフなしETT 237
カプノグラム 107, 143, 144, 159, 234, 247, 310
カプノメーター 256
カフリークテスト 204, 214
ガムエラスティックブジー 310
換気血流比のミスマッチ 174
換気血流比不均等 164
環軸椎亜脱臼 74
関節リウマチ 74
含嗽指導 102
環椎歯突起間距離 74

き

気管・気管支 52, 180
気管狭窄 146, 147
気管支痙攣 146
気管支喘息 283
気管支ファイバー 60, 118, 143
気管支ブロッカー 176
気管切開 63, 141, 148
気管挿管困難時 104
気管内吸引 132
気胸 294
喫煙 86

気

気道管理ガイドライン	132
気道評価	254
気道病変	63
気道分泌	53
気道閉塞	222
気道防御	47
機能的残気量	39, 144, 238, 304
気腹	165
逆トレンデレンブルグ体位	273
吸気筋	36
吸気呼気比	152
吸気プラトー圧	286
救済手術	295
急性呼吸窮迫症候群	304
急性増悪	290
胸部X線写真	72
局所麻酔中毒	128
禁煙	86, 279
禁煙補助薬	90, 91
緊急気管切開術	295
緊急気道確保器具	134
筋弛緩拮抗薬	201
筋ジストロフィー	243

く

くしゃみ	48
口すぼめ呼吸	95
グリーンゾーン	110
クループ	146, 310
クロージングボリューム	144

け

頸椎不安定性	119
経肺圧	237, 306
経鼻咽頭エアウェイ	313
経鼻エアウェイ	146, 268
頸部郭清術	296
頸部可動域制限	58
頸部側面X線写真	74
外科的気道確保	109
ケタミン	257
血液ガス分析	154, 162
減煙	88
健忘効果	243

こ

口蓋裂	309, 313
口腔ケア	102
口腔内装置	268
口腔エアウェイ	146
口唇裂	313
喉頭	29, 51
喉頭気管外傷	127
喉頭痙攣	146, 206, 215, 221, 310
喉頭喘鳴音	30
喉頭展開困難	59
喉頭内視鏡検査	205
喉頭ファイバー	311
喉頭浮腫	206, 214
喉頭部閉塞	214
高二酸化炭素血症	23
高流量システム	231
後輪状披裂筋	29
誤嚥	119, 127
誤嚥性肺臓炎	129
誤嚥防止	54
呼気筋	37
呼気終末二酸化炭素	194
呼気終末陽圧	152
呼吸介助	96
呼吸回数	234
呼吸器合併症	87, 88
呼吸機能検査	278
呼吸機能評価	65
呼吸筋	36
呼吸困難	28
呼吸仕事量	18
呼吸性アシドーシス	166
呼吸性アルカローシス	166
呼吸中枢	14
混合静脈血酸素飽和度	163
コンディショニング	95

さ

サーファクタント	34
鰓弓異常	312
最大酸素摂取量	95
最低酸素飽和度	83
嗄声	208
酸塩基平衡	165
暫間固定	100
酸素運搬	41
酸素解離曲線	44
酸素低下時平均酸素飽和度	83
酸素濃度	152
酸素飽和度低下回数	83
酸素マスク	230

し

歯科鎮静	241
自己排痰手技	96
持続気道内陽圧	179, 232
至適鎮静度	244
シャトルウォーキング試験	70
シャント	44, 174
従圧式換気	151, 155
縦隔腫瘍	146, 299
縦隔腫瘍症候群	300
縦隔条件	76
周術期口腔機能管理	100
従量式換気	151
手術部位感染	101
術後合併症	277
術後肺炎	102
術後肺炎のリスクインデックス	171
術後夜間低酸素血症	28
受動喫煙	87
障害物理論	75
小下顎	59
上気道陰圧反射	15, 23
上気道感染	222
上気道機能評価	204
上気道閉塞	241, 264
上気道閉塞の原因	199
上喉頭神経	29
上縦隔	299
上大静脈症候群	300
小児の術後人工呼吸管理の適応	236
上部食道括約筋	54
食道機能	54
神経性調節	24
神経モニタリング	208
人工呼吸管理	149
人工呼吸起因肺損傷	193
人工呼吸器関連肺炎	96
人工鼻	179
迅速導入	130, 144
心拍出量	44
深麻酔抜管	211, 220
唇裂	313

す

垂直亜脱臼	75
睡眠検査	79
睡眠呼吸障害	79

index

睡眠時無呼吸 ……………………… 58, 311
睡眠時無呼吸症候群 ……………… 243
睡眠ポリグラフ …………………… 80
スガマデクス ……………… 132, 201
ステロイド ………… 207, 262, 284, 293
スニッフィングポジション
　……………………… 111, 123, 268
スパイロメトリー ………………… 68

せ

生活習慣病 ………………………… 264
声帯麻痺 …………………………… 205
成長 ………………………………… 25
静的反射 …………………………… 51
声門下狭窄 ………………… 146, 147
声門上器具
　… 58, 105, 117, 136, 147, 182, 206, 311
声門閉鎖 …………………………… 208
前酸素化 …………………… 110, 131
前縦隔 ……………………………… 299
喘息 ………………………………… 283
喘鳴（stridor）…………………… 206
線毛運動 …………………………… 53

そ

創合併症 ………………………… 87, 88
挿管不能 …………………………… 119
早期抜管 …………………………… 282
早期離床 …………………………… 94
早産児 ……………………………… 223
側副換気路 ………………………… 239

た

第一第二鰓弓症候群 ……………… 312
代謝性アシドーシス ……………… 166
代謝性アルカローシス …………… 166
ダブル E-C クランプ法 ………… 113
ダブルルーメンチューブ ………… 176

ち

チオペンタール …………………… 257
千葉大式（CC式：両手をC型にする）
　……………………………………… 113
中枢化学受容器 …………………… 16
直視型喉頭鏡 ……………………… 105
鎮静 ………………………………… 248
鎮静レベル ………………………… 253
鎮痛 ………………………………… 248

て

低酸素血症 ………… 23, 127, 174, 229
低酸素性肺血管収縮 ……… 164, 175
低流量システム …………………… 230
デクスメデトミジン
　…………………… 125, 242, 245, 257

と

頭頸部腫瘍 ………………………… 295
頭頸部伸展度 ……………………… 75
動的肺過膨張 ……………………… 276
動的反射 …………………………… 51
頭部後屈 …………………………… 27
動脈血ガス分析 …………………… 234
動脈血酸素飽和度 ………………… 163
特発性間質性肺炎 ………… 73, 290
特発性肺線維症 …………………… 290
特発性非特異性間質性肺炎 ……… 290
トリクロホス ……………………… 257
トリクロリール® シロップ ……… 257

な

内視鏡検査 ………………………… 77
内臓脂肪蓄積量 …………………… 271
ナトリウム ………………………… 257

に

ニコチン ………………………… 86, 88
ニコチンガム ……………………… 91
ニコチン置換療法 ………………… 91
ニコチンパッチ …………………… 91
二相性陽圧換気 …………………… 232
乳酸イオン（lactate）…………… 163

ね・の

ネーザルハイフロー ……… 232, 268
ネオスチグミン …………………… 201
粘膜・粘液 ………………………… 48
脳血流 ……………………………… 165

は

肺拡散能 …………………………… 70
肺換気・血流シンチグラフィー … 70
肺高血圧 …………… 278, 292, 309, 311
肺傷害 ……………………………… 278
肺内シャント ……………………… 305
肺胞 ……………………………… 33, 43
肺胞気-動脈血酸素分圧較差 …… 163
肺胞水分クリアランス …………… 34
肺胞リクルートメント …………… 275

肺保護換気戦略 …………………… 193
肺保護戦略 ………………………… 167
肺野条件 …………………………… 76
廃用 ………………………………… 94
肺容量低下 ………………………… 265
抜管 ………………………………… 197
抜管後再挿管 ……………………… 213
抜管後声門下狭窄 ………………… 238
抜管のガイドライン ……………… 210
鼻・鼻腔 …………………………… 47
鼻カニューレ ……………………… 230
パルスオキシメーター …… 234, 246
パルスオキシメトリー …………… 81
バルビツール ……………………… 257
バレニクリン ……………………… 91
反回神経 …………………………… 29
反回神経麻痺 ……………… 29, 208
鼻出血 ……………………………… 127

ひ

非侵襲的換気量モニター ………… 234
非侵襲的陽圧換気 ………………… 232
非睡眠鎮静 ………………………… 245
ビデオ喉頭鏡 … 59, 105, 120, 143, 310
肥満 ………………… 265, 270, 309, 311
肥満肺胞低換気症候群 …………… 270

ふ

ファイバースコープ
　……………………… 77, 120, 145, 183, 310
フェンタニル ……………………… 125
腹式呼吸 …………………………… 95
ブラ ………………………………… 73
プラトー圧 ………………………… 155
フルストマック …………… 64, 77, 129
フルマゼニル ……………………… 245
フローボリューム曲線 …………… 69
プロポフォール …………… 245, 257
プロポフォール静注症候群 ……… 238

へ

閉塞後肺水腫 ……………………… 216
閉塞性睡眠時無呼吸症
　………………………… 79, 259, 264, 270
ヘモグロビン濃度 ………………… 44
ベルリン定義 ……………………… 304
ベンチュリマスク ………………… 231
扁桃摘出およびアデノイド切除
　……………………………………… 260

ほ

抱水クロラール ……………………… 257
保護的片肺換気 ……………………… 178
ホワイトアウト ……………………… 126

ま

マイクロカフ ………………………… 193
マウスガード ………………………… 100
麻酔薬による呼吸抑制作用 …………… 20
マスク換気困難 ………………………… 57
マスク換気不能 …………………… 57, 119
マッキントッシュ型喉頭鏡 …………… 114
末梢化学受容器 ………………………… 17
慢性閉塞性肺疾患 …………………… 276

み・む

ミダゾラム ……………… 125, 242, 244, 257
無気肺 ………………………………… 73
無呼吸 ………………………………… 221
無呼吸低呼吸指数 ……………………… 82
ムコ多糖症 …………………………… 311
無歯顎 ………………………………… 62

も

目標鎮静レベル ……………………… 255
モニタリング ………………………… 154

ら

ラリンジアルマスク ………………… 296
ランプ位 ………………………… 111, 273

り

リクルートメント手技 ………………… 178
リザーバーシステム ………………… 231
リザーバーマスク …………………… 231
リッチモンド興奮・鎮静スケール
………………………………………… 227
リハビリテーション …………………… 93
流量−換気量曲線 …………………… 156
量規定換気 …………………………… 154
両手法 ………………………………… 57
両母指球圧迫法 ……………………… 113
輪状甲状膜 ……………………… 138, 147, 148
輪状甲状膜切開 ………………… 109, 147, 296
輪状甲状膜穿刺 ……………………… 109
輪状軟骨圧迫 ………………………… 131

れ・ろ

レッドアウト ………………………… 126
レッドゾーン ………………… 58, 61, 137
老化 …………………………………… 25
肋間筋 ………………………………… 36

◆編者プロフィール

磯野史朗（いその　しろう）
千葉大学大学院医学研究院麻酔科学研究領域 教授

〈略歴〉
　　1984 年 千葉大学医学部卒業，千葉大学医学部麻酔科学教室入局
　　1989 年 千葉大学医学部附属病院麻酔科助手
　　2006 年 千葉大学大学院医学研究院麻酔科学助教授
　　2012 年 現職

〈学術誌編集委員〉
　　2005 年 Editorial board member, Journal of Applied Physiology
　　2009 年 Editor, Anesthesiology 誌

1990 年カナダ，カルガリー大学内科留学時から睡眠時無呼吸の研究を開始し，帰国後麻酔科医としての独自のアプローチで睡眠時無呼吸の病態生理研究を行っている．この研究で得られた知見を周術期気道管理に応用し，周術期気道困難外来を行うとともに，『日本麻酔科学会気道管理ガイドライン 2014』構築にも貢献した．2001 年に Anesthesiology 誌の Associate Editor 就任以来，麻酔科学領域の呼吸・気道管理関連臨床研究のレベルアップに努力している．

麻酔科医として必ず知っておきたい周術期の呼吸管理

解剖生理から気道評価・管理、抜管トラブル、呼吸器系合併症の対策まで

2017 年 3 月 10 日　第 1 刷発行	編　集	磯野史朗
	発行人	一戸裕子
	発行所	株式会社　羊　土　社
		〒101-0052
		東京都千代田区神田小川町 2-5-1
		TEL　03（5282）1211
		FAX　03（5282）1212
		E-mail　eigyo@yodosha.co.jp
©YODOSHA CO., LTD. 2017		URL　www.yodosha.co.jp/
Printed in Japan	装　幀	関原直子
ISBN978-4-7581-1118-8	印刷所	日経印刷株式会社

本書に掲載する著作物の複製権，上映権，譲渡権，公衆送信権（送信可能化権を含む）は（株）羊土社が保有します．
本書を無断で複製する行為（コピー，スキャン，デジタルデータ化など）は，著作権法上での限られた例外（「私的使用のための複製」など）を除き禁じられています．研究活動，診療を含み業務上使用する目的で上記の行為を行うことは大学，病院，企業などにおける内部的な利用であっても，私的使用には該当せず，違法です．また私的使用のためであっても，代行業者等の第三者に依頼して上記の行為を行うことは違法となります．

JCOPY　＜（社）出版者著作権管理機構　委託出版物＞
本書の無断複写は著作権法上での例外を除き禁じられています．複写される場合は，そのつど事前に，（社）出版者著作権管理機構（TEL 03-3513-6969，FAX 03-3513-6979，e-mail：info@jcopy.or.jp）の許諾を得てください．

羊土社のオススメ書籍

麻酔科医として必ず知っておきたい 周術期の循環管理

循環モニタリングの原理、各種測定法から手術別循環管理の実際とトラブルシューティングまで

国沢卓之／編

麻酔科専門医をめざす専攻医は必読の，本格的に循環管理を学ぶための入門書！各種循環モニターの原理と特徴，機器ごとの違いがよくわかる！
周術期の麻酔に携わる医師や，臨床工学技士，看護師など，幅広い方におすすめ！

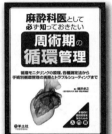

- ■定価（本体7,400円＋税）　■B5判
- ■349頁　■ISBN 978-4-7581-1116-4

臨床にダイレクトにつながる 循環生理

たったこれだけで、驚くほどわかる！

Richard E. Klabunde／著
百村伸一／監
石黒芳紀, 讃井將満／監訳

循環生理のモヤモヤ解消！初学者や理解が曖昧な方はもちろん，急性期医療に携わる医師は必読．臨床力が確実にUP！

※原題：Cardiovascular Physiology Concepts 2nd ed.

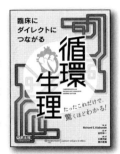

- ■定価（本体5,200円＋税）　■B5判
- ■271頁　■ISBN 978-4-7581-1761-6

あらゆる場面で使える 鎮静・鎮痛Q&A96

安宅一晃／編

内視鏡検査室やカテーテル検査室から歯科や小児の検査にいたるまで，あらゆる場面で必要な鎮静・鎮痛の基本が身につく！臨床の現場でよくある悩みや知りたいことをQ&A形式でズバリ解説，実践で役立つ入門書！

- ■定価（本体4,500円＋税）　■A5判
- ■254頁　■ISBN 978-4-7581-1117-1

臨床の疑問に答える 静脈麻酔Q&A99

内田　整／編

TIVAの適応と禁忌は？術中覚醒の防止策は？高齢者のTIVAの注意点は？薬物動態モデルはすべての患者に使える？など，臨床でよく出会う疑問にダイレクトに答える！具体的なやさしい解説で，静脈麻酔の入門に最適！

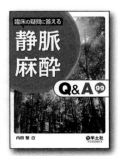

- ■定価（本体4,500円＋税）　■A5判
- ■244頁　■ISBN 978-4-7581-1114-0

発行　羊土社 YODOSHA

〒101-0052　東京都千代田区神田小川町2-5-1　TEL 03(5282)1211　FAX 03(5282)1212
E-mail：eigyo@yodosha.co.jp
URL：www.yodosha.co.jp/

ご注文は最寄りの書店，または小社営業部まで